JAMT技術教本シリーズ

神経生理検査技術教本

監修 一般社団法人 日本臨床衛生検査技師会

じほう

JAMT技術教本シリーズについて

　本シリーズは，臨床検査に携わる国家資格者が，医療現場や検査現場における標準的な必要知識をわかりやすく参照でき，実際の業務に活かせるように，との意図をもって発刊されるものです。

　今日，臨床検査技師の職能は，医学・医療の進歩に伴い高度化・専門化するだけでなく，担当すべき業務範囲の拡大により，新たな学習と習得を通じた多能化も求められています。

　"検査技師による検査技師のための実務教本"となるよう，私たちの諸先輩が検査現場で積み上げた「匠の技術・ノウハウ」と最新情報を盛り込みながら，第一線で働く臨床検査技師が中心になって編集と執筆を担当しました。

　卒前・卒後教育は言うに及ばず，職場内ローテーションにより新たな担当業務に携わる際にも，本シリーズが大きな支えとなることを願うとともに，ベテランの検査技師が後進の教育を担当する場合にも活用しやすい内容となるよう配慮しています。さらには，各種の認定制度における基礎テキストとしての役割も有しています。

一般社団法人　日本臨床衛生検査技師会

本書の内容と特徴について

　本書は，臨床神経生理学にかかわる臨床検査技師，とくに入職して初めて神経生理検査に触れた技師，あるいは施設内の配属転換で新たに神経生理検査を行おうとする臨床検査技師，そして臨床検査技師を目指す学生諸兄に臨床神経生理学を知っていただき，臨床神経生理学へと"いざなう"ための本です。

　神経生理検査は，神経や筋の活動を電気現象として捉えて生体の機能を推測し，診断や障害の評価，治療などへ補助的に役立てることを目的としています。しかし，神経生理検査で得られるデータは技術への依存が大きく，より信頼性の高い検査データを得るためには神経生理学のみならず，臨床的知識や電気工学的な知識，技術も必要とされます。臨床神経生理学は，難しく入りにくい学問であると考えられていますが，初心者にもやさしく，そしてわかりやすく解説したのが本書です。

　本書は，脳波検査，睡眠検査，神経伝導検査，筋電図検査，誘発電位検査，経頭蓋磁気刺激検査などはどのようなものなのか，どのようにすれば記録が行えるのか，また，機器を上手に使うにはどのようにするのか，さらには，患者さんをどのように検査するのか，という疑問に関する最新の知識と方法をできるだけ多く盛り込みました。内容は臨床現場の最前線で検査を行っている臨床検査技師や医師が技術と経験を基に執筆したものであり，読むにつれて理解が深まり，すぐにでも実践できるように考えてあります。

　近年，科学技術の進歩に伴い，機能的MRI，PET，SPECTなどの機能的脳画像法や，脳磁図などの磁気生理学的手法も取り入れられるようになり，これら分野でも臨床検査技師がかかわることが多くなってきています。今後は高齢化が進むにつれて，ますます神経生理検査の需要は高まると予想され，診療支援・治療支援・研究支援の維持と向上を目指すうえで，本書が利用されることを期待し，そして信じております。

「神経生理検査技術教本」編集部会

編集委員および執筆者一覧

● 編集委員

石郷 景子	大垣市民病院　医療技術部　診療検査科　生理機能検査室
片山 雅史	国際医療福祉大学　福岡保健医療学部　医学検査学科
所司 睦文	九州保健福祉大学　生命医科学部　生命医科学科
髙橋 修*	市川市リハビリテーション病院　臨床検査科
上原 昭浩	日本臨床衛生検査技師会
岡田 茂治	日本臨床衛生検査技師会
小郷 正則	日本臨床衛生検査技師会

[*は委員長]

● 執筆者

相原 理恵子	太田綜合病院附属太田西ノ内病院　生理検査科
石郷 景子	大垣市民病院　医療技術部　診療検査科　生理機能検査室
上原 昭浩	長野中央病院　技術部
宇城 研悟	松阪市民病院　中央検査室
岡本 年生	川崎医科大学附属病院　中央検査部
岡山 安幸	済生会松阪総合病院　医療技術部　検査課
長田 美智子	山梨大学医学部附属病院　検査部
小野 誠司	北海道脳神経外科記念病院　臨床検査科
小野澤 裕也	北里大学病院　臨床検査部
片山 雅史	国際医療福祉大学　福岡保健医療学部　医学検査学科
唐澤 秀治	船橋市立医療センター　脳神経外科
木崎 直人	杏林大学医学部付属病院　臨床検査部
黒﨑 幸子	太田綜合病院附属太田西ノ内病院　生理検査科
坂下 文康	三重県立総合医療センター　中央検査部
所司 睦文	九州保健福祉大学　生命医科学部　生命医科学科
杉山 邦男	東邦大学医療センター大森病院　臨床生理機能検査部
髙橋 修	市川市リハビリテーション病院　臨床検査科
田中 夏奈	小牧市民病院　臨床検査科
正門 由久	東海大学医学部　専門診療学系リハビリテーション科学
丸田 雄一	山口大学医学部　脳外科学講座
三浦 祥子	東北大学医学部　保健学科　臨床生理検査学分野
水野 久美子	名古屋市立大学大学院　医学研究科　新生児・小児科学分野
谷中 弘一	獨協医科大学　日光医療センター　臨床検査部
山内 孝治	大隈病院　臨床検査科

[五十音順，所属は2015年8月現在]

目 次

1章 ● 人体の機能と構造，神経系検査の基礎 ―――――――――― 1
1.1 神　経・・・・・・2
1.2 末梢神経・・・・・・13
1.3 中枢神経・・・・・・18

2章 ● 脳波検査 ―――――――――――――――――――――― 37
2.1 脳波検査の基礎・・・・・・38
2.2 正常脳波・・・・・・56
2.3 異常脳波・・・・・・81

3章 ● 睡眠障害についての疾患や検査法 ―――――――――――― 95
3.1 睡眠ポリグラフ検査・・・・・・96
3.2 反復睡眠潜時検査・・・・・・110

4章 ● 誘発電位検査 ――――――――――――――――――――― 113
4.1 誘発電位検査総論・・・・・・114
4.2 聴性脳幹反応・・・・・・118
4.3 短潜時体性感覚誘発電位・・・・・・124
4.4 視覚誘発電位・・・・・・129
4.5 事象関連電位・・・・・・135
4.6 交感神経皮膚反応・・・・・・141
4.7 経頭蓋磁気刺激の基礎・・・・・・146

5章 ● 神経伝導検査 ――――――――――――――――――――― 149
5.1 神経伝導検査の基礎・・・・・・150
5.2 上肢神経伝導検査・・・・・・166
5.3 下肢神経伝導検査・・・・・・180
5.4 神経伝導検査の対象となる代表的疾患・・・・・・187

6章 ● 針筋電図検査 ――――――――――――――――――――― 193
6.1 針筋電図検査の基礎と実際・・・・・・194

目次

7章 ● 術中モニタリング ── 201
7.1 術中モニタリングの基礎知識・・・・・・202
7.2 術中モニタリングの検査法・・・・・・210

8章 ● 脳死判定 ── 217
8.1 遵守する項目・・・・・・218
8.2 法的脳死判定脳波記録を行うためのポイントと検査法・・・・・・220
8.3 脳死判定の報告・・・・・・227

9章 ● その他の神経生理検査 ── 229
9.1 脳磁図検査・・・・・・230
9.2 光トポグラフィ検査―近赤外線分光法・・・・・・234

10章 ● 神経生理検査におけるBME ── 239
10.1 神経生理検査のME機器・・・・・・240
10.2 医用室・検査環境・・・・・・249
10.3 安全対策・・・・・・252

査読者一覧
索　引

1章 人体の機能と構造，神経系検査の基礎

章目次

1.1：神　経 …………………………… 2
   1.1.1　神経細胞と神経膠細胞
   1.1.2　静止膜電位と活動電位の発現メカニズム
   1.1.3　筋の構造と筋収縮のメカニズム

1.2：末梢神経 ………………………… 13
   1.2.1　体性神経
   1.2.2　自律神経

1.3：中枢神経 ………………………… 18
   1.3.1　大脳の働きと機能の局在
   1.3.2　脳　幹
   1.3.3　大脳辺縁系と記憶の神経回路
   1.3.4　小　脳
   1.3.5　覚醒と睡眠
   1.3.6　脊髄と脊髄反射
   1.3.7　感　覚

SUMMARY

　さまざまな脳神経筋機能検査を実施するにあたり，脳神経筋系の解剖生理学的基礎知識は不可欠である。

　多くの臨床検査技師は解剖生理学的基礎知識の再学習の必要性を認識しつつも，なじみの少ない解剖学または生理学の用語の大海原に四苦八苦し，加えて，日々の業務に忙殺され，果たせないでいるのが現実であろう。

　本章は，主要な脳神経筋機能検査で必要と思われる脳神経筋系の解剖生理学的基礎知識をできるだけシンプルに，かつ，体系的にまとめた。検査に際して「なぜだろう？」と感じたときに，まずは本章で基本的事項を確認し，必要に応じて神経解剖生理学の専門図書に向かってほしい。

1.1 神経

1.1.1 神経細胞と神経膠細胞

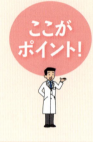

ここがポイント！
- 脳の神経細胞の数や年齢による重さの変化を確認する。
- 神経細胞の構造とネットワーク形成方法を理解する。
- 神経細胞と神経膠細胞の構造や数の違いと関係性を理解する。
- 血液脳関門の血液と脳におけるフィルタとしての役割を理解する。

● **1. 脳の概要**

　脳を構成する代表的な細胞は神経細胞（neuron）と神経膠細胞（neuroglia）である（図1.1.1）。脳にはおよそ1,400億の神経細胞とおよそ20兆の神経膠細胞があると推定されている。脳の重さは健常成人でおよそ1,200〜1,600gであり，男性と比べ，女性が若干小さい。新生児はおよそ400gで加齢とともに急激に重さを増し，4〜5歳で成人のおよそ90％に達する。

● **2. 神経細胞**

　神経細胞は活動電位を発現し，その興奮を伝導または伝達する特殊な機能をもつ。神経細胞は細胞質内に核をもつ

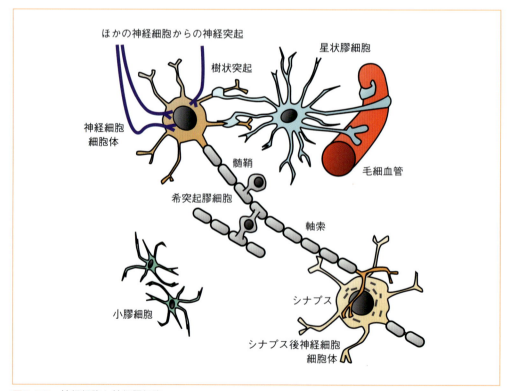

図1.1.1　神経細胞と神経膠細胞
脳には神経細胞と神経膠細胞が存在するが，圧倒的に神経膠細胞が多い。とくに神経細胞の細胞体が多くある灰白質よりも，軸索が走る白質に多い。神経膠細胞は血液脳関門に関与する星状膠細胞，髄鞘を形成する希突起膠細胞，免疫に関与する小膠細胞に大別される。

表1.1.1　神経線維の種類

神経線維の種類	神経組織	シュワン鞘	髄鞘	髄鞘形成	存在部位
無鞘無髄線維	中枢神経	×	×	希突起膠細胞	灰白質
無鞘有髄線維		×	○		白質
有鞘無髄線維	末梢神経	○	×	シュワン細胞	自律神経
有鞘有髄線維		○	○		体性神経

大きな細胞体と、それから発する多数の樹状突起、ほかの神経細胞を興奮または抑制させる長い軸索（axon）で構成される。軸索には絶縁体の髄鞘（myelin）が幾重にもクルクルと巻きついている。

中枢神経で髄鞘は希突起膠細胞（oligodendrocyte），末梢神経で髄鞘はシュワン細胞（schwann cell）によって形成されている。髄鞘はランヴィエ絞輪（node of ranvier）とよばれる幅約1μmのギャップを有している。軸索に髄鞘をもった神経線維を有髄神経（myelinated nerve fiber）とよび，髄鞘をもたない神経線維を無髄神経（unmyelinated nerve fiber）とよぶ（表1.1.1）。

神経細胞は神経系を構成する機能単位である。樹状突起と軸索は，あわせて神経突起とよばれる（広義）が，軸索≒神経突起と扱われる（狭義）こともある。軸索は神経線維とよぶ。神経細胞は別の神経細胞と神経線維でつながり合い，複雑なネットワーク網を形成する。

神経細胞の働きは電気的な情報の伝導（conduction）と伝達（transmission）である。細胞体で発現した電気的な興奮は軸索を伝導し，神経終末に達する。神経終末の中には神経伝達物質とよばれる化学物質を内包した多数のシナプス小胞がある。興奮が神経終末に伝わることで，シナプス小胞から神経伝達物質がシナプス間隙に放出され，次の神経細胞（シナプス後細胞）の細胞体表面にある受容体（receptor）にそれらが結合することで，興奮が伝達される（図1.1.2）。

● 3. 神経膠細胞

神経膠細胞は脳内で神経細胞を空間的に支持したり，支援したりする細胞であり，その数は神経細胞の数をはるかに上回る。通常，脳の神経細胞以外の部分は神経膠（glia）

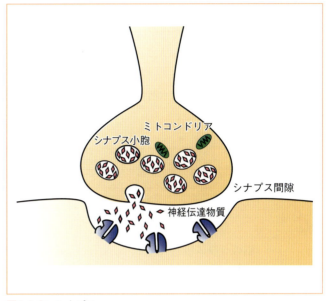

図1.1.2　シナプス
シナプス前神経細胞とシナプス後神経細胞は，シナプス間隙を形成する。シナプス前神経細胞の軸索の末端はふくらんで終末となり，そこに興奮が伝わると，小胞から神経伝達物質とよばれる化学物質をシナプス間隙に放出する。神経伝達物質が次のシナプス後神経細胞の細胞膜にある受容体に結合することで情報が伝達される。

であり，それを構成するのが神経膠細胞（neurogliaまたはglial cell）である。神経膠細胞は神経細胞と比べ極めて小さい。神経膠細胞は神経細胞周辺組織の恒常性の維持に働く。近年，神経膠細胞自身がイオンを放出することが解明された。脳の神経膠細胞は星状膠細胞（astrocyte），希突起膠細胞，小膠細胞（microglia）に大別される。

星状膠細胞は血液脳関門（blood brain barrier；BBB），神経系の構築，細胞外液の恒常性維持などの大切な働きを担っている。希突起膠細胞は脳内で髄鞘を形成する。小膠細胞は死んだ細胞や異物を貪食したり，神経修復を促進する因子を放出する。

Q 血液脳関門とは？

A 血液中の種々の物質が無制限に中枢神経へ流れ込まないように制限するシステム。

　血液脳関門は，脳や脊髄を流れる血液の中に含まれる種々の物質が無制限に脳や脊髄といった中枢神経へ流れ込まないように制限するシステムである。

　血液脳関門を容易に通過できるのはO_2，CO_2，グルコース，アルコール，インスリン，睡眠薬，向精神薬，抗うつ薬，ヘロインなどである。一般に高分子タンパク質または水溶性物質は通過せず，低分子タンパク質または脂溶性物質が通過しやすい。

▶参考情報

　近年，アルツハイマー病を悪化させる一因と考えられている終末糖化産物受容体（RAGE）は，神経細胞を傷害するアミロイドβペプチド（Aβ）を，血液脳関門を介して血液から脳に通過させる働きがあると考えられている。

Q 脳のカラム構造とは？

A いくつかのカラムが集まり，特定の機能をもつ構造体になったもの。

　脳のカラム構造（columnar structure）はカラムとよばれる機能単位が規則正しく整列し，モジュール化，つまりいくつかのカラムが集まり，ある特定の機能をもつ構造体になったものである。1つのカラムは出力ニューロン，内在ニューロン，求心線維が一定に規則正しく結合したもので，数万個の神経細胞を含む。脳のカラム構造は第一次視覚野または第一次体性感覚野などにみられる。

▶参考情報

　大脳皮質における情報処理の最も小さい機能単位がカラムである。

Q 神経系の働きと神経細胞の種類とは？

A 感覚は感覚神経，運動は運動神経，統合は介在ニューロンが担う。

　神経系の機能は感覚，運動，統合という基本的機能に分けることができる。感覚は感覚受容器が感受した感覚情報を神経インパルス（活動電位）として，求心性の感覚神経が脳に送る。主に感覚神経（sensory neuron）が担っている。運動は脳からの運動指令を，運動神経を介して筋肉（効果器）に遠心性に伝え，その結果，筋肉は収縮する。主に運動神経（motor neuron）が担っている。統合は感覚情報の分析と貯蔵，適正な反応のための意思決定を行い，それを運動神経へ伝える。主に介在ニューロン（interneuron）が担っている。

▶参考情報

　感覚・運動・統合の考え方は，複雑な動作を必要とするロボット開発に応用されている[1]。

1.1.2 静止膜電位と活動電位の発現メカニズム

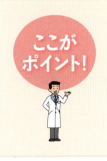

ここがポイント!

- 電気生理学の基本となる神経細胞の活動に関与するイオンの種類と存在する場所を確認する。
- 静止膜電位から活動電位が発生する際のイオン分布の変化を理解する。
- 神経伝導検査を行う際に重要な神経伝導の3原則や，有髄神経と無髄神経における神経伝導速度の違いと原理を理解する。
- 神経伝導速度と神経の直径や体温との関係性を理解する。
- シナプスにおける興奮伝導は一方向性であり，神経伝達物質は興奮性と抑制性で異なることを理解する。

1. 静止膜電位

神経細胞内は細胞外と比べ，およそ-70mVに帯電している。これは神経細胞の静止膜電位（resting membrane potential；RMP）とよばれる（図1.1.3）。静止膜電位は細胞内と細胞外（主に間質液）のイオン分布の不均衡から生じる。神経細胞内は，K^+とマイナスに帯電したタンパク分子やリン酸イオンHPO_4^{2-}などの無機酸塩を多量に含む。これに対して神経細胞外液は，Na^+とCl^-が多く含まれる。神経細胞膜にはNa^+，K^+，Cl^-，Ca^{2+}などの通路となるチャネル（channel）が存在する。チャネルは特異的なイオン選択性を有しており，たとえば，Na^+が通過するNa^+チャネル，K^+が通過するK^+チャネルが存在する。神経細胞膜にある各イオンに特異的なチャネルが開くと，そのイオンは濃度の高いほうから低いほうに拡散する。

静止状態では膜電位依存性Na^+チャネルは閉じている。しかし，内向き整流K^+チャネルは開いており，K^+が細胞内のマイナスに帯電したタンパク分子に引き寄せられ，細胞内のK^+濃度が上昇し，それが平衡電位に達するとK^+の移動が停止する。

2. 活動電位の発生

ほかの神経線維のシナプス終末から放出された興奮性神経伝達物質が神経細胞膜の受容体（receptor）に結合するとNa^+チャネルが開き，Na^+が神経細胞内に流入する。膜電位がある閾値を超えると，膜電位依存性Na^+チャネルが開き，神経細胞質内に大量のNa^+が一気に流入し脱分極（depolarization）する（図1.1.4）。しかし，膜電位依存性Na^+チャネルはNa^+が平衡電位に達する前に閉じるため，それに伴って膜電位依存性K^+チャネルが開き，神経細胞室内のK^+が細胞外に急激に放出され，膜電位は瞬間的に下がり，再分極（repolarization）する。活動電位の発現直後の神経細胞内にはNa^+が大量に存在するが，これらは神経細胞膜に存在するNa^+/K^+ポンプ（Na^+/K^+ pump）によって，Na^+がK^+に順次置き換わり，やがて元の静止状態に回復する。これが活動電位の発現メカニズムである（図1.1.5）。活動電位の持続時間はおよそ1msで，発現す

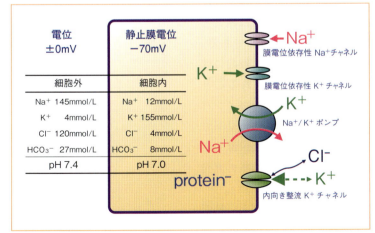

図1.1.3 細胞内液および細胞外液の組成と静止膜電位
イオンやタンパク質は，細胞膜を挟んで細胞内外で濃度勾配が存在する。イオンやタンパク質がもつ電荷によって，通常，細胞外と比べ細胞内がおよそ-70mVに荷電する。これが静止膜電位である。イオンやタンパク質は細胞膜にあるチャネルを通過することで細胞内外に移動するが，多くのチャネルは閉じている。ただし，静止膜電位やK^+濃度のホメオスタシス維持に関与する内向き整流K^+チャネルは開いているため，K^+は細胞膜の透過性が高くなり，細胞外より細胞内のK^+濃度は高くなる。

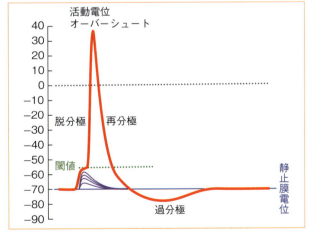

図1.1.4 活動電位
通常，神経細胞や筋線維の細胞膜が興奮したり，刺激を受けると膜電位が上昇する。それが閾値を超えると，一気に脱分極する。これが活動電位である。活動電位は一過性で直ちに再分極して，過分極した後，静止膜電位に戻る。活動電位は全か無かの法則に従う。

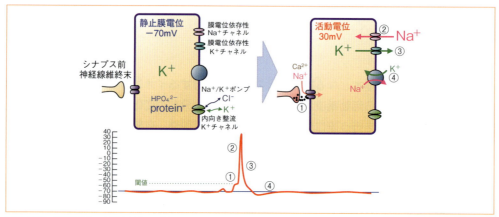

図1.1.5　活動電位の発現メカニズム
静止状態では，膜電位依存性Na⁺チャネルおよび膜電位依存性K⁺チャネルは閉鎖しているが，内向き整流K⁺チャネル(inward rectifier K⁺channel)は開放しており，細胞内のタンパク質などによりK⁺を細胞外から細胞内へ導いている。細胞内のK⁺が平衡電位に達することでK⁺の移動がとまる。シナプス前神経細胞のシナプス終末から興奮性の神経伝達物質が放出されると，シナプス後神経細胞の受容体に結合し，受容体のイオンチャネルが開きNa⁺やCa²⁺などが神経細胞内に流入する。
①膜電位が閾値を超えると，膜電位依存性Na⁺チャネルが開き細胞内に大量のNa⁺が一気に流入し，②脱分極する。Na⁺が平衡電位に達する前に膜電位依存性Na⁺チャネルは閉じ，変わって③膜電位依存性K⁺チャネルが開き，細胞内のK⁺が細胞外に急激に放出される。これに伴って膜電位は瞬間的に下がり，④再分極する。神経細胞の活動電位は全か無かの法則に従う。

る活動電位（オーバーシュート）の大きさは毎回ほぼ一定であるため，神経細胞の活動電位は全か無かの法則（all or none law）に従う。なお，この一連の電位変動は興奮性シナプス後電位（excitatory postsynaptic potential；EPSP）の発生に関与する。

 MEMO

GABAなどに代表される抑制性神経伝達物質が神経細胞膜の受容体に結合するとCl⁻チャネルが開き，細胞外から細胞内に流入する。これにより膜電位は過分極（hyperpolarization）し，活動電位は発現しない。なおこの一連の電位変化は抑制性シナプス後電位（inhibitory postsynaptic potential；IPSP）発生に関与する。

Q　軸索における興奮の伝導とは？

A　有髄神経は跳躍伝導し，無髄神経は逐次伝導する。

　神経細胞の細胞体に発現した活動電位は軸索を伝導する。髄鞘は導電率が極めて低く（つまり抵抗が極めて高い），有髄神経では髄鞘と髄鞘の間のランヴィエ絞輪を飛び越えるように興奮が跳躍伝導する（図1.1.6）。有髄神経は軸索と髄鞘から構成されるが，軸索は導体であり，髄鞘は絶縁体（不導体）である。一過性の活動電位（ピーク値：およそ＋30mV）から直近のランヴィエ絞輪に露出する軸索の静止膜電位（−70mV）に局所電流（local current）が流れることで，そこに活動電位が発現する。これが順次起こることで，興奮（神経インパルス）が移動する。軸索の直径が20μmであれば，興奮の伝導速度は体温下で120m/sに達する。これに対して無髄神経では，興奮は軸索上を逐次伝導する（図1.1.7）。無髄神経の興奮伝導速度はおよそ1m/sで，伝導速度は線維の直径の平方根に比例する。有髄神経は無髄神経より神経伝導速度が速い。

　直径が太い軸索は細い軸索よりも神経伝導速度が速く，最も直径が太い軸索はすべて有髄神経である（表1.1.2，1.1.3）。対して，最も直径の細い軸索は無髄である。また，軸索は体温が32℃を下回ると，神経伝導速度が低下する。

　なお，電気刺激においては，陰極（マイナス極）の直下のランヴィエ絞輪の軸索露出部が脱分極し，活動電位が発現し，それが両側性に伝導する（図1.1.8）。

▶参考情報

　興奮伝導を理解するためには，膜電位の変化を学習することが必須である。

Q 神経興奮伝導の3原則とは？

A 両側性伝導，不減衰伝導，絶縁伝導。

神経線維に生じた興奮を神経インパルスとよび，これは全か無の法則（all or none law）に従う。神経興奮伝導の3原則は両側性伝導，不減衰伝導，絶縁伝導である（図1.1.9）。神経線維の1点に発現した神経インパルスは両方向に伝導する（両側性伝導）。神経線維を伝導する神経インパルスの大きさは減衰せず一定である（不減衰伝導）。1本の神経線維上を伝導する神経インパルスが，いかに近接していてもその神経インパルスがほかの神経線維に乗り移ることがない（絶縁伝導）。

▶参考情報

神経興奮伝導の3原則は，末梢神経伝導検査（nerve conduction study；NCS）や体性感覚誘発電位（somatosensory evoked potentials；SEP）検査などの電気刺激を理解するうえで，大切な基礎的知識である。

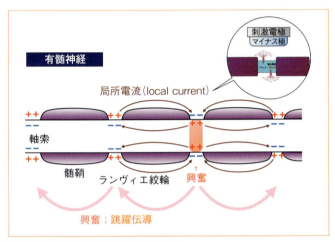

図1.1.6　有髄神経の興奮の伝導様式
有髄線維は極めて抵抗の高い髄鞘がある。興奮は髄鞘と髄鞘の間のランヴィエ絞輪に発生し，隣接するランヴィエ絞輪に局所電流が流れることで，そのランヴィエ絞輪を脱分極させ，興奮が移動する。これが連続的に起こるため，興奮があたかもランヴィエ絞輪を飛び跳ねるように伝導する。これが跳躍伝導である。
末梢神経を電気刺激する際，刺激装置の陰極（マイナス極）直下の軸索が興奮し活動電位が発現する。その部位から活動電位は神経線維を伝導していく。なお，この活動電位は神経衝撃または神経インパルスともよばれる。

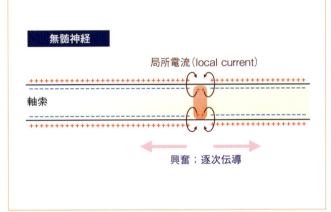

図1.1.7　無髄神経の興奮の伝導様式
軸索のみの無髄線維のある部分に興奮が生じると，すぐとなりの非興奮部の膜電位に局所電流が流れ，それを脱分極させ，興奮が移動する。これが連続的に起こるため，軸索上を興奮が徐々に移動していくように伝導する。これが逐次伝導である。このため，無髄神経は有髄神経よりも神経伝導速度が遅い。

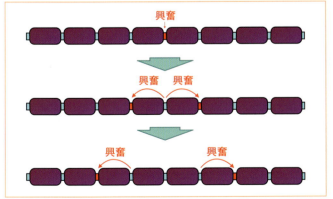

図1.1.8　跳躍伝導による興奮伝導
有髄神経において神経インパルスはランヴィエ絞輪のみに発現し，そこから近接するランヴィエ絞輪へ跳び跳ねるように伝わっていく。これが跳躍伝導である。有髄神経は無髄神経よりも神経伝導速度が速い。

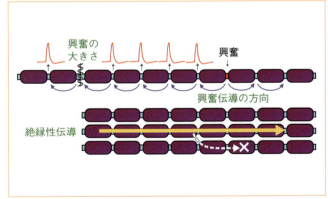

図1.1.9　神経興奮伝導の3原則
神経興奮伝導の3原則は両側性伝導，不減衰伝導，絶縁伝導である。活動電位の発現は全か無かの法則に従う。

表1.1.2 末梢神経線維の分類

分類	種類	直径（μm）	伝導速度（m/s）	機能（例）
Aα	有髄	15	100	遠心性（骨格筋）・求心性（筋・腱）
Aβ	有髄	8	50	求心性（皮膚触圧覚）
Aγ	有髄	5	20	遠心性（錘内筋）
Aδ	有髄	3	15	求心性（痛覚〈一次疼痛〉・温覚・冷覚）
B	有髄	<3	7	自律性（交感神経節前線維・遠心性）
C	無髄	1	0.4〜0.5	痛覚〈二次疼痛〉，交感神経節後線維

表1.1.3 感覚神経線維（求心性神経線維）の分類

分類	種類	直径（μm）	伝導速度（m/s）	機能（例）
Ia	有髄	15（15〜20）	100（72〜120）	筋紡錘の環らせん終末
Ib	有髄	15（15〜20）	100（72〜120）	ゴルジ腱受容器
II	有髄	9（6〜12）	50（36〜72）	筋紡錘の散形終末・皮膚触圧覚
III	有髄	3（1〜6）	20（6〜36）	温痛覚→体性痛
IV	無髄	0.5（<1）	1（0.5〜2）	痛覚→内臓痛

Q シナプスにおける興奮の伝達とは？

A 神経細胞は，シナプスを介してほかの神経細胞に情報を伝達する。

　神経細胞は細胞膜で覆われているため，1つの神経細胞に生じた興奮（活動電位）は隣接する神経細胞に直接伝導することはない。しかし，シナプスを介して，隣接する神経細胞に興奮を伝えることができる。ほとんどのシナプスでは，シナプス前神経細胞からシナプス後神経細胞への一方向性伝達が起こる。シナプス前神経細胞の神経終末とシナプス後神経細胞は接触しておらず，20〜30nmのシナプス間隙を形成する。興奮がシナプス前神経細胞の神経終末に達すると，細胞膜上に存在する電位依存性Ca^{2+}チャネルを開き，神経終末の中にCa^{2+}が流入する。これにより，シナプス小胞が細胞膜に融合し，神経伝達物質（neurotransmitter）がシナプス間隙に放出される。神経伝達物質はシナプス間隙に拡散する。シナプス後神経細胞膜上の受容体に結合すると，イオンチャネルが開き膜内外の電位差が変化する。この電位変化は脱分極にも過分極にもなり得る。神経伝達物質はシナプスを介して，シナプス後神経細胞を興奮または抑制させる。神経性伝達物質はドーパミン，アセチルコリン，ノルアドレナリン，アドレナリン，セロトニン，グルタミン酸，GABA（ガンマアミノ酪酸），グリシンほか，さまざまな物質が存在する。

　それぞれのシナプスは，特定の神経伝達物質によってのみ情報伝達がなされる。情報の伝達様式は，抑制性シナプスはシナプス後抑制とシナプス前抑制に大別される。シナプスでの興奮の伝達は一方向性であり，伝達に際しておよそ2msの遅れが生じる。1つのシナプス前神経細胞が分岐して，多数の神経細胞に対してシナプスを形成するとき，伝達は発散し，多数のシナプス前神経細胞が1つの神経細胞に対してシナプスを形成するとき，伝達は収束する。また，仮に1つの刺激ではシナプス伝達が起こらない場合でも，同一部位を時間をずらし短時間にすばやく刺激するとシナプス伝達が起こる。

　この現象は時間的促通（temporal facilitation）とよばれる。また，1つの刺激ではシナプス伝達が起こらない場合でも，同時に2カ所以上の部位を刺激するとシナプス伝達が起こる。この現象は空間的促通（spacial facilitation）とよばれる。

▶参考情報

　神経伝達物質がシナプス前神経細胞からシナプス後神経細胞に伝達されるとNOが産生され，それがシナプス前神経細胞の神経伝達物質の放出を逆行性に制御する機構が存在する[2]。

1.1.3 筋の構造と筋収縮のメカニズム

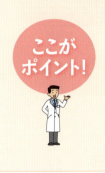

ここが ポイント!

- 筋収縮に必要なエネルギーを確認する。
- 錐体路と錐体外路に関連する部位と経路を理解する。
- 錐体路が随意収縮, 錐体外路が不随意運動を形成することを理解する。
- 皮質脊髄路が障害されると, 障害部位によってどのような臨床症状を呈するかを理解する。
- 針筋電図検査では運動単位電位が基本となることから, 運動単位の構成を理解する。
- 重症筋無力症などの神経筋接合部疾患に対応するために, 神経筋接合部における興奮伝導方法や神経伝達物質を理解する。
- 等尺性収縮と等張性収縮の違いを理解する。

● 1. 筋の概要

人体には400あまりの筋が存在し, 体重のおよそ40〜50％を占める。筋は筋を収縮または弛緩させることで, ①運動の惹起, ②体位の安定化, ③器官の容積調整, ④熱産生などを担っている。筋収縮のエネルギーはアデノシン三リン酸 (adenosine triphosphate；ATP) である。アクチンフィラメントがミオシンフィラメントの間を滑走するとき, 筋弛緩過程のCa^{2+}が再び筋小胞体に回収するときに多量のATPが必要である。筋組織は組織学的に骨格筋 (skeletal muscle), 平滑筋, 心筋の3種類に分類される。

● 2. 皮質脊髄路

脳から末梢へ向かう遠心性伝導路は錐体路 (pyramidal tract) と錐体外路 (extrapyramidal tract) に大別される。錐体路の皮質脊髄路は皮質運動野第Ⅴ層の錐体細胞 (betz cell) に起始する。放線冠および内包後脚を形成し, 視床と淡蒼球の間を下降する。中脳で大脳脚を形成し, 橋を経て, 延髄錐体を形成する。延髄でおよそ80％の皮質脊髄路線維は反対側に錐体交叉し, 脊髄側索の外側皮質脊髄路を下降し, 脊髄前角に達する (図1.1.10)。なお, 錐体交叉をしなかった残りの神経線維は同側の外側皮質脊髄路または脊髄前索の前皮質脊髄路を下降する。錐体路が随意運動を統括する。錐体外路は大脳皮質, 大脳基底核, 小脳, 視床, 脳幹網様体などから発し, 延髄錐体を通らず左右交叉し脊髄を下がる。不随意運動は錐体外路によって形成される。

1つの脊髄前角細胞 (anterior horn cell) と末梢運動神経 (α運動ニューロン), それに支配される骨格筋の筋線維群を総称して運動単位 (motor unit) とよぶ (図1.1.11)。運動単位は筋収縮の最小機能単位である。神経筋接合部に近い神経線維には髄鞘がなく, 神経終末枝に分枝する。神経終末には神経伝達物質のアセチルコリンを含む小胞が多数存在する。神経筋接合部は終板 (end plate) ともよばれる。

● 3. 骨格筋の構造と筋収縮のメカニズム

骨格筋は筋肉 (muscle), 筋線維 (muscle fiber), 筋原線維 (myofibril) という階層構造をなし, 筋原線維は長軸方向にきれいな周期構造がみられる (図1.1.12)。骨格筋の筋線維にはおよそ2.0〜2.5μm間隔で明帯と暗帯がみられ, その構造から横紋筋とよばれる。骨格筋の筋線維の直径はおよそ50〜100μmで, 筋線維の中には直径はおよそ1〜2μmの筋原線維が多数, 整然と並んでいる。筋原線維はミオシンとアクチンというタンパク質フィラメント (細かい糸状構造) を有する。

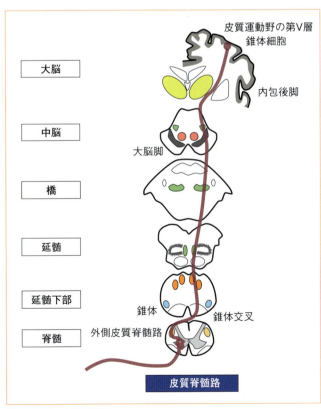

図1.1.10 皮質脊髄路
外側皮質脊髄路は中心前回の運動野から内包後脚, 大脳脚, 橋を経て延髄の錐体で交叉し, 反対側の脊髄側索を下行し脊髄前角に達する経路である。脊髄前角でシナプスを形成し, 脊髄前角細胞, 末梢運動神経を経て, 筋肉に接合し, 主に四肢の随意運動に関与する。

1章 人体の機能と構造，神経系検査の基礎

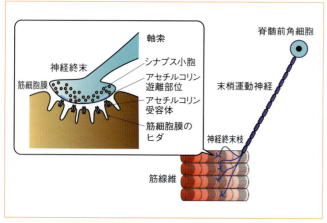

図1.1.11　運動単位と神経筋接合部
1つの脊髄前角細胞と，それにより支配される筋線維からなる機能単位を運動単位という。運動単位の筋線維群に同期して発生した筋線維活動電位の加重したものを運動単位電位とよぶ。
神経筋接合部は運動神経線維が筋線維と接合する部分である。神経筋接合部では神経終末からアセチルコリンが放出され，それが筋線維の受容器に結合することで興奮が伝達され，筋が収縮する。

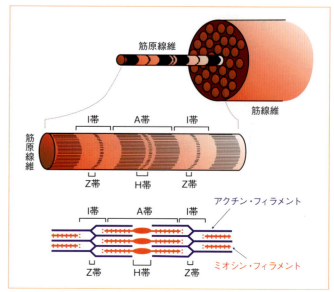

図1.1.12　筋の構造
骨格筋は筋線維によって構成され，筋線維は筋原線維によって構成される。直径は筋線維がおよそ20〜100μm，筋原線維がおよそ1μmほどである。筋原線維には横紋がみられる。筋原線維はアクチンフィラメントとミオシンフィラメントが整然と整列している。

　神経終末と筋細胞膜の間にはおよそ50nmの間隙がある。1つの興奮が神経終末に伝わることで，アセチルコリンを含むおよそ250個のシナプス小胞が同時に放出される。神経筋接合部のシナプス間隙に拡散したアセチルコリンは筋細胞膜の受容体に結合する。この受容体はNa^+，K^+イオンの非選択的チャネルであり，静止時には閉じているが，アセチルコリンが受容体に結合することでNa^+，K^+の透過性が増大し，筋細胞膜は脱分極する。これにより終板電位（end plate potential；EPP）が発現する。この活動電位が筋小胞体に伝わると筋小胞体はCa^{2+}を筋内のフィラメント周辺に放出する。これによりトロポニン，トロポミオシンが連鎖的に作用しミオシンが活性化する。活性化したミオシン頭部が首振り運動でアクチンフィラメントをたぐり寄せ，結果として，アクチンフィラメントがミオシンフィラメントの間を滑走し，筋が収縮する。その後，Ca^{2+}は再び筋小胞体に回収され，アクチンフィラメントとミオシンフィラメントが元の位置に戻り，筋が弛緩する。この一連の現象が興奮収縮連関（excitation-contraction coupling）である。
　筋収縮エネルギーのATPはミトコンドリアのほか，ローマン反応や嫌気性解糖系で産生される。

● 4. 単収縮と加重

　単収縮（twitch）は，一回の活動電位に応答して筋肉が短時間収縮して弛緩する現象である。1つの筋全体が収縮している場合，その筋が発生する総張力は一度に収縮している筋線維の数で決定される。ところで，単収縮が完全に終わらないうちに次の興奮が加えられると，次の筋収縮力は最初の筋収縮力よりも強くなる。このような現象が次々に起こると，筋収縮力がさらに強くなる。この現象が加重

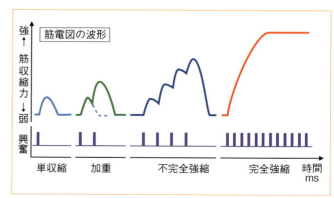

図1.1.13　筋の加重
単収縮は1つの興奮（活動電位）に起因する骨格筋の収縮である。1つの興奮が消えないうちに次の興奮が加わった場合，加重により大きな骨格筋の収縮が得られる。
骨格筋の収縮曲線が波打つ場合は不完全強縮であり，滑らかな場合は完全強縮である。

である（図1.1.13）。加重は骨格筋の特徴の1つである。加重が連続し，筋弛緩が起こらない状態を強縮（tetanus）という。ほとんどの筋運動は完全強縮で行われる。

● 5. 等尺性収縮と等張性収縮

　筋の収縮は等尺性収縮（isometric contraction）と等張性収縮（isotonic contraction）がある。等尺性収縮は筋の長さは一定だが，筋収縮力が変化する収縮で，たとえば，箱を持ち上げようとするが，箱が重すぎて動かせないときなどにみられる。等尺性収縮の張力は筋の長さに関与する。等張性収縮は，筋収縮力はほとんど変わらず筋の長さが変わる収縮で，身体運動や物体を移動するとき，多くの関節運動などでみられる。

6. 運動単位と支配筋の分類

運動単位は，1つの脊髄前角細胞がα運動ニューロンを伸ばし支配する筋線維数群を1つのユニットとする運動の機能単位である。運動単位によって筋は，筋収縮が速く疲労しやすいFF型（fast twitch）の白筋，筋収縮が緩慢で疲労しづらいS型（slow twitch）の赤筋，両者の中間に位置するFR型（fast twitch fatigue resistant）の白筋に分類される。

7. 神経支配比

1つの脊髄前角細胞が支配する筋線維数は筋によって20～1,000本と異なり，この比率を神経支配比（innervation ratio）とよぶ。一般に，きめ細やかな運動を要する運動単位は神経支配比が小さく，粗大な運動を行う運動単位は神経支配比が大きい。神経支配比は第一背側骨間筋がおよそ1：340，広頸筋がおよそ1：25，第一虫様筋がおよそ1：110，前脛骨筋がおよそ1：560，腓腹筋がおよそ1：1,935である。

8. サイズ原理

サイズ原理（size principle）とは閾値が低い小さな運動単位から，順次，閾値の大きな運動単位が動員されていき，また，脱力する際には，逆に大きな運動単位から，順次，小さな運動単位に移行しながら興奮が解かれていく現象をいう。

Q 拮抗筋とは？

A 相反する運動に関与する1対の筋肉または筋肉群。

拮抗筋（antagonist）とは相反する運動に関与する1対の筋肉または筋肉群である。たとえば，上腕二頭筋（biceps brachii）と上腕三頭筋（triceps brachii）は拮抗筋の関係にある（図1.1.14）。肘の屈曲においては，上腕二頭筋が主働筋として収縮し，拮抗筋の上腕三頭筋は相反神経支配のため自動的に弛緩する。肘の伸展においては上腕三頭筋が主働筋として収縮し，拮抗筋の上腕二頭筋は自動的に弛緩する。なお，拮抗筋は完全脱力するわけではなく，ほどほどに緊張した状態で弛緩するため，過度の負荷が関節にかかることはない。

▶参考情報

拮抗筋は身体のさまざまな部位に存在し，種々の運動に寄与している。伸筋と屈筋，外転筋と内転筋，環状筋と縦走筋，括約筋と散大筋など，1対の筋または筋群が相反する関係にあるものが，拮抗筋である。

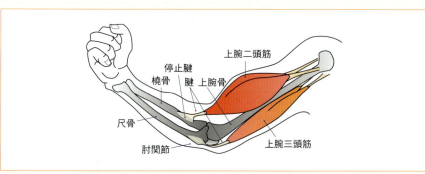

図1.1.14　拮抗筋 －上腕二頭筋と上腕三頭筋－
拮抗筋は互いに相反する運動を行う2種の筋または筋群である。上腕二頭筋と上腕三頭筋は拮抗筋である。腕を屈曲する場合は上腕三頭筋が弛緩し，上腕二頭筋が収縮する。腕を伸展する場合は上腕二頭筋が弛緩し上腕三頭筋が収縮する。

Q 抗重力筋とは？

A ヒトの姿勢保持に働く筋。

重力にあらがってヒトの姿勢保持に働く筋を抗重力筋（antigravity muscles）とよぶ。ヒトの睡眠では急速眼球運動がみられるとともに，抗重力筋であるオトガイ筋の筋緊張低下が特徴的である。このほか，代表的な抗重力筋は脊柱起立筋，ハムストリングス（hamstrings），腓腹筋とヒラメ筋からなる下肢三頭筋などがある。なお，ハムストリングスは人間の下肢後面をつくる筋肉の総称である。

▶参考情報

ヒトは立位で日常生活を送るため，一般に伸筋（protractor muscle）が抗重力筋となるが，1日の大半を木に逆さにぶら下がって生活するナマケモノは一般に屈筋（flexor muscle）が抗重力筋となる。

1章 人体の機能と構造，神経系検査の基礎

Q 熱産生とは？

A 体温調節で重要。

骨格筋は熱産生の最も大きな器官であり，体温調節に重要である。たとえば，寒冷時に震えるのは筋運動により熱産生を高めるためである。

▶参考情報

ヒトの体温は環境の影響を受けにくい深部体温と，影響を受けやすい皮膚温に大別される。

Q アセチルコリンとアセチルコリン受容体とは？

A 運動神経の神経伝達物質はアセチルコリン。

神経筋接合部において，α運動ニューロンの終末から放出されたアセチルコリンが骨格筋のアセチルコリン受容体に結合することがきっかけとなり骨格筋が収縮する。これに対して，たとえば迷走神経の終端より心臓にアセチルコリンが放出されると，心拍動は低下する。このことから，アセチルコリンは臓器によって，その作用が異なることがわかる。アセチルコリン受容体は，ムスカリン性アセチルコリン受容体とニコチン性アセチルコリン受容体に大別される。

▶参考情報

コリンエステラーゼ(ChE)は，コリンエステルをコリンと酢酸に加水分解する酵素である。神経組織・赤血球に存在するアセチルコリンエステラーゼと肝臓などに存在するブチリルコリンエステラーゼに大別される。

Q 酸素負債とは？

A 激しい運動後の疲労回復

酸素負債(oxygen debt)は無酸素運動で起こりやすい。運動によって筋内に生じた乳酸を排除しグリコーゲンを回復するために，運動後，一時的に酸素量を増大させ酸素負債を解消する。スポーツ直後，しばらく荒い呼吸が続くのはこのためである。

▶参考情報

100m走など一気に走りきる場合に酸素負債は大きくなり，ジョギングなど速度をコントロールしてゆっくり走る場合には酸素負債は小さくなる。

Q 筋弛緩剤とは？

A 神経筋伝達を遮断する薬剤。

筋弛緩剤は神経筋接合部で起こる神経筋伝達を遮断する薬剤である。筋弛緩剤は筋緊張を弛緩させるが，筋収縮機序に作用するわけではない。

▶参考情報

天然の筋弛緩作用を有するものはテトロドトキシン(河豚毒)，ボツリヌストキシン(ボツリヌス菌)が有名である。

参考文献

1) 杉村僚介, 香川高弘, 他：感覚運動情報統合モデルを用いたヒューマノイドの全身リーチング姿勢の生成. ニューロコンピューティング; 111(483), 135-140, 2012.
2) Eguchi K, Nakanishi S, Takagi H, Taoufiq Z, Takahashi T.: Maturation of a PKGdependent retrograde mechanism for exoendocytic coupling of synaptic vesicles. Neuron. ; 74(3): 517-529, 2012.
3) 真島英信, 松村幹郎：生理学 第4版, 金芳堂, 東京, 1994.
4) 真島英信, 松村幹郎：人体生理学ノート 第5版, 金芳堂, 東京, 2000.
5) 佐伯由香, 細谷 安彦, 他：トートラ人体解剖生理学 原書8版, 丸善出版, 東京, 2011.
6) 金澤寛明：人体の構造と機能 はじめての解剖生理学, 南江堂, 東京, 2013.
7) 所司睦文：臨床脳波検査スキルアップ, 金原出版, 東京, 2012.

1.2 末梢神経

1.2.1 体性神経

ここがポイント！
・体性神経の種類と伝導方向を確認する。
・12脳神経の名称と働きを理解する。
・受容器が感受した感覚情報がどの経路を経て脳へ達しているかを理解する。

● 1. 体性神経の概要

神経系は中枢神経（central nervous system；CNS）と末梢神経（peripheral nervous system）に大別される。中枢神経は脳と脊髄に，末梢神経は体性神経（somatic nervous system）と自律神経（autonomic nervous system）に大別される。体性神経は遠心性ニューロンの運動神経（motor nerve）と求心性ニューロンの感覚神経（sensory nerve）からなる（図1.2.1）。興奮伝導の方向からみると，運動神経は脳から末梢に向かう遠心性線維で，感覚神経は末梢から脳に向かう求心性線維である。自律神経は交感神経（sympathetic nervous system；SNS）と副交感神経（parasympathetic nervous system；PNS）からなる。自律神経において遠心性ニューロンは交感神経と副交感神経である。痛覚（求心性ニューロン）は一般に交感神経と一緒に存在する。

● 2. 脳神経と脊髄神経

末梢神経は中枢神経と効果器または感覚受容器をつなぐ神経線維である。頭蓋底にある孔から頭蓋内外に出入りするのが脳神経（cranial nerves）である。脳神経は12対ある。脳神経は感覚神経のみの神経線維，運動神経のみの神経線維，感覚神経および運動神経の両者を含む混合神経に分かれる。4対は自律神経も含む（表1.2.1）。これに対して，椎間孔から出入りするのが脊髄神経（spinal nerves）である。脊髄神経は31対ある。脊髄神経は感覚神経および運動神経の両者を含む混合神経である。

● 3. 体性感覚経路

身体各部で感受した感覚情報は後索-内側毛帯路または脊髄視床路の2つの主要な体性感覚経路を通って上向し，脳に達する（図1.2.2）。後索-内側毛帯路は固有感覚，大部分の触覚，振動覚などの感受にかかわる。脊髄視床路は脊髄の前脊髄視床路と外側脊髄視床路からなり，痛覚，温度覚（温・冷），くすぐったさ，かゆみなどの感受にかかわる。
ちなみに，電気刺激によって発現する神経インパルスは後索-内側毛帯路を上向すると考えられている。

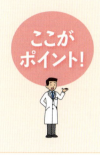

図1.2.1 運動神経と感覚神経
運動神経は中枢神経からの指令を筋に伝え，筋活動を支配する。運動神経は多極神経細胞である。また，感覚神経は末梢感覚受容器で感受した感覚情報を中枢神経に伝える。感覚神経は偽単極神経細胞である。

1章　人体の機能と構造，神経系検査の基礎

表1.2.1　脳神経

記号	固有名称	主な働き	運動・感覚の別
I	嗅神経	嗅覚	感覚神経
II	視神経	視覚	感覚神経
III	動眼神経	眼球運動	運動神経＜自律神経＞
IV	滑車神経	眼球運動（上斜筋）	運動神経
V	三叉神経	顔面・鼻・口・歯の知覚，咀嚼運動	運動神経／感覚神経
VI	外転神経	眼球運動（外直筋）	運動神経
VII	顔面神経	表情筋の運動，舌前2/3の味覚，涙腺や唾液腺の分泌	運動神経＜自律神経＞
VIII	内耳神経	聴覚，平衡覚	感覚神経
IX	舌咽神経	舌後1/3の知覚・味覚，唾液腺の分泌	運動神経／感覚神経＜自律神経＞
X	迷走神経	のどの知覚・運動，頸胸腹部の臓器を支配	運動神経／感覚神経＜自律神経＞
XI	副神経	肩や首の筋肉の運動（僧帽筋，胸鎖乳突筋）	運動神経
XII	舌下神経	舌の運動	運動神経

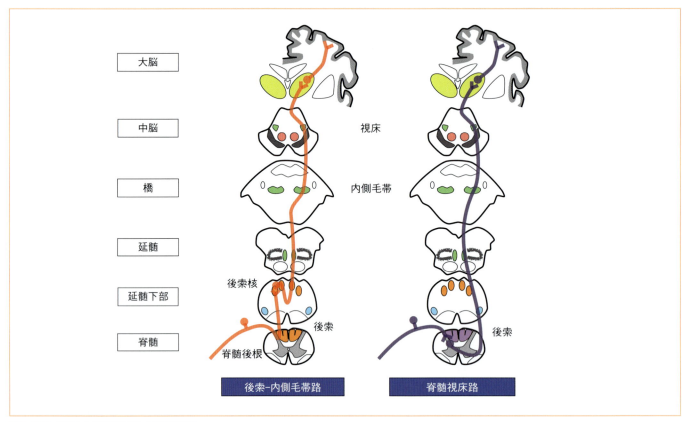

図1.2.2　後索-内側毛帯路と脊髄視床路
求心性神経伝導路は固有感覚（位置覚，振動覚）や触覚を伝える後索-内側毛帯路と温度覚と痛覚を伝える脊髄視床路がある。
いずれも感覚受容器から一次感覚神経，二次感覚神経，三次感覚神経を経て大脳皮質の中心後回にある体性感覚野に至る。

Q 対側性支配（対側支配の原則）とは？

A 脳の左半球は右半身を，右半球は左半身を支配。

　一般に，身体の右側の感覚情報は左大脳半球にある体性感覚野（中心後回）で，また，左側の感覚情報は右大脳半球にある体性感覚野（中心後回）で処理される。

　左大脳半球の運動野（中心前回）は主に右半身の運動を，また，右大脳半球の運動野は主に左半身の運動を支配する（ただし，低率ながら同側の神経支配もある）。

▶参考情報

　眼球においては，左右眼球の鼻側の網膜に生じた神経インパルスは視交叉をまたがり，外側膝状体経由して，対側の視覚中枢に，また，耳側の網膜で生じた神経インパルスは視交叉をまたがらず，外側膝状体を経由して，同側の視覚中枢に伝えられ処理される。

Q 正中神経および尺骨神経とは？

A 上肢の代表的な末梢神経。

　正中神経は腕神経叢と手のひらを上肢の腹側のほぼ真ん中で結ぶ混合神経である。運動神経は円回内筋，橈側手根屈筋，長掌筋，方形回内筋，浅指屈筋，深指屈筋，母指対立筋，短母指外転筋，短母指屈筋，長母指屈筋，虫様筋を支配する。感覚神経は親指，人さし指，中指，薬指の親指側半分および親指側から2/3の手のひらの感覚を支配する（図1.2.3.a）。

　尺骨神経は腕神経叢と手のひらを上腕部尺骨神経溝，尺骨に沿って内側を結ぶ混合神経である。運動神経は短母指屈筋，母指内転筋，小指外転筋，短小指屈筋，小指対立筋，短掌筋，深指屈筋，虫様筋，尺側手根屈筋，背側骨間筋，掌側骨間筋を支配する。感覚神経は小指，薬指の小指側半分および小指側から1/3の手のひらの感覚を支配する（図1.2.3.b）。

▶参考情報

　上肢における運動神経伝導検査（motor conduction study；MCS），F波検査，感覚神経伝導検査（sensory nerve conduction study；SCS）において，正中神経（median nerve）および尺骨神経（ulnar nerve）はよく利用される。

　手根管症候群（carpal tunnel syndrome；CTS）は正中神経が手掌部の横手根靱帯の肥厚により絞扼されることで発症する。また，肘部管症候群（cubital tunnel syndrome；Cub.TS）は尺骨神経が肘の内側で圧迫されることにより発症する。

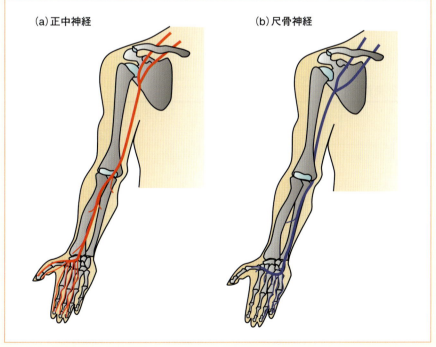

図1.2.3　正中神経と尺骨神経
正中神経は腕神経叢から上腕二頭筋の内側を上腕動脈に沿って走行し，前腕では内側を正中線に沿って下行し，掌の手根管内を貫通する。正中神経は親指，人指し指，中指，薬指の親指側半分の感覚領域を支配する。尺骨神経は，腕神経叢から上腕の後内側を下行し，肘の上腕部尺骨神経溝を経て，前腕の尺骨に沿って走行する。尺骨神経は薬指の小指側半分，小指の感覚領域を支配する。

1.2.2　自律神経

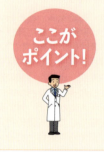

ここがポイント！
- 自律神経の概要を理解する。
- 交感神経系と副交感神経系の働きと相互の関係を理解する。
- 交感神経と副交感神経の節前・節後線維から放出される神経伝達物質を確認する。

1. 自律神経の概要

　自律神経系は交感神経系（SNS）と副交感神経系（PNS）に大別される。自律神経は平滑筋，心筋，分泌腺などの働きを活性化または抑制する。自律神経の効果器となるほとんどの器官は二重支配，すなわち，交感神経系と副交感神経系の双方の支配を受ける。また，相反支配，つまり，一方は効果器を活性化させるが，他方の活動は抑制する。自律神経の最高中枢は間脳の視床下部にある。

2. 交感神経と副交感神経

　闘争・逃走反応（fight and flight response）に象徴される身体状態または恐怖，不安，怒りなどの情動ストレスによって交感神経系の活動が高まると，消化管の運動や消化液の分泌，排尿が抑制されるが，その他多くの運動機能が亢進する（表1.2.2）。これに対して，安静状態によって副交感神経の活動が高まると，緊張感が解け，消化管の運動や消化液の分泌が活発になり，排尿が起こりやすくなる。

　交感神経節前線維から放出される神経伝達物質はアセチルコリンで，節後線維から放出される神経伝達物質はノルエピネフリン（ノルアドレナリン）である。副交感神経節前線維または節後線維から放出される神経伝達物質はアセチルコリンである。ただし，汗腺を支配する交感神経節前線維または節後線維の神経伝達物質はアセチルコリンである。

MEMO

　脳神経のうち，動眼神経（Ⅲ），顔面神経（Ⅶ），舌咽神経（Ⅸ），迷走神経（Ⅹ）は副交感神経を含む。たとえば，第Ⅹ脳神経の迷走神経は自律神経と体性神経を有しており，諸臓器に延びる迷走神経は副交感神経として機能する。

表1.2.2　交感神経および副交感神経の働きと効果器

交感神経系	効果器	副交感神経系
散大＜散瞳＞	瞳孔	縮小＜縮瞳＞
増加	心拍	減少
収縮	末梢血管	（弛緩）
運動抑制	消化管運動	運動亢進
分泌抑制	消化液	分泌促進
（軽度に分泌促進）	唾液	分泌促進
（分泌抑制）	涙腺	分泌促進
分泌促進	汗腺	（分泌抑制）
弛緩	胆嚢	収縮
弛緩	気管支平滑筋	収縮
弛緩	膀胱	収縮

Q 自律神経線維の終末における興奮伝達は？

A 効果器にはシナプス後膜はない。

　自律神経は心筋や平滑筋，分泌腺などに作用するが，これら効果器の細胞膜には骨格筋の終板にあるシナプス後膜はない。また，自律神経線維の終末と効果器の細胞膜の間にはおよそ200nmの間隙がある。したがって，自律神経線維の終末から放出される神経伝達物質は間隙を拡散して効果器に伝えられることとなる。

▶参考情報

　ニコチン性アセチルコリン受容体（nAChR）は，自律神経節にあるNN受容体と神経筋接合部にあるNM受容体に大別される。いずれも神経伝達物質のアセチルコリンを感受する。

Q 内臓の運動と内臓感覚とは？

A 内臓の運動は不随意運動。

　内臓の運動の多くは自律神経にコントロールされた不随意運動である。内臓感覚は明確でなく，粗雑な感覚である。触覚や温度覚はない。内臓痛覚は内臓平滑筋の伸展などで生じる。なお，動脈血のO_2分圧やpHを感知する頸動脈小体などの化学受容器も内臓感覚に含まれる。

▶参考情報

　内臓感覚は内臓痛覚と臓器感覚に大別される。臓器感覚は空腹，食欲，口渇，悪心，便意，尿意，性欲などがあげられる。

Q 体性-自律神経反射とは？

A 痛みは交感神経系を興奮させる。

　体表や内臓に痛みが生じると，反射性に交感神経系が働き，血圧上昇，心拍数や呼吸数の増大，そして末梢血管収縮などが出現する。この末梢血管収縮で出血や炎症が防御される。血管収縮は一過性で，その後，血管が拡張して循環血液量が増大し，修復が行われる。

　なお，ときに交感神経系の活動が持続する場合がある。それにより末梢血管の収縮が長期化して新たな痛みを引き起こす。このように痛みと交感神経系の活動亢進が反復増悪し，複合性局所疼痛症候群（complex regional pain syndrome；CRPS）を発症することがある。損傷部位や疾病とは無関係な激しい疼痛を呈す。

▶参考情報

　自律神経過反射（autonomic-dysreflexia；AD）は第六胸髄より上の脊髄損傷の患者に高率にみられる。血管収縮に起因する発作性の高血圧により，痙攣，脳梗塞等を発症するリスクが高く，緊急対応が不可欠である。

参考文献

1) 真島英信, 松村幹郎：生理学 第4版, 金芳堂, 東京, 1994.
2) 真島英信, 松村幹郎：人体生理学ノート 第5版, 金芳堂, 東京, 2000.
3) 佐伯由香, 細谷安彦, 他：トートラ人体解剖生理学 原書8版, 丸善出版, 東京, 2011.
4) 大久保善朗, 川良徳弘, 他：生理機能検査学 第3版, 医歯薬出版, 東京, 2010.
5) 臨床検査技師教育評価研究会：新ガイドライン対応 臨床検査技師国家試験ファーストトレーニング, 医歯薬出版, 東京, 2014.

1.3 中枢神経

1.3.1 大脳の働きと機能の局在

ここがポイント！
- 大脳皮質の機能と局在を関連して理解する。
- 疾患により大脳皮質の機能が亢進（または抑制）するとどのような臨床症状が出現する可能性があるかを理解する。
- 前頭連合野がどのような高次機能の中枢として機能しているかを確認する。
- 大脳基底核と内包の構造と機能を理解し、パーキンソン病などの疾患との関連性を確認する。

1. 大脳の概要

脳は頭蓋腔内にあり、脳の主要な部位は大脳、脳幹（間脳・中脳・橋・延髄）、小脳に大別される。脳は身体全体のエネルギーのおよそ20％を消費する。脳のエネルギー源はグルコースとO_2、アミノ酸などである。

脳は神経細胞の細胞体が集まった灰白質と神経線維からなる白質に大別される。大脳や小脳は灰白質が表面にあり、白質がその内部にある。灰白質を皮質、白質を髄質とよぶ。大脳皮質は組織学的に6層構造で、表層部から分子層、外顆粒層、外錐体細胞層、内顆粒層、内錐体細胞層、多型細胞層に分かれる。大脳の白質内には神経細胞の細胞体が集まった部位がいくつかあり、そこは大脳基底核とよばれる。なお脊髄では白質が表面にあり、灰白質がその内部にある。

脳は脳に密着した軟膜（pia mater）、くも膜（arachnoid）、強靭な硬膜（dura mater）の3層からなる髄膜（meninges）によって保護されている（図1.3.1）。軟膜とくも膜の間のくも膜下腔（subarachnoid space）は脳脊髄液で満たされている。硬膜はくも膜とほぼ密着しており、大脳鎌（falx cerebri）と小脳テント（tentorium cerebelli）を形成する。

2. 大脳皮質の機能局在

大脳は左右大脳半球で構成され、表面に複雑な溝（凹部）と回（凸部）がある。大脳は中心溝と外側溝に囲まれた前頭葉（frontal lobe）、中心溝と頭頂後頭溝に囲まれた頭頂葉（parietal lobe）、頭頂後頭溝の後方の後頭葉（occipital lobe）、外側溝と頭頂後頭溝に囲まれた側頭葉（temporal lobe）、大脳表面からはみえないが外側溝の奥の島葉（insular lobe）または島皮質、島回に分けられる（図1.3.2）。

前頭葉の中心前回（brodmann's 4）には運動出力に関連する第一次運動中枢がある。中心前回の前方には運動前野（brodmann's 6）と補足運動野（brodmann's 6～8）がある。これらの前方に前頭前野（brodmann's 8～12）がある。また、主に左半球の下前頭回に運動性言語中枢のブローカ中枢（brodmann's 44, 45）がある。頭頂葉の中心後回（brodmann's 3, 1, 2）には感覚情報の入力に関連する第一次体性感覚中枢がある。その下方には第一次味覚中枢（brodmann's 43）がある。また、主に左半球の上側頭回後部に感覚性言語野のウェルニッケ中枢（brodmann's 22, 38, 39, 40付近）がある。

ちなみに、中心前回および中心後回は領域により身体各部と対応しており、脳の中の小人（ホムンクルス）とよば

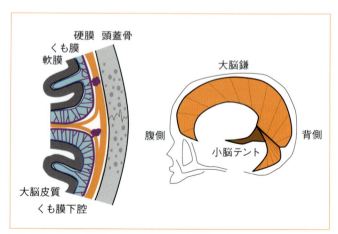

図1.3.1 髄膜の構造および大脳鎌と小脳テント

脳と脊髄は髄膜で覆われている。髄膜は最外層の強靭な硬膜、中層がくも膜、脳・脊髄の表面に密着した最下層が軟膜の3層構造である。くも膜と軟膜の間はくも膜下腔とよばれ、脳脊髄液で満たされている。硬膜は大脳鎌とよばれる壁層を形成する。大脳鎌は背側で左右に分かれ小脳テントを形成し、小脳を包み込む。

れる。後頭葉の後頭極からその前方の鳥距溝に第一次視覚中枢 (brodmann's 17) がある。また，そこを取り囲むように視覚前野 (brodmann's 18, 19) がある。側頭葉の上側頭回の後半部から横側頭回 (ヘッシェル回) に一次聴覚中枢 (brodmann's 41, 42) がある。大脳表面からはみえないが，外側溝の奥の島葉 (島皮質，島回) には記憶の符号化に関連する海馬回 (brodmann's 26) がある。

● 3. 大脳皮質の連合野

　大脳皮質のうち，第一次中枢のある部分を除いた全体のおよそ2/3の部分は，感覚認知，総合，判断，記憶などの高次脳機能を司る領域が連合野である。ヒトの大脳皮質のおよそ30%を占める前頭連合野は前頭前野 (prefrontal area; brodmann's 8~12) ともよばれ，大脳皮質の最前方にあり，感情，思考，創造，ワーキングメモリー，認知，判断，実行，反応抑制，意思決定などさまざまな人間性に関与する最高中枢と考えられている。中心後回の後方で頭頂後頭溝の前方に位置する頭頂連合野 (parietal association area) は頭頂間溝により2分され上頭頂小葉 (brodmann's 5, 7) と下頭頂小葉 (brodmann's 39 (角回), 40 (縁上回)) に分けられる。頭頂連合野は体性感覚中枢や視覚中枢などさまざまな感覚情報の統合と認知に関与する。一次聴覚中枢を除く側頭部領域の側頭連合野 (temporal association area) の上側頭回 (brodmann's 22, 38) は聴覚認知，中側頭回 (brodmann's 21) は顔認知，下側頭回 (brodmann's 20) は視覚認知に関与する。

● 4. 左脳と右脳，性差

　ヒトの左右大脳半球には左右差や性差があり，機能局在が存在する。一般に左脳は言語や計算または論理的思考などを，右脳は音楽や芸術または空間認知や創造などを担うという。古くから，通常，言語中枢は右利きのヒトは左脳に，また，左利きのヒトは右または左脳に存在する。また，男性は右脳優位の傾向にあり，女性は左脳優位の傾向にあるという。

　男性の脳の重量は女性の脳と比べおよそ10%程度大きい。男性と比べ，女性の脳梁膨大部は丸みを帯びて大きく，また，大脳辺縁系も大きいという。

● 5. 交連線維と連合線維

　交連線維は左右大脳半球の白質 (髄質) 間をつなぐ神経線維群である。大脳縦列直下にある脳梁 (corpus callosum; CC) と脳底部に近い前交連 (anterior commissure; AC)，後交連，脳弓交連，手綱交連，海馬交連などがある。脳梁はてんかん性異常放電の伝搬経路として古くから知られている。

　連合線維は一側の大脳半球内の各領域間をつなぐ神経線維群である。前頭葉から後頭葉をつなぐ上縦束，前頭葉から側頭葉をつなぐ鉤状束，帯状回から内嗅皮質をつなぐ帯状束，後頭葉から側頭葉をつなぐ下縦束，海馬から乳頭体をつなぐ脳弓のほか，さまざまな連合線維が知られている。

● 6. 大脳基底核

　左右大脳半球の深部には大脳基底核 (basal ganglia) とよばれる淡蒼球 (globus pallidus)，被殻 (putamen)，尾状核 (caudate nucleus) からなる灰白質領域が存在する (図1.3.3)。被殻と尾状核をあわせて線条体 (striatum) とよぶ。また，被殻と淡蒼球をあわせてレンズ核 (lentiform nucleus) とよぶ。大脳基底核の主たる機能は随意運動の制御，特定の運動における不随意的な筋制御，とくに報酬

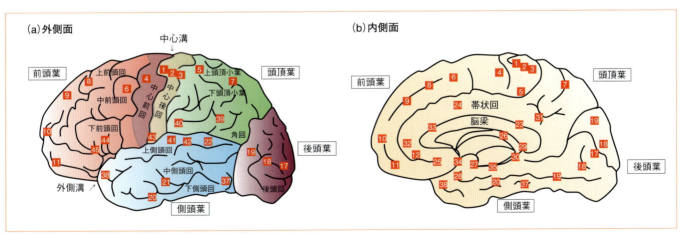

図1.3.2　大脳側面の各部の名称
大脳を側面からみると，前頭葉，頭頂葉，後頭葉，側頭葉に大別できる。前頭葉はさまざまな高次認知処理，頭頂葉は体性感覚，後頭葉は視覚，側頭葉は聴覚の一次中枢が存在する。ブロードマンの脳地図は大脳皮質の細胞学的分類で1~52の番号で区分される。ただし，ブロードマンの脳地図はさまざまな生物でつくられており，種が異なれば番号が表す領域が異なる。

予測系に関連した学習または認知，記憶などへの関与が示唆されている。

大脳基底核の障害により，パーキンソン病などの運動低下障害（hypokinetic disorders）やハンチントン病などの運動亢進障害（hyperkinetic disorders）が起こる。いずれも，自らの意思に反する不随意運動がみられる。

7. 内　包

内包は視床とレンズ核（被殻・淡蒼球）の間にある神経線維の領域である。内包は下行性伝導路の経路として重要で，第一次運動神経は内包を通過する。なお，内包は上行性伝導路の経路でもあり，視床から出た第三次感覚神経は内包の後脚を通過して中心後回の体性感覚野に達する。

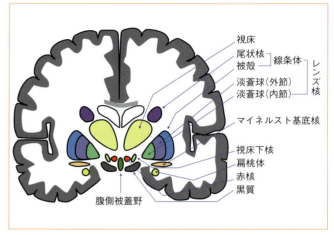

図1.3.3　大脳基底核
大脳基底核は大脳白質内にある神経細胞の細胞体の集団である。大脳基底核は尾状核と被殻からなる線条体，被殻と淡蒼球からなるレンズ核，視床下核，扁桃体，黒質などからなる。大脳基底核は随意運動の調節や認知機能，動機づけ学習などを調整し，統括している。記憶や報酬にもとづく予測や期待に裏打ちされた行動に関与するともいわれる。

Q　ブロードマンの脳地図とは？

A　脳機能局在論における機能領域。

コルビニアン・ブロードマンは大脳皮質組織の神経細胞を染色して組織学的に均一な部位を1〜52区分し（1〜52までの48領野），ブロードマンの脳地図（brodmann's brain map）を作成した（図1.3.2）。

Q　脳血管とその領域とは？

A　内頸動脈と椎骨動脈で形成されるウィリス動脈輪。

脳は左右2本の内頸動脈と左右2本の椎骨動脈によって栄養されている。これらは脳底部でウィリス動脈輪（circle of Willis）または大脳動脈輪とよばれる動脈吻合を形成する（図1.3.4）。大脳動脈はこのウィリス動脈輪から分岐する。左右の前大脳動脈は前交通動脈によって連結されており，左右大脳半球がつくる大脳縦裂内を脳梁に沿って後方に伸びる。前大脳動脈は主に前頭葉内側面から頭頂葉内側面，上前頭回・中心前回・中心後回・上頭頂小葉の一部を栄養する。左右の中大脳動脈は内頸動脈から移行する。側頭葉の上部を通るときに内包，尾状核，被殻に向かって細い動脈枝を伸ばし，側頭葉と島葉の間の大脳外側窩に伸びる。中大脳動脈は大脳半球の前頭葉底面の外側部，中・下前頭回，中心前回の大部分，中心後回の一部，頭頂葉外側面，側頭葉外側面ほかを栄養する。中大脳動脈から分岐する穿通枝のレンズ核線状体動脈は尾状核や被殻，淡蒼球などの大脳基底核や内包を栄養する（図1.3.5）。左右の後大脳動脈は脳底動脈の上端で分岐し，大脳脚上を外側後方に伸び，その後，側頭葉と後頭葉の内側下面に伸びる。後大脳動脈は主に後頭葉のほぼ全域，海馬傍回，外側および内側後頭側頭回などを栄養する。なお，脳毛細血管の全長はおよそ650kmである。

▶参考情報

カナダの脳神経外科医であったペンフィールドは，てんかん治療の開頭手術の際に，脳を直接電気刺激して，運動中枢や体性感覚中枢ほかをマッピングした。これをもとに，ペンフィールドのホムンクルスが生まれた。

▶参考情報

ウィリス動脈輪閉塞症はもやもや病とよばれ，出血型と虚血型に大別される。本症は厚生労働省の特定疾患に指定されている。

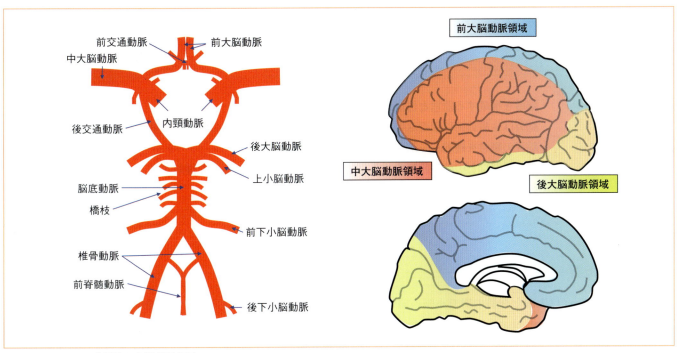

図1.3.4　ウィリス動脈輪と大脳動脈領域
ウィリス動脈輪は大脳動脈輪ともよばれ，左右の内頸動脈と椎骨動脈が脳底部で輪状ないし六角形を形成した動脈吻合である。ウィリス動脈輪から前大脳動脈，中大脳動脈，後大脳動脈が分岐する。

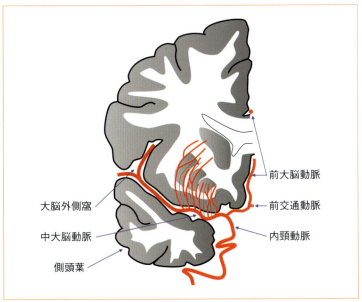

図1.3.5　中大脳動脈
中大脳動脈は前頭葉，頭頂葉，側頭葉の外側表面の大部分を栄養している。中大脳動脈から分岐するレンズ核線条体動脈は尾状核や被殻，淡蒼球などの大脳基底核や内包を栄養する。中大脳動脈は脳塞栓が起こりやすく，脳梗塞のおよそ70～80％を占め，発症により意識障害や脳ヘルニアがみられやすい。非病巣側の片麻痺や感覚障害が生じやすい。また，脳梗塞が優位大脳半球に起こると失語症が起こり，劣位大脳半球に起こると失行，失認，半側空間無視などが起こりやすい。

1.3.2 脳 幹

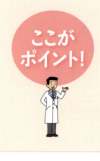

ここがポイント！
- 脳幹を構成する器官と位置を確認する。
- 脳幹は生命維持に重要な中枢であることを理解し，各器官の機能を確認する。
- 脳死の概念を理解し，消失する機能や反射を確認する。
- 瞬目反射などの脳神経を介する反射がどの部位を経由するかを理解する。
- 脳死状態と植物状態との違いを理解する。

1. 脳幹の概要

脳幹（brain stem）は大脳と脊髄の間で小脳の前方に存在し，広義では間脳（diencephalon），中脳（midbrain），橋（pons），延髄（medulla oblongata）の総称（図1.3.6），狭義では間脳を除き，中脳，橋，延髄の総称である。

間脳は左右の大脳半球と中脳に囲まれた部分であり，視床，視床下部，松果体からなる。

2. 視 床

間脳には左右1対の視床（thalamus）があり，嗅覚を除く，体性感覚，味覚，聴覚（内側膝状体），視覚（外側膝状体）などの感覚を中継する。視床において感覚の中継に関与する領域は特殊核（specific nuclei）とよばれる。上行性脳幹網様体賦活系の中継する領域は非特殊核（non-specific nuclei）とよばれる。

3. 視床下部

視床の前方下部に位置する視床下部（hypothalamus）は，自律神経系の中枢として制御と統合が行われる。また，内分泌（ホルモン）系の中枢として下垂体を制御する。このほか，視床下部には体温調節中枢，満腹中枢や空腹中枢，飲水中枢，怒りや攻撃性，痛み，喜びなどの情動の中枢，性衝動の中枢，浸透圧の中枢，概日リズムまたは覚醒・睡眠など意識状態の中枢などがある。

4. 松 果 体

中脳の上丘の後方にある松果体（pineal body）は概日リズム（circadian rhythm），また生物学的時計に関与する。メラトニンを分泌する。

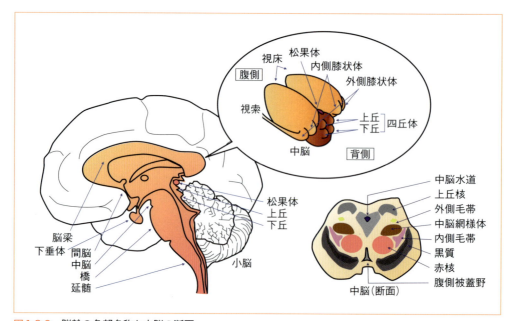

図1.3.6 脳幹の各部名称と中脳の断面
脳幹は間脳，中脳，橋，延髄の総称である。狭義では間脳を除く場合もある。脳幹は左右大脳半球と脊髄を連絡するとともに，多数の神経核があり，いくつかの脳神経が出入している。脳幹には生命維持に不可欠な多くの自律神経機能中枢が存在する。

5. 中脳

　中脳は間脳と橋を連結し，その前面には大脳脚がある。大脳脚は第一次運動神経の下行路上にある。後背面には四丘体とよばれる4つの隆起がある。上部の2つの隆起は上丘とよばれ，眼球運動に関与する。下部の2つの隆起は下丘とよばれ，聴神経を中継する。また，下丘には驚愕反射の中枢でもある。中脳の内面には黒質と赤核，中脳網様体などがある。黒質のドーパミン作動性ニューロンの脱落・減少がパーキンソン病の発病に関連する。中脳の赤核は姿勢反射の制御を行っており，小脳とともにさまざまな筋の活動を協調させる働きがある。中脳は水平注視運動，垂直注視運動に関与し，輻輳運動や瞳孔調節の中枢がある。中脳が障害されると，異常眼球運動の輻輳が起こる。

6. 橋

　橋の上下部は中脳と延髄と，背面部は小脳と連結している。橋の内は運動伝導路および感覚伝導路，橋網様体などがある。

7. 延髄

　延髄は橋と脊髄を連結する。延髄には呼吸中枢，心臓中枢，血管運動中枢，咀嚼中枢，嚥下中枢，嘔吐中枢，唾液分泌中枢などさまざまな中枢が存在する。たとえば，過度の運動時には呼吸と心拍が増大するが末梢血管は収縮するといった，統合された反応が起こる。延髄は緊張性頸反射，緊張性迷路反射などにも関与する。

　ちなみに，延髄には錐体があり，その大部分は錐体交叉する。

Q 脳死と遷延性意識障害（≒植物状態）とは？

A 脳幹の機能の有無が脳死と植物状態を分ける。

　日本の脳死の概念は，心拍動がみられるが，脳幹を含む全脳髄の不可逆的な機能消失としている。脳死は深昏睡，瞳孔が散大固定，自発呼吸の停止，対光反射・角膜反射・毛様体脊髄反射・眼球頭反射・前庭動眼反射・咽頭反射・咳反射などの脳幹反射が消失，ECI（脳電気的無活動）を呈す。

　これに対して遷延性意識障害（≒植物状態）は脳幹の機能は残存，あるいは一部残存した状態である。多くは自発呼吸はみられ，睡眠・覚醒の区別もあり，ごくまれではあるものの回復する可能性がある。

▶参考情報
　脳死患者の脳波は脳電気的無活動（electrocerebral inactivity；ECI）を呈し，これは脳波計の内部雑音以上の脳波活動がみられない状態である。これに対して，遷延性意識障害，いわゆる植物状態の患者の脳波は，通常，不規則な徐波が持続的に出現することが多い。

Q アシュネル反射とは？

A 眼球圧迫により血圧や心拍数が低下する。

　アシュネル反射（aschner's reflex）は眼球心臓反射ともよばれ，眼球圧迫により三叉神経が刺激され，それが延髄に伝わり，その結果迷走神経が興奮し，瞬間的に血圧や心拍数が低下する現象である。

▶参考情報
　アシュネル反射は臨床的にはアシュナーとよばれることがある。

Q 脳幹反射とは？

A 脳幹は生命維持に関与。

　脳幹反射には法的脳死判定に利用される対光反射，角膜反射，毛様体脊髄反射，眼球頭反射，前庭動眼反射，咽頭反射，咳反射のほか，姿勢反射，輻輳反射，前庭頸反射，開口反射，咬筋反射，吸引・咀嚼反射，嘔吐反射，発声反射，嚥下反射，瞬目反射，涙腺分泌反射，頸反射など種々のものがある。いずれも，多シナプス反射である。

▶参考情報
　脳幹機能が消失した患者は脳幹反射が完全に消失する。法的脳死判定において，脳幹反射の消失は必須である。

Q 対光反射とは？

A 外側からゆっくりと内側に光を入れる。

　対光反射は瞳孔反射の1つで，瞳孔に光を当てると縮瞳が起こる現象である。片眼への光刺激で両側の瞳孔が縮瞳する。対抗反射の経路は網膜 → 視神経 → 視蓋前域 → 両側動眼神経副核（edinger-westphal核）→ 動眼神経 → 毛様体神経節 → 瞳孔括約筋 → 両眼の縮瞳，である。対光反射は，意識障害や心肺停止を起こした患者の中枢神経の変化を評価する指標として活用されている。瞳孔散大，対光反射の消失は予後不良のサインである。また，瞳孔径の左右差は中枢神経障害を示唆する所見である。

▶参考情報

健常者では左右どちらの眼に光を当てても，直接対光反射と間接対光反射が認められる。視神経の障害があると間接対光反射は認められるが，直接対光反射は消失する。

Q 輻輳反射とは？

A モノを近距離で注視したときの，いわゆる寄り眼。

　輻輳反射（convergence reflex）はモノを近距離で注視すると両眼の輻湊（いわゆる寄り眼）が起こる現象である。このとき，焦点深度を大きくするため縮瞳が起こる。ちなみに，病的な輻輳は中脳障害でみられる。

▶参考情報

近くを見るとき，輻輳が行われ瞳孔が小さくなり，水晶体が厚くなる。

Q 瞬目反射とは？

A 三叉神経を求心路，顔面神経を遠心路とする脳幹反射。

　瞬目反射は角膜や結膜，眼周辺部への刺激，モノが急に眼前に迫る場合，光刺激や音響刺激などによってよく観察される。なお，三叉神経の眼窩上孔枝の電気刺激に伴う瞬目反射は三叉神経の感覚枝（第一・二枝）を求心路，顔面神経を遠心路とした多シナプス反射である。これにより，R1またはR2とよばれる2つの反応がみられ，R1の延長は三叉神経または顔面神経の障害ないし橋の障害を，R2は延髄外側や上位中枢の障害を示すと考えられている。

▶参考情報

瞬目反射を惹起させる刺激には，光または音による刺激，顔面または皮膚への機械的刺激，角膜刺激など多くのものがある。

Q 除脳硬直とは？

A 中枢神経障害に伴う異常肢位。

　除脳硬直（decerebrate posturing）は，中脳または橋の血管障害または腫瘍によって観察される異常肢位である。除脳硬直の患者は意識障害を呈するとともに，両上肢を伸展し，かつ上腕は回内，手関節は屈曲する。また，両下肢は股関節で内転し，かつ膝関節で伸展，足関節は底屈する。患者頭部を左右に向けると，強直性頸反射（tonic neck reflex）がみられる。除脳硬直を呈す患者は，通常，予後不良である。

▶参考情報

除皮質硬直は，大脳皮質の広汎な障害により上肢が屈曲し，下肢が伸展する。

1.3.3　大脳辺縁系と記憶の神経回路

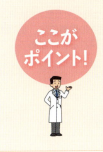

- 大脳辺縁系の構造と機能を確認する。
- 記憶に関与する部位と回路を理解する。
- 短期記憶と長期記憶の違いを確認し，障害されるとどのような臨床症状が出現するかを整理する。

1. 大脳辺縁系の概要

　大脳辺縁系（limbic system）は，辺縁葉および皮質下神経核群から構成される。辺縁葉は脳幹をＣ字型に取り巻いている灰白質領域であり，帯状回，扁桃体（扁桃核），脳弓，海馬，海馬傍回などによって構成される。皮質下神経核群には扁桃体，中隔核，側坐核などがある（図1.3.7）。大脳辺縁系は喜怒哀楽などの情動や欲求，食欲，睡眠，意欲，性欲，エゴなどの本能に関与する。また，嗅覚または内臓感覚にも関与する。海馬，脳弓，乳頭体，視床前核，帯状回，海馬傍回，海馬から構成されるパペッツ回路は感情興奮や記憶の定着に関与する。また，側坐核はGABA生産の部位として注目されている。

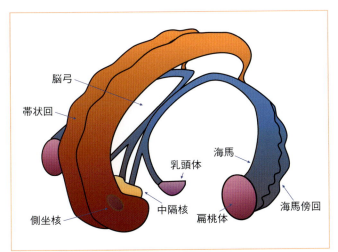

図1.3.7　大脳辺縁系
大脳辺縁系は大脳半球の内側に位置し，諸説はあるが，帯状回，扁桃体，海馬，海馬傍回，側坐核，乳頭体，脳弓などで構成される。大脳辺縁系は旧皮質ともよばれ，発生学的にみて下等動物でよく発達している。

2. 記憶の神経回路

　記憶の神経回路として注目されているのが，パペッツ回路（Papez circuit）とヤコブレフ回路（Yakovlev circuit）である。パペッツ回路は，海馬 → 脳弓 → 乳頭体 → 視床前核 → 帯状回 → 海馬傍回 → 海馬，という閉鎖回路である。海馬（hippocampus）は短期記憶，乳頭体（mammillary body）は記憶形成，海馬傍回（parahippocampal gyrus）は空間記憶に関与する。ヤコブレフ回路は，扁桃体 → 視床背内側核 → 前頭眼窩皮質 → 鉤状束 → 側頭葉皮質前部 → 扁桃体，という閉鎖回路である。

3. 記憶の種類

　記憶は，短期記憶（short-term memory）と長期記憶（long-term memory）に分かれる。短期記憶の中で計算などの情報処理過程で使われる記憶をワーキングメモリ（working memory）とよぶ。
　長期記憶は，宣言記憶（declarative memory）と手続き記憶（procedural memory）に分かれる。宣言記憶は昨日の食事内容に代表されるエピソード記憶（episodic memory）と，家族の名前や生年月日などに代表される意味記憶（semantic memory）に分かれる。手続き記憶は文字の書き方や自動車の運転などの身体で覚えた記憶である。
　エピソード記憶の障害は海馬を含む内側側頭葉，間脳，前脳基底部などにより引き起こされ，これにパペッツ回路やヤコブレフ回路が関与する。

Q 逆行性健忘と前向性健忘とは？

A エピソード記憶や意味記憶の障害された状態。

　逆行性健忘（retrograde amnesia）は，障害時より過去の記憶を思い出せないという状態である。障害時に近いほど思い出しにくく，古い過去の出来事は思い出しやすい傾向がある。外傷性脳損傷などでみられやすい。また，障害時以降の出来事が思い出せない場合を前向性健忘とよぶ。障害時に近いほど思い出しにくく，遠いものほど保たれる傾向がある。

▶参考情報
　ベンゾジアゼピン系睡眠薬を服用中の患者には，前向性健忘が現れることがある。

Q アルコール性記憶障害とは？

A 中枢神経障害に伴う異常肢位。

　短期記憶は海馬に入力され，それがくりかえし利用されることで長期的に記憶するか否かが判断される。短期記憶を長期記憶化することを長期増強（long term potentiation；LTP）とよぶ。
　アルコールを摂取することでNMDAレセプタの機能低下が起き，アルコール摂取後に一時的に記憶喪失状態となることがある。もともと長期記憶として蓄えられている情報を忘れることはないため，自分の名前や家の場所などは忘れないが，新しい情報を覚えることができなくなる。

▶参考情報
　お酒を飲んで，飲んだ記憶がなくなることをブラックアウト現象とよぶ場合がある。

Q ウェルニッケ・コルサコフ症候群とは？

A アルコール依存症患者によくみられる中枢神経疾患。

　アルコール依存症などで，ビタミンB_1（チアミン）の摂取が不足することにより，意識障害，眼球運動障害，運動失調の3症状を特徴とするウェルニッケ脳症を発症する。意識障害の程度は軽度から昏睡までさまざまである。部分的眼筋麻痺（外直筋麻痺による内斜視など）や眼振，小脳失調，ふらつきなどによる歩行障害がみられる。一般的にビタミンB_1を静注または筋注により，生命は維持される。しかし，生命危機を乗り越えることができても，およそ80％の患者に健忘を主症状とするコルサコフ症候群を発症する。乳頭体や脳弓，視床に損傷が起こり，パペッツ回路とヤコブレフ回路が障害されることで，見当識障害に加え，逆行性健忘症と前向性健忘のいずれの健忘も起こり得る（間脳性健忘）。また，記憶を思い出せないことに困惑し，無意識につくり話をすることも特徴の1つである。

▶参考情報
　アルコール依存症患者では血中チアミン値と記憶障害の程度に相関があるといわれる。

1.3.4 小脳

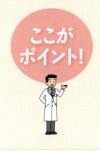

ここがポイント！
・小脳の構造と機能を確認する。
・小脳が障害されるとどのような臨床症状が出現するか理解する。

● 1. 小脳の概要

小脳は前庭神経核の上位中枢の片葉小節葉，小脳第一裂の吻側の前葉と背側の後葉に区分される。前葉と後葉は正中線上に位置する小脳虫部と左右1対の小脳半球で構成される（図1.3.8右）。小脳皮質は灰白質，皮質下は白質である。小脳皮質は組織学的に3層構造で，表層部から分子層，プルキンエ細胞層，顆粒層に分かれる。白質深部には歯状核，栓状核，球状核，室頂核といった4つの小脳核がある。小脳の重さはおよそ120～140gである。小脳は上小脳脚（結合腕），中小脳脚（橋腕），下小脳脚（索状体）とよばれる3対の小脳脚で脳幹と連結している（図1.3.8左）。小脳は椎骨動脈から伸びる後下小脳動脈，脳底動脈から伸びる前下小脳動脈と上小脳動脈によって栄養されている。ちなみに，硬膜によって構成される小脳テントは小脳表面と大脳後頭葉を区分する。

● 2. 小脳の働き

小脳は脊髄小脳路を介して伝えられる筋紡錘，腱紡錘，皮膚の触圧などの情報によって姿勢反射を調整する。小脳は前庭脊髄路によって身体の平衡の保持に関与する。これらのシステムにより，小脳は感覚をすばやく正確に認識する機能をもつといわれている。

皮質橋核小脳路を介して大脳の運動野または感覚連合野から協同運動などの情報が小脳に伝えられ，また，それら運動情報の一部は，小脳から大脳の運動野に再び戻される。これら一連のネットワークにより，小脳は大脳皮質と連携し，複雑な順序で起こる骨格筋の随意運動が正確で，かつ円滑なものになる。

MEMO

プログラム記憶としての働き
　一定の運動を反復すると，小脳はその出力情報を記憶するプログラム記憶としての働きもある。

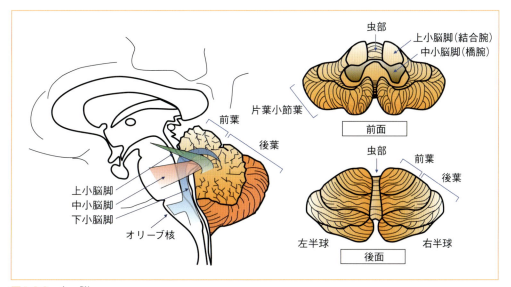

図1.3.8 小脳
小脳は橋・延髄の後面にあり，虫部と左右の小脳半球からなる。小脳表面には多数の小脳溝があり，片葉小節葉と小脳体に，小脳体は前葉と後葉に区別される。

> **Q 小脳失調とは？**
>
> **A 平衡障害や四肢の協調的な随意運動が円滑にできない。**
>
> 小脳失調は，小脳または小脳と連絡する脳幹や脊髄の障害により起こる．小脳失調では，通常，深部感覚や筋に異常はみられない．小脳失調の主な症状は，四肢の協調がとれず，立位・座位ともに平衡が保てなくなり，ふらふらとよろめきながらの歩隔が広い酩酊歩行になったり，随意運動に際して範囲や程度を見誤る推尺異常，物をつかむ際の企図振戦，受動的な屈伸に際して抵抗が小さくなる筋緊張低下，随意運動の際に動作の順番がわからなくなる（たとえば，指-鼻テスト，指-指テストがうまくできない）運動解離，測定障害，変換運動障害，ろれつが回らず発語のスピードやリズムが不定になる構音障害，眼振などがみられる．

▶参考情報

急性小脳失調症（acute cerebellar ataxia；ACA）は2〜4歳の幼児にみられ，感染症（不顕性感染を含む）やワクチン接種後しばらくして，突然，小脳症状が発現する疾患である．一般的に予後は良好である[1]．

1.3.5 覚醒と睡眠

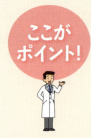

ここがポイント！
- 概日リズムに関与する器官とホルモンを理解する．
- 意識レベルを調整する2つの経路を理解する．
- Non-REM睡眠（ノンレム睡眠）とREM睡眠（レム睡眠）のサイクルや生理的特徴を理解し，各stageでの脳波を確認する．

● 1. 覚醒と睡眠の概要

　大脳皮質の神経細胞は絶えず活動している．ただ単に目覚めているときでも，大脳皮質はさまざまな感覚情報や脳幹網様体からの刺激を受け，活動し，疲労している．睡眠状態ではさまざまな感覚情報や脳幹網様体からの刺激が減少する．睡眠によって脳と心身の疲労が回復する．このほか，睡眠はストレス解消，成長ホルモンの分泌，記憶の整理および定着，免疫力アップなどの働きがある．

　睡眠中枢には諸説はあるが，青斑核，縫線核，橋網様体，視索前野などが関与すると考えられている（図1.3.9）．およそ24時間周期を呈す概日リズム（circadian rhythm）または生物時計（bioclock）の中枢は，視交叉上核（suprachiasmatic nucleus；SCN）およびメラニンを分泌する松果体（pineal body）と考えられている．

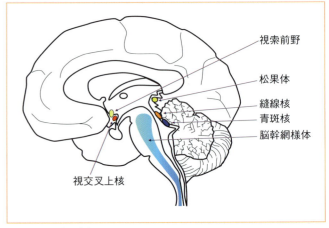

図1.3.9　睡眠中枢
睡眠中枢には諸説はあるが，青斑核，縫線核，橋網様体，視索前野などが関与すると考えられている．松果体や視交叉上核は概日リズムに関与する．

2. 上行性脳幹網様体賦活系と視床下部調節系

意識は，上行性脳幹網様体賦活系（ascending reticular activating system；ARAS）と視床下部調節系で調整されている。上行性脳幹網様体賦活系は覚醒（arousal）をつくる経路である（図1.3.10）。末梢の感覚受容器からの感覚情報が脳幹を通るとき，神経線維の多くの側枝から脳幹網様体を刺激する。脳幹網様体が刺激を受けると，その興奮が視床の非特殊核から汎性投射系を介して大脳皮質全体の活動性を高め，結果として覚醒または意識の向上と維持に寄与する。ちなみに，脳幹網様体は延髄から中脳に広く分布する網目状の神経線維とばらばらと存在する神経細胞の集団で，延髄網様体，橋網様体，中脳網様体に大別される。

視床下部調節系は覚醒・睡眠の調整をする経路である。視床下部の後部に覚醒中枢，前部はREM睡眠の中枢があり，それらが大脳辺縁系に作用したり，下降して中脳毛様体を刺激したりする。

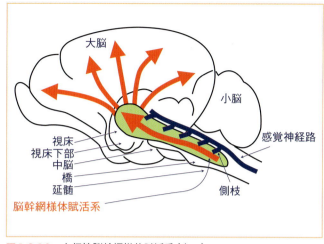

図1.3.10　上行性脳幹網様体賦活系（ネコ）
上行性網様体賦活系は意識・覚醒に関与する。感覚神経を求心性に上向する神経線維は脳幹での側枝をのばし脳幹網様体へ神経インパルスを伝える。脳幹網様体は視床非特殊核に接合し，そこからコリン作動性の汎性投射を介して大脳皮質を刺激する。
上行性網様体賦活系は古典的にネコで研究されており，除脳実験では第一頸髄の切断で覚醒・睡眠パターンが出現したり，上丘と下丘を切断すると覚醒パターンが消失したり，青斑核を破壊するとREM睡眠が消失したり，縫線核を破壊すると徐波睡眠が消失したり，脳幹網様体の破壊により昏睡状態に移行する。また，刺激実験では網様体の電気刺激により徐波から低振幅速波に変化する。

3. 睡眠

ヒトの睡眠の質を反映するのがヒプノグラム（hypnogram）である（図1.3.11）。夜間，ヒト（健常成人）が眠り始めると，睡眠stageがN1（睡眠stage1）からN3（睡眠stage3，4）に一気に移行し，睡眠深度を下げる。睡眠stageN1～3はNon-REM睡眠（NREM睡眠）であり，脳波を観察することでそれぞれを区別できる。眠り始めから60～120分後，睡眠は浅くなり，REM睡眠が出現する。REM睡眠の脳波は睡眠stageN1に近似し（浅睡眠），特徴的な急速眼球運動（rapid eye movement）や抗重力筋の筋緊張低下がみられる。また，心拍数や呼吸などの自律神経系は変動し，陰茎，陰核の勃起が起こる。先行するREM睡眠終了直後から次のREM睡眠終了まで（Non-REM睡眠＋REM睡眠）は睡眠周期（sleep cycle）とよばれ，およそ60～120分，平均90分である。この睡眠周期は一夜に4～5回くりかえされる。入眠後，REM睡眠の出現まではおよそ90分かかる。REM睡眠の持続時間は朝に近づくにつれ長くなる。REM睡眠の全睡眠時間に対する割合は約15～25％である。Non-REM睡眠の深度は入眠直後が深く，朝に近づくにつれて次第に浅くなる。N2（睡眠stage2）の全睡眠時間に対する割合は約50％である。

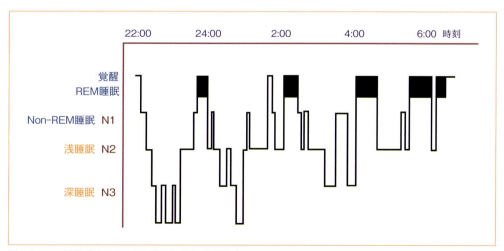

図1.3.11　健常成人のヒプノグラム（睡眠経過図）
終夜脳波ポリグラフィ検査（PSG検査）により一夜のヒプノグラムを作成することで，睡眠の質を評価できる。健常成人の睡眠はNon-REM睡眠とREM睡眠に大別される。Non-REM睡眠は深度によりN1（睡眠stage1），N2（睡眠stage2），N3（睡眠stage3，4）に区別される。REM睡眠は急速眼球運動と抗重力筋の筋緊張低下が特徴となる睡眠である。健常成人の睡眠は入眠後，N1，N2，N3と経過した後，REM睡眠に移行する。これを睡眠周期（ウルトラディアン・リズム）とよび，およそ90分（60～120分）で一夜に4～5回くりかえす。

MEMO

新生児の睡眠
　成人の睡眠時間は24時間のおよそ1/3の8時間で，そのうちのおよそ25％がREM睡眠である。これに対し，新生児の睡眠時間は24時間のおよそ2/3の16時間で，そのうちのおよそ50％が動睡眠である。成人と異なり，新生児の睡眠は動睡眠，静睡眠，不定睡眠に分類される。動睡眠はREM睡眠の原形と考えられており，大きな身体の動きや眼球運動がみられる睡眠である。静睡眠はNon-REM睡眠に相当するもので，不定睡眠は動睡眠または静睡眠に分類できないものである。

動物の睡眠
　ウマの睡眠時間はおよそ2時間，ゾウは3時間，ウサギは8時間，ヒョウは10時間，ゴリラは10時間，ライオンは20時間といわれる。一般に草食動物の睡眠時間は短く，肉食動物の睡眠時間は長い。イルカやクジラは左右大脳半球を30分周期で交互に眠らせているといわれる。生物にとって睡眠は生存に不可欠な大切なものである。

1.3.6　脊髄と脊髄反射

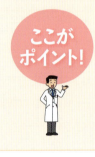

ここがポイント！

- 脊髄神経の頸神経，胸神経，腰神経，仙骨神経，尾骨神経の対数を確認する。
- 各脊髄反射の特徴と経路を理解し，反射が亢進または減弱（消失）する疾患や障害部位を確認する。

● 1. 脊髄または脊椎の概要

　脊椎は頸椎，胸椎，腰椎，仙椎，尾骨などの椎骨が連結したものである。椎骨には椎体の背側で棘突起や横突起などの椎弓で囲まれた椎孔があり，それが脊柱管を構成する。脊髄管の中を脊髄が走る（図1.3.12）。大脳や小脳と異なり，脊髄は周辺部が白質で，内部が灰白質である。脊髄の白質は外界から感受した感覚情報の求心性神経インパルスを脳へ送る伝導路であり，かつ脳からの運動指令を遠心性神経インパルスで末梢のさまざまな筋に送る伝導路である。脊髄は左右31対の脊髄神経が入出力される。また，相反神経支配にも関与する。脊髄の灰白質は脊髄に入力された感覚情報と脊髄から出力される運動情報を統合し，さまざまな反射を起こす。脊髄反射は伸張反射，屈曲反射などがある。

● 2. 脊髄神経

　椎間孔から脊髄神経が出入りする。脊髄神経は31対あり，頸神経は8対（C1～C8），胸神経は12対（T1～T12），腰神経は5対（L1～L5），仙骨神経は5対（S1～S5），尾骨神経は1対（C0）に区分される。

● 3. ベル・マジャンディの法則

　ベル・マジャンディの法則（Bell Magendie law）は脊髄神経の入出力に関する大原則で，脊髄前根を通る神経線維は遠心性の運動神経で，かつ，脊髄後根を通る神経線維は求心性の感覚神経である（図1.3.13）。

　脊髄の前根と後根を出入りする神経はレベルごとに合流し，次いで脊柱管を出たところで前枝と後枝に分岐する。それらは運動神経および感覚神経を含む混交神経を形成する。

● 4. 皮膚分節（デルマトーム）

　31対の脊髄神経の皮膚の感覚分布は規則性があり，それを皮膚分節とよぶ。これを利用することで，痛みやしびれを感じる部位から，障害が疑われる脊髄レベルを推察することが可能となる。C6は，母指，示指，前腕，C7は中指，C8は薬指，小指，T4は乳首，L1は鼠径部，L2は大腿前面，L3が膝，S4が肛門などを覚えておくとよい。

● 5. 神経叢

　脊髄近傍で脊髄神経のいくつかの前枝が合流して，神経

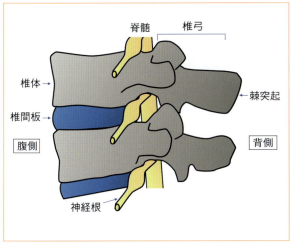

図1.3.12　脊椎と脊髄
脊髄は脊椎の椎体と椎弓の間に位置する。脊髄は脊椎と脊椎の間の椎間孔から脊髄神経を出す。

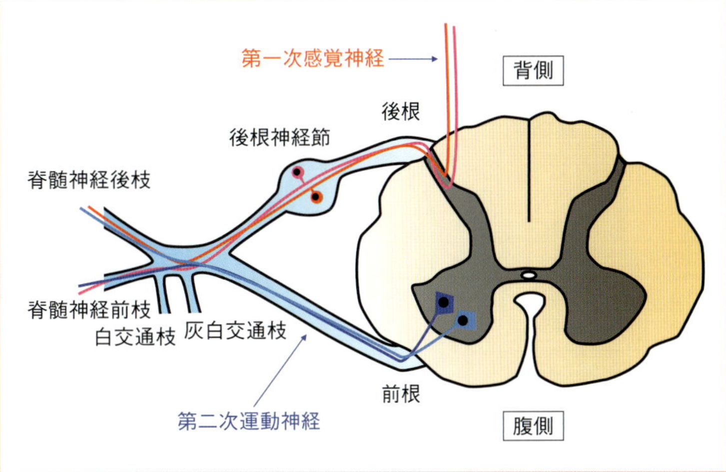

図1.3.13　脊髄の前根と後根 −ベル・マジャンディの法則−
ベル・マジャンディの法則は脊髄神経の前根は遠心性の運動神経が出力し，また，後根は求心性の感覚神経が入力するという法則である。脊髄神経はどのレベルもベル・マジャンディの法則が成立する。

叢（nerve plexus）とよばれる網状を形成した後，種々の末梢神経に分かれる。神経叢は上から頸神経叢，腕神経叢，腰神経叢，仙骨神経叢がある。これら神経叢は神経線維のみで形成されている。なお，神経叢は末梢神経である。

● 6. 脊髄反射

反射（reflex）は，特定の刺激に反応して起こる急速で不随意的な定型身体反応である。感覚入力を受け，筋が収縮するまでの経路を反射弓（reflex arc）とよぶ。脊髄反射において，反射弓を構成する基本要素は感覚受容器，末梢感覚神経（求心路），脊髄内介在ニューロン，末梢運動神経（遠心路），筋（効果器）である。比較的太い骨格筋が弛緩した状態で軽く伸ばし，その筋肉の腱をハンマー（打腱器）で叩くと，筋紡錘（muscle spindle）が興奮し，一瞬遅れて不随意的に筋肉の収縮が観察される。これが腱反射（tendon reflex）である。腱反射の受容器は筋紡錘であり，種々の運動を円滑化する働きがある。腱反射が減弱，消失した場合は反射弓または反射弓以降の脊髄前角細胞，末梢運動神経，筋の疾患が示唆され，また，亢進した場合は反射弓よりも上位中枢の抑制系障害が示唆される。

● 7. 伸張反射と屈曲反射

脊髄反射は脳に感覚が入力される前に，脊髄を介してすばやく惹起する運動または反応である。たとえば，熱いものに触った折りに，すばやく手を離す行為に代表される。脊髄反射には伸張反射（stretch reflex）や屈曲反射（flexion reflex）がある。伸張反射は骨格筋を伸張すると筋収縮がみられる現象である。伸張反射の反射弓は，筋紡錘 → 末梢感覚神経 → 脊髄 → 末梢運動神経 → 骨格筋である。伸張反射は単シナプス反射（monosynaptic reflex）である。

屈曲反射は四肢の皮膚に強い刺激が加わると，近傍の屈筋群が収縮し，結果として肢が屈曲する現象である。刺激が強いほど，四肢は躯幹に向かって折り畳まれるため，逃避反射あるいは防御反射ともよばれる。屈曲反射は多シナプス反射（multisynaptic reflex）である。ちなみに，排便または排尿，勃起あるいは射精なども脊髄反射であり，とくに内臓反射または自律神経反射とよばれる。

● 8. 膝蓋腱反射

膝蓋腱反射は膝蓋腱を叩くことで筋紡錘が興奮し，その興奮が求心性にグループIa線維を伝わり，脊髄を経て前角細胞が興奮し，それが遠位性にα運動神経を伝わり，下腿が伸展する反射である。膝の直下をハンマー（打腱器）で叩くと，大腿四頭筋が収縮して，反射的に下腿が前方へ伸展する（図1.3.14）。被検者を椅子に腰掛けさせ，両下腿をだらりと下げさせて行うとよく観察できる。膝蓋腱反射は単シナプス反射である。被検者が緊張したり，膝蓋腱に注目していると膝蓋腱反射は出現しにくくなる。この場合は無関係な運動，たとえば自分の右手と左手を交互に握らせ外側に引っ張らせたときに打腱すると，膝蓋腱反射が出現しやすくなる。これはジェンドラシック増強法とよばれる手法である。膝蓋骨上部で大腿四頭筋筋腹を投打し，腱反射が起これば膝蓋腱反射の亢進と考える。

● 9. アキレス腱反射

アキレス腱反射はアキレス腱をハンマーで軽く叩打すると足が底屈する腱反射である。アキレス腱反射は単シナプス反射であり，S1，S2脊髄神経が関与する。末梢神経障害では反射が低下または消失したり，筋萎縮性側索硬化症などでは脱抑制により反射が亢進することがある。

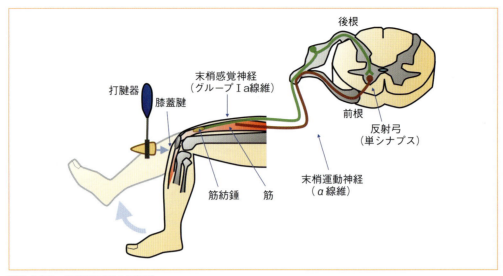

図1.3.14　膝蓋腱反射の反射弓
膝蓋腱反射は膝下の膝蓋腱をハンマー（打鍵器）などで叩くと大腿四頭筋が伸張し，下腿が前方に跳ね上がる反射である。膝蓋腱反射は伸張反射である。

Q 原始反射とは？

A 生後2〜6カ月または2歳頃までみられる反射。

原始反射は主に生後2〜6カ月または2歳頃までみられる反射で，大脳皮質や中脳などの発達に伴い抑制される反射である。脊髄〜脳幹に反射弓をもつ。代表的な原始反射は吸啜反射，手掌把握反射，足底把握反射，モロー反射，引き起こし反射，パラシュート反射，バビンスキー反射などである。

▶参考情報
種々の原始反射は前頭葉の発達に伴って消失していくと考えられている。

Q バビンスキー反射とは？

A 足の親指が背屈し，ほかの4指は扇状に開く現象。

バビンスキー反射（babinski reflex）は，2歳未満の乳幼児の足底を踵からつま先方向にゆっくり擦ると母趾が背屈したり，ほかの4趾が扇状に開く現象をいう（図1.3.15）。バビンスキー反射は腱紡錘からのグループIb線維を介する反射は抑制反射である（Ib抑制，自己抑制）。2歳を超えるとバビンスキー反射はみられなくなり，代わって，同操作により趾が屈曲するようになる。

▶参考情報
外傷などにより成人でバビンスキー反射が陽性となる場合は，通常，錐体路障害を示す病的反射ととらえる。

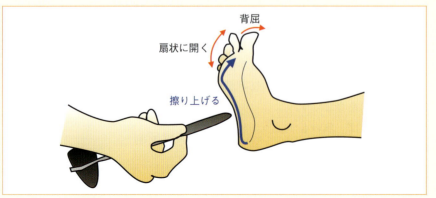

図1.3.15　バビンスキー反射の確認法
バビンスキー反射は新生児にみられる原始反射の1つであり，踵から爪先にむけて足の裏の外側部をゆっくり擦ると親指が足背に背屈し，ほかの4指が扇状に開く足底反射である。膝蓋腱反射は伸張反射である。

1.3.7 感覚

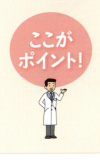

ここがポイント！
- 感覚にはさまざまな種類があり，障害される感覚により臨床症状が異なることを整理する。
- 体性感覚の種類と感覚受容器の数などの特徴を理解する。
- 特殊感覚の種類と中枢部へ伝達するまでの経路を理解する。
- 体性感覚は体性感覚誘発電位や神経伝導検査と関連して理解する。
- 視覚は視覚誘発電位，聴覚は聴性脳幹反応と関連して理解する。

1. 感覚の概要

外界からのさまざまな刺激を感受する働きを感覚とよぶ。感覚は刺激を受容する受容器，そこで発現した神経インパルスを伝導する感覚神経，神経インパルスを受け取り種々の情報処理を行う大脳皮質（主に感覚野）が関与する。

体性感覚は，皮膚感覚（skin sensation）と固有感覚（proprioception）に分類される。特殊感覚は視覚（sight），聴覚（hearing），平衡覚（sense of equilibrium），嗅覚（sense of smell），味覚（sense of taste）がある。このほかに内臓感覚がある。

感覚受容器で感受できる最低の刺激の強さを閾値という。また，同じ感覚刺激が継続すると感受性が低下したり，受容器自体の反応が弱くなる。これを順応とよぶ。順応の起きやすさは感覚の種類で異なり，たとえば，触覚，嗅覚，味覚，視覚（明暗）は順応しやすく，痛覚や位置覚は順応しにくい。

2. 体性感覚

皮膚感覚には触覚，圧覚，温覚，冷覚，痛覚があり，皮膚の各部にさまざまな刺激を与えることで，各感覚点を区別することが可能である。最も多いのは痛点で，150〜200点/cm²，次いで触圧点10〜50点/cm²，冷点5〜20点/cm²，温点1〜2点/cm²である。ただし，これらの感覚受容器は身体各部に不均等に分布し，身体の中で感覚受容器の数が多い部位は舌の先端，口唇，指先である。

固有感覚は深部感覚または位置覚ともよばれ，無意識に筋肉や関節の位置や動きを鑑識できる感覚である。筋紡錘や腱，ゴルジ腱器官，関節受容器などが関与する。

3. 視覚

網膜にある視細胞（photoreceptor）または光受容細胞は光を神経インパルスに変換する変換器（transducer）であり，およそ1億2,000万個の杆体（rod）と，およそ600万個の錐体（cone）に大別される。錐体は網膜の黄斑に高密度に存在するため，分解能の高い鮮明な視力が得られる（図1.3.16）。錐体は明るい環境で働き，色を感受する。青色光に感受性をもつ青錐体，緑色光に感受性をもつ緑錐体，赤色光に感受性をもつ赤錐体があり，これらがさまざまに組み合わされて総天然色（カラー）の視覚が生まれる。

これに対して，杆体は網膜周辺部に多く存在する。杆体は薄明かりで働き，明暗を感受する。視神経乳頭は視細胞がなく光を感受できない。このため，ヒトの視野には見えない点が存在し，これをマリオットの盲点（blind spot）とよぶ（図1.3.17）。しかし，ヒトは両眼視により大脳で補正がなされ，盲点の存在を認識できない。

網膜の視細胞から伸びる神経線維は視神経乳頭に集まり視神経を形成する。眼球を出た視神経は下垂体窩の前方で視交叉を形成し，左右網膜からの視神経線維の半分が交叉する。視交叉の後，視索となり外側膝状体を中継し，視放線を形成する。網膜の上半分の情報は鳥距溝の上部領域に，

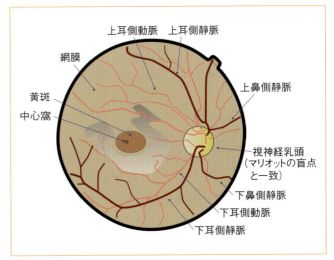

図1.3.16 眼底
眼底は角膜の背側にある眼球内面で網膜や視神経乳頭，動脈や静脈が観察できる部位である。眼底の中央付近には黄斑があり，その鼻側には視神経乳頭（視神経円盤）が存在する。視神経乳頭は網膜にある視細胞の神経線維が集まり，その背側から視神経を出す部位であり，視細胞を欠く部位である。なお，人体の中で血管を直接観察できる唯一の器官が眼底である。

1章 人体の機能と構造，神経系検査の基礎

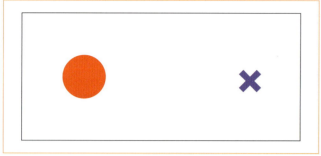

図1.3.17 マリオットの盲点
視神経乳頭は視細胞を欠くため視覚情報を認識できない。片眼の視野の中心部からの耳側およそ15度の領域にマリオット盲点(単に盲点)がある。マリオット盲点は上図を用いて，右眼を閉じ，左眼のみで上図の「×」を注視し，そのまま，「×」に近づいたり，遠ざかったりすると，ある距離で「●」が消える現象で確認できる。

網膜の下半分の情報は側頭葉の前部で反転し，側脳室を迂回するマイヤーのループを形成した後，鳥距溝の下部領域に投射される(図1.3.18)。第一次視覚野(17野)に投射された情報は第二次視覚野から視覚連合野に伝えられ視覚情報として認識される。なお，視索の一部は中脳に送られ，瞳孔反射に関与する。

4. 聴　覚

ヒトの可聴域は個人差があるが，およそ20～20,000Hzである。ヒトが感受する音は気導音と骨導音に大別される。気導音(空気の振動)は耳介で集音され外耳道から鼓膜に伝えられる。鼓膜に伝わった気導音はツチ骨・キヌタ骨・アブミ骨の順にテコの原理で増幅(約22倍)され，前庭窓(卵円窓)へ伝わる。この振動波(圧力波)は蝸牛の外リンパから内リンパを振動させ，コルチ器の有毛細胞を刺激する。蝸牛の有毛細胞は振動を神経インパルスに変換する変換器(transducer)である。蝸牛を出た音の神経インパルスは背側または腹側の蝸牛核から脳幹に入り，およそ1/2～2/3は対側の上オリーブ核，また，1/3～1/2は同側の上オリーブ核に伝わる。その後，外側毛帯を通り抜け，中脳の下丘に到達し，内側膝状体を中継して，聴放線を経て，第一次聴覚野に投射される(図1.3.19)。骨導音は自身の頭蓋骨の振動が直接内耳の蝸牛で神経インパルスに変換され音として認識される。

なお，難聴(hearing impairment)は障害部位により伝音難聴と感音難聴に大別される。伝音難聴は音が振動として伝えられる外耳道から蝸牛までの障害で，通常，25～65dB HL程度の軽度～中等度の難聴を呈する。感音難聴は音が神経インパルスとして伝えられる蝸牛以降の障害である。感音難聴は内耳性難聴と後迷路性難聴に大別される。後迷路性難聴は重症例が多い。ちなみに，伝音難聴と感音難聴が混在するタイプを混合難聴とよぶ。

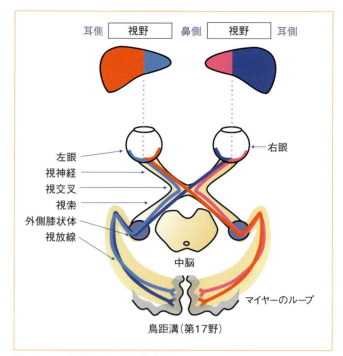

図1.3.18 視覚情報の神経伝導路
視覚情報の本体は光である。網膜には光を神経インパルスに変換する変換器(トランスジューサ)となる視細胞が存在する。眼球の左半分の網膜(青色の経路)で発現した視覚情報の神経インパルスは視神経乳頭，視神経，視交叉，視索を経て左側の外側膝状体でシナプスを形成し，視放線を形成して左半球の第一次視覚野(Brodmann's 17)に伝えられる。右半分の網膜(赤色の経路)で発現した視覚情報の神経インパルスは視神経乳頭，視神経，視交叉，視索を経て右側の外側膝状体でシナプスを形成し，視放線を形成して右半球の第一次視覚野に伝えられる。

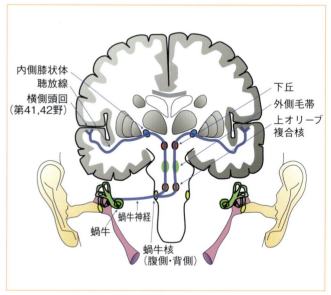

図1.3.19 視覚情報の神経伝導路
気導音は空気を媒質とした疎密波(空気の振動)である。気導音を右耳で聞く場合，耳介で疎密波を集音し外耳道に伝え，鼓膜を振動させる。鼓膜の振動はツチ骨，キヌタ骨，アブミ骨からなる耳小骨連鎖で増幅され，前庭窓から蝸牛内部に伝えられ，蝸牛基底板にある有毛細胞により神経インパルスに変換される。神経インパルスは蝸牛から蝸牛神経を経て蝸牛核(背側核・腹側核)から脳幹に入る。蝸牛核を起点として左右の経路に分かれ，それぞれ上オリーブ核，外側毛帯，下丘を経て内側膝状体に伝えられる。その後，聴放線から第一次聴覚野(Brodmann's 41,42)に伝えられる。

5. 平衡覚

　平衡覚または平衡感覚は，重力空間における身体の位置や変化を感知する感覚である。平衡覚は重力に対して静止状態の身体を保持するときに働く静的平衡と，突然の動きに対して姿勢を保持するときに働く動的平衡に大別される。静的平衡の受容器は内耳にある卵形嚢と球形嚢の平衡斑にある有毛細胞である。有毛細胞の感覚毛の上部には耳石膜と炭酸カルシウムからなる耳石があり，頭部が前屈するとこれらが重力に引っ張られ，有毛細胞が刺激される。平衡斑の有毛細胞は直線加速度も感受する。内耳にある半規管は互いに直交する前半規管，後半規管，外側半規管からなる。半規管には膨大部稜があり，その中には有毛細胞の感覚毛を内包したゼラチン状物質のクプラがある。半規管内のリンパがクプラを刺激することで，頭部の回転加速度を感受する。

6. 嗅覚と味覚

　嗅覚の順応は速く，嗅細胞はにおい刺激後1秒ほどで約50%順応し，その後は非常にゆっくりと感受性が低下する。嗅神経は大脳の前頭葉の下部にある嗅球から脳に入り，大脳の側頭葉一次嗅覚野と前頭葉に投射する。また，嗅神経の一部は大脳辺縁系，視床下部，眼窩前頭皮質に伝わる。

　味覚は酸味，甘味，苦味，塩味，うま味の5つの基本味が識別する。味覚の受容器は舌表面の乳頭にある味蕾を構成する味細胞である。味細胞で発生した神経インパルスは鼓索神経（顔面神経），舌咽神経，迷走神経を経由して延髄に入り，頭頂葉の一次味覚野に投射され，味覚が識別される。

Q 2点識別覚とは？

A 触圧覚の識別に関する1つの指標。

　皮膚の比較的近い2点を先端が尖ったもので触れると，2点と感じる部分と1点にしか感じない部分がある。2点識別覚（two-point discrimination）はデバイダーまたはノギスを用い，皮膚上の2点を刺激し，それを2点と感じることのできる感覚である。通常，2点と感じる最小距離を計測する。身体各部で違いがあり，口唇は2〜3mm，指尖は3〜6mm，手掌は15〜20mm，手背は30mm，背部は40〜50mmほどである。

▶参考情報

　2点識別閾は，デバイダーなどを用いて皮膚上を刺激し，2点として感知される最小距離を計測する。

Q ウェーバーの法則とは？

A 量的変化の弁別に関する1つの指標。

　ウェーバー（Weber）の法則は，ある刺激 a に対してその強さを変化させたときに違いを認識できる最小変化を Δa とすると，$\Delta a / a$ は元の強さをさまざまに変化させても一定であるという法則である。たとえば，100gのおもりを持ったヒトが5gの重さの変化を感知できる場合，1,000gのおもりを持つと50gの重さの変化を感知できる。

▶参考情報

　ウェーバー-フェヒナーの法則とは，感覚量E，刺激量Rに，$E = k \cdot \log R$（kは定数）の関係があるという法則である。

1章 人体の機能と構造，神経系検査の基礎

Q 角膜網膜電位とは？

A 角膜がプラス，網膜がマイナスに分極。

眼球は角膜がプラス（＋），網膜がマイナス（－）に分極している。眼球がもつ電位差を角膜網膜電位とよぶ（図1.3.20）。眼が動く，すなわち角膜が移動するとプラス（＋）が移動する。これを利用して電気眼振検査が行われたり，脳波検査において眼球運動ノイズが混入したりする。

▶参考情報

角膜網膜電位を利用することで，眼電図（electrooculogram；EOG）または眼振図（electronystagmography；ENG）が記録できる。

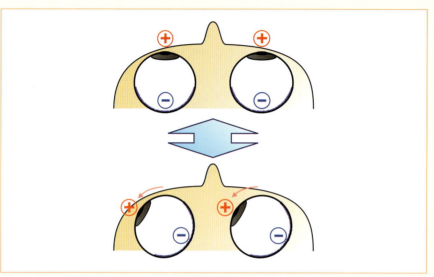

図1.3.20　角膜網膜電位
眼球には角膜網膜電位とよばれる角膜に正極（プラス）と網膜に負極（マイナス）の電位差が存在する。角膜網膜電位を利用して眼球の運動を記録することができる。また，角膜網膜電位は臨床脳波検査において眼球運動ノイズが混入する原因にもなる。

［所司睦文］

📖 参考文献

1) Connolly AM, et al：Course and outcome of acute cerebellar ataxia. Ann Neurol 35：673-679, 1994.
2) 真島英信，松村幹郎：生理学 第4版，金芳堂，東京，1994.
3) 佐伯由香，細谷安彦，他：トートラ人体解剖生理学 原書8版，丸善出版，東京，2011.
4) Victor M, Adams RA, Collins GH. The Wernicke-Korsakoff syndrome and related disorders due to alcoholism and malnutrition. F.A. Davis, Philadelphia, 1989.
5) 樋口進，松井敏史，松下幸生：厚生労働省精神・神経疾患研究委託費「薬物依存症および中毒性精神病に対する治療法の開発・普及と診療の普及に関する研究」平成20年度総括研究報告書，2010.
6) 所司睦文：臨床脳波検査スキルアップ，金原出版，東京，2012.
7) 今井正，他：生理機能検査学 実習書，医歯薬出版，東京，2012.
8) 松浦雅人，他：臨床神経生理検査の実際，新興医学出版社，東京，2007.
9) 臨床検査技師教育評価研究会：新ガイドライン対応 臨床検査技師国家試験ファーストトレーニング，医歯薬出版，東京，2014.

2章 脳波検査

章目次

2.1：脳波検査の基礎 ……………………… 38
    2.1.1　臨床的意義
    2.1.2　脳波発現の機序
    2.1.3　基礎的要素
    2.1.4　電極の配置部位
    2.1.5　各種導出法
    2.1.6　デジタル脳波計
    2.1.7　生理的変化
    2.1.8　賦活法
    2.1.9　アーチファクト

2.2：正常脳波 ……………………………… 56
    2.2.1　新生児の脳波
    2.2.2　小児の脳波
    2.2.3　成人の脳波
    2.2.4　高齢者の脳波

2.3：異常脳波 ……………………………… 81
    2.3.1　てんかん
    2.3.2　代謝性障害による脳波異常
    2.3.3　脳感染症による脳波異常
    2.3.4　頭部外傷による脳波異常
    2.3.5　薬剤の影響による脳波変化

SUMMARY

　脳波とは，大脳皮質の表面近くにある神経細胞の樹状突起に生じたシナプス電位・後電位などの総和の電位変動を頭皮上から誘導し増幅したものである。また，脳波は覚醒や睡眠の状態，脳の機能障害（てんかん，意識障害など）の有無，その程度や広がりなどを知ることができ，脳の機能状態を簡便かつ無侵襲に検査することができる。

　そのためにはまず正確な脳波測定をしなければならない。①脳波計の特性を知ること，②脳波電極の正確な位置（10-20電極法），③電極インピーダンスを落とすこと，④判読ができるような記録をとること（覚醒，賦活など），⑤正常波形を把握すること（脳波は年齢に依存するため，新生児，乳幼児，小児，成人，高齢者の特徴や覚醒と睡眠の脳波の特徴を把握すること），⑥疾患に伴う異常波を把握すること，⑦発作時の記録ができること，などがポイントとしてあげられる。

　本章では，脳波の記録から判読までができるように，記録方法，アーチファクトとの鑑別，年齢別の正常波形や異常波形を解説する。

2.1 脳波検査の基礎

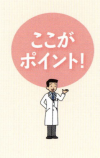

ここがポイント！

- 頭皮上にみられる脳波波形は，どの導出法においても2点間（G1-G2）の電位差を記録していることを意識して波形観察をする。
- リラックスした状態で検査に臨めるよう配慮して，アーチファクトの少ないきれいな脳波記録をする。
- 臨床症状から何が求められているかを読み取り，効果的な検査内容を考える。
- 賦活は覚醒状態で行わなければならない。
- 賦活は患者の協力が不可欠であり，検査に先立ち行う説明も重要である。一度に多くの説明をせず，賦活ごとに説明したほうが理解しやすい。専門的用語は緊張を与えかねないため一般的な言葉に置き換える必要がある。
- アーチファクトの大部分は，接触抵抗を下げしっかり固定し，電極リード線を束ねることで回避できることを念頭におく。
- 除去できないアーチファクトは患者の状態をリアルタイムにコメント入力しておくと判読に役立つ。

2.1.1 臨床的意義

脳神経系疾患の診断・治療において，空間的分解能に優れ，器質的な異常の検出が得意なCT，MRなどの画像検査のめざましい進歩により，診断精度が向上してきた。また，時間的分解能に優れる脳波検査は，リアルタイムな脳機能状態の把握に適している。機器の小型化，デジタル化，性能の向上により格段に使い勝手がよくなるとともに，シールドルームのない色々な環境でも検査が可能になってきた。しかし，臨床側から求められる脳波記録を提供するには，精度の高い技術や，さまざまな知識を身につけることが大切である。本節では，脳波検査を実施するにあたって知っておいてほしい内容について概説する。

脳波検査では，国際標準法である10-20電極法に従い，頭皮上の決められた位置に電極を配置する。装着した表面電極は，脳表からの微弱な活動電位を増幅して記録することにより，てんかんの診断・治療や意識障害の把握，術中のモニタリング，法的脳死判定など，脳波検査は非侵襲性でかつ再現性よく検査が可能なため，脳機能の評価判定に広く活用されている。

2.1.2 脳波発現の機序

1. 脳波とは

大脳皮質の構造は形態学的にⅥ層からなり，Ⅴ層に存在する錐体細胞から表層のⅠ層に向け樹状突起を伸ばしている。脳波の活動電位は，そのうちのⅤ層の大錐体細胞に生じるシナプス後電位の総和と考えられている[1]。脳組織は容積導体で導電性をもつため，ニューロン内に生じたシナプス後電位は，ニューロン外の脳組織に電場を形成する。同じ領域の多数の神経細胞が同期してシナプス後電位を生じると，その電場が加重されて頭皮上からでも記録できる振幅の電場が形成される。これが脳波である。ニューロンは，錐体細胞と星状細胞に大別できるが，脳波の発生に関与するのは，大脳皮質のおよそ8割を占め磁場を形成する錐体細胞である（図2.1.1）。

2. 脳内における活動電位の変化

1つの電極に入力される活動電位は，電極の直径の3倍

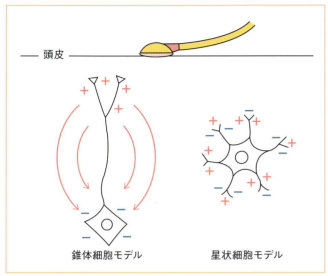

図2.1.1 頭皮表面に現われる電位変化

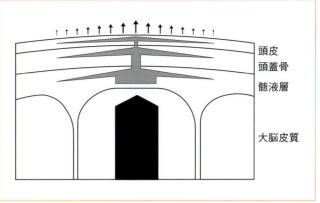

図2.1.2 容積導体による脳内電場の変化
脳表からの活動電位は髄液層で拡散し，頭皮，頭蓋骨などで減衰する。頭皮上では電流源を中心に同じような波形がみられる。
(加藤元博：臨床脳波 2001；43：454-462より引用)

程度（約3cm）で，その直下のニューロンの数は数百万個といわれている[2]。しかし脳波の振幅を決めているのは活動しているニューロンの数ではなく，活動のタイミングが揃っている（同期している）ニューロンが多いほど，振幅は大きくなる。その典型的な例がてんかんである。正常なニューロンの数と比較して，異常興奮している数は少ないが同期している数が多いため，振幅は背景脳波より大きくなる。また正常な場合は，活動するニューロンの数は多いが，それぞれの活動のタイミングがずれている（脱同期）ため，逆に打ち消しあって振幅は小さくなる。

　脳表から頭皮上に伝播する間に，髄液層で活動電位は拡散し電位の広がりをもつため，頭皮上のとなり合った電極からも電位勾配をもち，同様な波形が記録される。インピーダンスの高い頭皮，頭蓋骨，くも膜を通過することにより波形に歪みが生じる（図2.1.2）。異常波の焦点を検索する場合には，記録全体をみて電位の広がりを考え，電位マップをイメージしながら観察する。また，さまざまな導出法を使用して焦点を同定する[1]。

2.1.3　基礎的要素

1. はじめに

10-20電極法に従い，頭皮上に電極を配置する。紙送り速度を30mm/秒とし，増幅度50μV/5mm，時定数0.3秒とする。通常，脳波の記録は安静，閉眼および覚醒した状態で行う。この条件下での正常成人の脳波は，20～50μVのα波に低振幅のβ波が混入した記録となる。一般的に，θ波やδ波などの徐波の混入は認めない。認めた場合には，振幅の大きい側に異常性が高いと思われる。α波の振幅に左右差を認めた場合，振幅の小さい側に脳機能障害が存在していることが示唆される。ただし，若年者あるいは高齢者では，正常でも徐波が混入する場合があるので，脳波の判読に際し被検者の年齢に注意が必要となる。

2. α波（alpha wave）

①安静閉眼覚醒時でみられ，成人では周波数8～13Hzで正弦波様，10Hz前後が多く，振幅は後頭部で最大を示し，20～50μVで漸増漸減現象（waxing & waning）をくりかえしながら出現する。成人脳波とは20～60歳位をさし，高齢期では8～9Hzと遅くなる。

②α波は基礎波の評価として用いられ，全記録中で安静閉眼覚醒のわかっている3カ所程度を計測して平均を求める。左右差の許容範囲は，振幅で20%以下（右側が若干高め），周波数は10%以下である。

③基準電極法においてα波が広汎性・持続性に出現し，振幅の変動がない単律動性の8Hz程度のslow αは，広汎性α（diffuse α）である。その際，双極導出法に切り替えたときにα波の分布が後頭部優位である場合や，基準電極法で前頭部の振幅が大きい場合は，耳朶の活性化を考える。

④開眼でα波の減衰（α-attenuation）またはαブロッキング（α-blocking）を認める。ナルコレプシーでは，開眼でα波が増強する逆説的αブロッキング（paradoxical α-blocking）がみられる。睡眠不足でもみられる場合があるので，覚醒度および生活リズムの確認が必要である。

3. β波 (beta wave)

①α波よりも速い周波数の波で，13Hzを超えるものは速波ともよばれている。
②前頭部，頭頂部，側頭部などに優勢に出現する。
③覚醒時のみではなく，入眠時やベンゾジアゼピン系抗不安薬や睡眠薬などで増強するので，服薬の有無，種類の確認が必要である。

4. θ波 (theta wave)

成人の場合，安静覚醒時ではほとんど認めない。周波数6〜7Hz，30μV前後で，散発的で非対称性，非同期に出現することもあるが，高振幅，連続性に出現した場合は異常を疑う。睡眠第2段階 (stage2) においては連続的に出現する。

5. δ波 (delta wave)

周波数は4Hz未満の波で，成人では深睡眠時以外には出現しない。θ波とδ波は徐波に分類される。

6. 棘波 (spike)

持続が20ms以上70ms未満 (1/50〜1/14秒) で，背景活動とは明らかに異なる急峻な波形である。多くは陰性だが陽性の場合もある。棘波は皮質ニューロンの過同期性発火を示し，振幅が大きく，持続時間が短い場合は，その部位がてんかんの焦点部位に近いといえる。棘波の出現頻度が単発より数が多くなるほど，けいれんに移行しやすいので注意が必要となる。棘波の後に伴う徐波には，抑制系に働く生体防御反応としての作用がある。

7. 鋭波 (sharp wave)

持続が70ms以上200ms未満 (1/14〜1/5秒) で便宜上棘波と区別しているが，両者のもつ意義には大差ない。棘波との持続時間の差は，てんかん焦点部位が広範囲である場合と，神経衝撃により伝達時間にバラツキを生じるためと考えられている[3]。

Q α波の出現が乏しい場合の対応はどうしたらよいでしょうか？

A 意識の確認をすることが大切。

α波の観察は，基礎波の評価や安静閉眼覚醒の状態を示す指標となり重要である。しかし，健常人でもα波が不明瞭な場合が10％程度認められる。また，精神的緊張状態では，β波の出現によりα波に重畳してみえなかったり，眠気がある場合は抑制されたりと，状況により変化するため，緊張をとるため過呼吸賦活を早めに行ったり，開閉眼試験をこまめに行うなど意識の確認をすることが大切である。

▶参考情報

開閉眼試験時の開眼は，無意識ではなく，目線は真上より少し下げた位置の一点を意識して凝視することで，筋電図の混入も少なくより効果的に行うことができる。

2.1.4 電極の配置部位

● 1. 10-20電極法の計測

鼻根（N）と後頭結節（I）の中点と，両耳孔前部を結ぶ中点の交点をCzとする。図2.1.3の配置方法でメジャーを使って計測し，10-20-20-20-20-10％に分割してマーキングを行う。

装着の際には図2.1.3に示す赤線のラインをイメージしながら，メジャーを使いマーキングしていく。装着時に左右差をつけないことが大切である。

● 2. 準備するもの

・メジャー（50cm程度に切ったもの）
・ペースト
・皮膚研磨剤
・綿棒またはカット綿
・ガーゼ
・油性ペン
・柄付のくし

● 3. 10-20電極法の位置決め

(1) Czの位置決め（図2.1.4）

鼻根部と後頭結節間の中点と，その中点を通り左右の耳介前点間を結ぶ中点をメジャーで計測し，交点をCzとする。

(2) T3，T4の位置決め（図2.1.5）

耳介前点間でCzを通る距離を100％として，左右の耳介前点より10％上方をT3，T4とする。

(3) FPz，Fz，Pz，Ozの位置決め（図2.1.6）

鼻根部と後頭結節間でCzを通る距離を100％として，鼻根部から10％上方をFPz，FPzから20％上方をFz，後頭結節から10％上方をOz，Ozから20％上方をPzとする。

(4) FP1，FP2，O1，O2の位置決め（図2.1.7）

FPzからT3またはT4を通りOzまでを通る距離を100％として，FPzから左右10％をFP1，FP2とし，Ozから左右10％をO1，O2とする。

(5) F7，F8，T5，T6の位置決め（図2.1.8）

FP1とT3の中点をF7，FP2とT4の中点をF8とし，T3とO1の中点をT5，T4とO2の中点をT6とする。

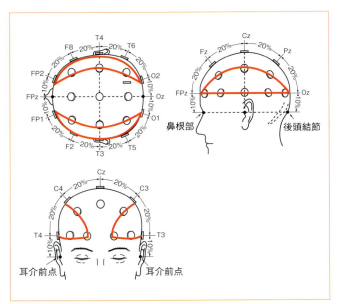

図2.1.3　10-20電極法　電極配置図
装着の際には赤線のラインをイメージしながら，マーキングをしていく。
FP1.2 ：前頭極（frontal pole）　　F3.4 ：前頭葉（frontal lobe）
F7.8 ：前側頭葉（anterior temporal）　C3.4 ：中心部（central area）
T3.4 ：中側頭葉（middle temporal）　P3.4 ：頭頂葉（parietal lobe）
O1.2 ：後頭葉（occipital lobe）
T5.6 ：後側頭葉（posterior temporal）
（奈良県臨床検査技師会：脳波の手習いシリーズを参考に作成）

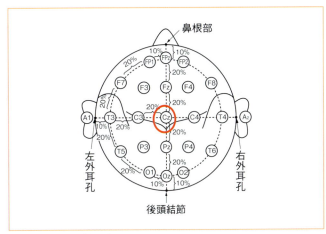

図2.1.4　Czの位置決め

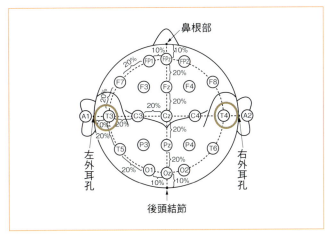

図2.1.5　T3，T4の位置決め

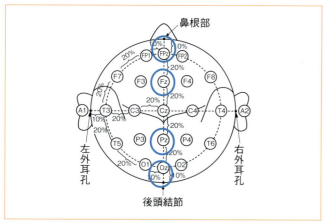

図2.1.6　FPz，Fz，Pz，Ozの位置決め

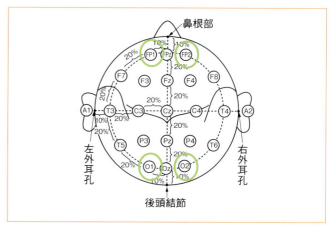

図2.1.7　FP1，FP2，O1，O2の位置決め

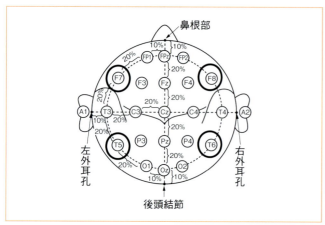

図2.1.8　F7，F8，T5，T6の位置決め

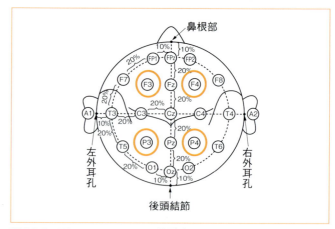

図2.1.9　F3，F4，P3，P4の位置決め

（6）F3，F4，P3，P4の位置決め（図2.1.9）

　F7とFz，FP1とC3の交点をF3，F8とFz，FP2とC4の交点をF4とし，T5とPz，C3とO1の交点をP3，T6とPz，C4とO2の交点をP4とする。

　基本的には，以上をあらかじめマーキングした後に電極装着を行うことを勧める。しかし小児や緊急時などの状況においては，この限りではない。

● 4.電極装着方法

①椅子にかけた状態で電極を装着していく。計測と同様に基準となる部分を先につけていきながら，左右のバランスを確認して装着を行う。

【装着順】

　①Cz，②O1，O2，③T3，T4，④C3，C4，⑤T5，T6，⑥Fz，Pz，⑦P3，P4，⑧FPz，⑨FP1，FP2，⑩F7，F8，⑪F3，F4，⑫A1，A2，⑬ECG，EOG

②装着は，左右交互に髪の毛を柄付のくしなどでかき分けて，地肌を出した状態で綿棒またはカット綿に皮膚研磨剤をつけて，地肌をピンポイントで擦る。

③地肌にペーストをすり込む。また髪の毛が落ちてこないように，ペーストは髪の毛を逆撫でするように下から上につけると分け目が保たれる。

④電極にペーストをつけて装着し，カットしたガーゼなどで上から押さえると固定して外れにくくなり，また汗などの水分も吸収してくれる。

⑤左眼球運動は目尻から横1cm，上1cm，右眼球運動は目尻から横1cm，下1cmの場所にテープで固定する。左右で装着位置の高さを変えることにより，前後左右の動きが捉えやすくなる。

⑥左右の手首に心電図用に電極をつける。

⑦すべての電極装着後に電極間接触抵抗（電極間接触インピーダンス）を測定し，10kΩ以下に揃えるようにする。接触抵抗がすべて10kΩ以下であれば，電極間抵抗も10kΩ以下で統一され，バラツキが小さくなる。

⑧電極のリード線は束ねて，開口面積を小さくすることにより，雑音の混入が軽減できる。

> **MEMO**
>
> **装着時間の目安**
>
> 　脳波検査を1時間以内で終了するためには，装着時間は15分程度を目安にする。

Q 後頭結節の場所がわかりにくい場合の位置は，どのように決めればよいでしょうか？

A 頸椎の7番の正中ラインと，FPzからT3のラインの延長線の交点。

　首を前に倒した際の棘突起（頸椎の7番）の正中ラインと，FPzからT3のラインの延長線の交点をOzとして計測を行う。

Q きちんと計測したにもかかわらず，装着後に左右差ができてしまうのですが？

A メジャーの計測に加えて，前後左右のバランスを目視で確認する。

　メジャーの計測に加えて，前後左右のバランスを目視で確認しながら，均等に配置していくようにする。計測する際は同じ位置（真後ろ）に立って行う。左右で大きさが極端に異なる場合は，それぞれで計測を行う。また仰臥位の状態で装着する場合には，バスタオルを丸めて後頭部を浮かせることで，正確さとつけやすさが向上する。

Q 接触抵抗をきれいに下げるコツは？

A 電極を装着する際に以下のポイントに気をつける。
- 頭皮をきちんと剥き出しにして，頭皮を研磨剤などで擦っているか。髪の毛を擦っていないか。
- 電極装着時に髪の毛を巻き込んでいないか。
- ペーストに気泡を含んでいないか。電極をつけた際にプチっと音がした場合は，ペーストを拭き取り，気泡を含まないようにつけ直す。

Q アルコール綿と皮膚研磨剤との同時使用は，いけないのでしょうか？

A 避けたほうがよい。

　皮膚の裂傷を来し，逆に抵抗値が上がってしまう場合があるので避けたほうがよい。とくに小児や高齢者は，肌が敏感なので注意が必要である。頭皮，皮膚の汚れ落としは，温タオルなどを使用する。

▶接触抵抗を下げる理由
　接触抵抗が高いと，電極間抵抗にバラツキが生じアーチファクト混入の原因となる。したがって，電極間抵抗を小さくするために接触抵抗を下げることが大切になる。

2.1.5　各種導出法

1. はじめに

日常検査は，基準電極導出法と双極導出法を中心に組み合わせながら検査を行っている。いろいろな導出法を使用することにより，不要なアーチファクトの混入を軽減したり(図2.1.10)，みえていなかった異常波が検出できたりする場合がある。そのため，目的に応じて状況に合った導出法を活用することが望ましい(表2.1.1)。

また，推奨されるモンタージュの詳細については，日本臨床神経生理学会が推奨する標準モンタージュ[4]を参照されたい。

2. 基準電極導出法 (referential recording)

頭皮上の探査電極と耳朶の基準電極の2点間の電位差を記録する方法で，全体像が把握しやすく，基礎波の判定，各種賦活法の施行など一般的に用いられる導出法である。

3. 双極導出法 (bipolar recording)

頭皮上の2つの探査電極間の電位差を記録する方法で，位相の逆転などから焦点の検索に適した導出法である。また，縦列双極導出法と横列双極導出法があり，両者を組み合わせることにより焦点の絞り込みがより正確になる。また横列導出法は，位相の逆転や棘波の始まりなどから焦点の確認がしやすく，全般発作と部分発作の二次性全般化との区別にも有用である[3]。

4. 平均電位基準法 (average potential reference ; AV)

全誘導の活性電位の平均値を基準とする方法である。しかし，脳波に影響の大きい耳朶および前頭極(FP1，FP2)は除外する場合もある。

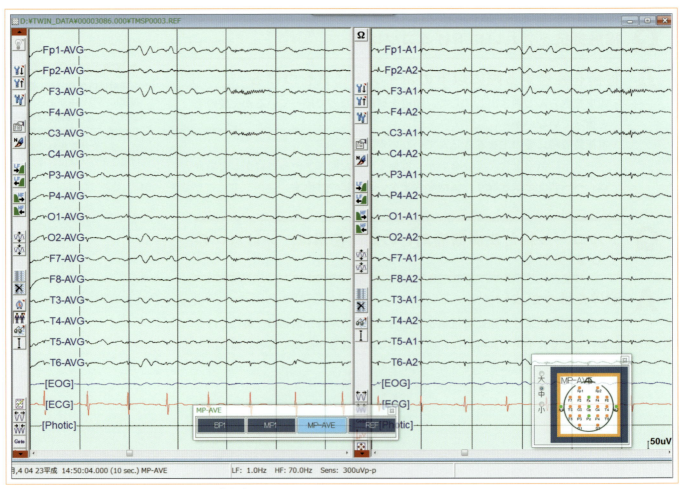

図2.1.10　心電図の混入の除去後(左)，除去前(右)
右側画面は基準電極法の波形で，心電図のQRS波形に同期した尖った波形が全誘導でみられることから耳朶から混入した心電図であることが認識できる。
左側画面は，リモンタージュによりリファレンスをAVGに変更することによりQRS波形が相殺されてみやすくなった。

表2.1.1 電極導出法の種類と長所・短所

	基準電極導出法	双極導出法	平均電位基準法（AV導出法）	平衡型頭部外基準電極法（BN法）	発生源導出法（SD法）
長所	・全体的な電位分布が絶対値に近い状態で確認できる ・全体の位相関係が把握しやすい	・位相の逆転により局在部位が推定できる ・横配列誘導での異常波出現の時間差により，全般性か二次性かの判別ができる ・電極間距離が短いため，雑音が少ない	・耳朶の活性化の影響を受けない ・背景脳波を小さくして局在をみつけやすい	・耳朶の活性化に有効	・耳朶の活性化の影響を受けない ・背景脳波を小さくして局在をみつけやすい ・電極直下の活動電位の検出率に優れている
短所	・基準電極に理想的な場所がない ・基準電極の活性化を起こす場合がある（心電図，耳朶付近の棘波，徐波の混入） ・電極間距離が長いほど，雑音が混入しやすい	・部分的であって全体の位相の把握には不向き ・振幅値は絶対値でない	・1つの誘導に大きな電位や徐波がある場合は，全誘導に影響を与える ・振幅値は絶対値でない ・全般的に振幅が低下する	・体動や筋電図が混入しやすい	・記録電極の周りの電位成分の平均値を基準電極とするため，波形が小さいので感度を上げなければならない ・振幅値は絶対値でない

5. 平衡型頭部外基準電極法（balanced non cephalic reference；BN）

基準電極は第7頸椎棘状突起上と右胸骨鎖骨間関節上に装着して，20kΩの可変抵抗を通して結合し，抵抗を加減しながら心電図を打ち消したものを基準電極として使用する方法である[6]。

6. 発生源導出法（source derivation；SD）

導出する電極を取り囲む周囲のほかの部位から，波及する電位成分を相殺することにより，その電極直下の成分だけを的確にSN比よく検出する方法である[6]。

2.1.6 デジタル脳波計

1. はじめに

脳波計は，1990年頃よりアナログ脳波計からデジタル脳波計へと移行してきた。それに伴い，脳波計は小型化し，脳波記録は電子媒体に保存され，ペーパーレス，データネットワークシステムの構築とともに脳波データはサーバに一元管理され，診療端末からの波形参照が可能となった。そして，迅速にいつでも結果がみられるようになった。また，リモンタージュ機能を始めとするデジタル脳波計の機能は，脳波判読をするうえで大きく役立っている。

2. デジタル脳波計の特徴

①デジタル脳波計の構成でアナログ脳波計と大きく異なる点は，電極ボックス内で，各電極はシステムリファレンスを介して差動増幅を行い，アナログからデジタル信号にA/D変換されることである。すなわち雑音の侵入経路は，通常は電極ボックスまでに限定できる。
②システムリファレンスは雑音が入りにくく，どの導出法でも使用される電極の中から選択する。通常はF3，F4またはC3，C4とする場合が多い。

> **MEMO**
>
> **オリジナルデータのチェック方法**
>
> 耳朶を含むすべての脳波信号は，システムリファレンス（初段差動増幅器）を介して差動増幅され，オリジナルデータを作成している。その電位を組み合わせて各種誘導に用いられているため，検査前には各増幅器の確認のために，オリジナルデータを基準とした波形の確認が必要である。また電極が外れても，波形がみられる場合がある。これは，システムリファレンスの波形が描写されてしまうためである。

③各電極単位で脳波波形をオリジナルデータとして保存しているため，後からリモンタージュ，リファイリング機能を用いて，編集して脳波観察が可能であり，脳波判読の精度が向上した。
④検査中に焦点の位置を確認したい場合などには，画面を2画面にする機能を使って，1画面はリモンタージュにより誘導を変えて確認することが可能であり，検査をしながら確認ができるため，診療前検査時にも便利な機能である（図2.1.11）。

2章 脳波検査

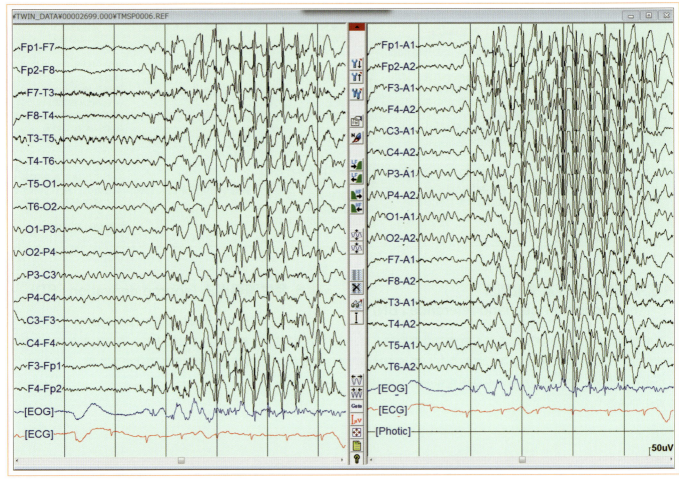

図2.1.11 導出法の変更による局在の確認
右側の波形は，測定画面が表示されている。測定中に焦点の確認をしたい場合などは，2画面表示にして，みたい部分の脳波記録を呼び出し，リモンタージュ機能を使って，導出法を変えて確認がリアルタイムに可能である。右側の画面は記録中の基準電極法で，FP2を最大振幅に棘波（spike）が出現している。
左の画面では，リモンタージュ機能を使って同じ波形を双極導出法に変えて表示することにより，FP2での位相の逆転が確認できる。

Q 筋電図がどうしても抜けません。どうしたらよいでしょうか？

A 以下のポイントに注意する。
- 筋電図の混入する原因をよく観察する。
- 検査に対する不安や緊張を取り除く。
- 口を軽く開けると顔全体の力が抜ける。
- 背中から後頭部にかけて支配する大きな僧帽筋の緊張は，筋電図混入の原因になるため，枕の高さ・位置の調整で軽減する場合がある。
- 痛みを伴う場合は，体位変換することにより軽減できる場合がある。
- 検査中は室温を調整することで，体温が上がると入眠しやすく，また筋電図も抜ける場合がある。

> **Q 検査中の注意点は？**
>
> **A エピソードを聞いたり，検査説明をして会話しながら電極装着する。**
>
> 　電極装着時には，エピソードを聞いたり，検査説明をして会話をしながら装着し，検査への不安を取り除くことが大切である。検査依頼情報やエピソードなどから，どのようなことが考えられるかを判断し，検査プランを組み立てる。
>
> 　側頭葉てんかん，欠神発作などてんかんの診断・治療で睡眠が有用な場合は，睡眠に入りやすいように賦活（光刺激，過呼吸）試験を早めに行うなどして入眠を待つ。
>
> 　過呼吸賦活試験でビルドアップ（build up）がみられ，もやもや病が疑われる場合には，リビルドアップ（re-build up）の確認のため過呼吸後の安静記録を20分程度長めに記録する。
>
> 　脳梗塞の急性期には，症状の増悪につながるため過呼吸賦活は行わないようにする。
>
> 　欠神発作を疑う場合には，医師に確認を取り，過呼吸賦活を通常より長めに行ったり，仰臥位より座位で行ったほうが，意識欠損の有無の確認がしやすくなる。
>
> **Q 発作時の対応は？**
>
> **A 安全に注意しながら，記録は止めず，大きな声で救援を呼ぶ。**
>
> 　発作時は，ベッドから落ちないよう安全に注意しながら，記録は止めずに続ける。嘔吐がある場合は，吐物を取り除き気道を確保するため側臥位にし，口に物をつめてはいけない。大きな声で救援を呼び，担当医に連絡して対応を仰ぐ。発作開始からの状況（けいれんの開始部位・タイプ・声かけ時の反応・意識の有無など）を脳波記録に記載する。発作が終了し，意識が回復し波形が安定するまで記録を続ける。

▶睡眠が有用な理由
　睡眠時に異常波が出現する原理は，中脳網様体を中心とする上行性賦活系の機能が低下するため，上位の大脳皮質や精神運動発作に関係のある辺縁系などが支配から開放され，突発波の出現が好条件となるためである。

［谷中弘一］

2.1.7　生理的変化

1. はじめに

　脳波に影響をもたらす生理的要因としては，①年齢的変動，②精神活動，③知覚刺激，④意識状態（眠気を含む），⑤身体の生理・生化学的変化（酸素，脳血流動態，血糖値，pH，CO_2分圧，体温など），⑥薬物の影響，などがあげられる。脳波検査ではこれらの変化を脳機能の活動として捉えるために，安静覚醒時の記録のほかに各種賦活も行い変化を確認する。本項では，安静覚醒時の生理的変動に伴う脳波変化として，低酸素，低血糖，薬物，精神状態について述べる。

2. 低酸素

　脳は酸素とブドウ糖をエネルギーにしているため，低酸素状態に鋭敏に反応して脳波に変化をもたらす。一般的には広汎性徐波化の方向に変化し，同時に意識は混濁してくる。

3. 低血糖

低酸素と同様に低血糖においても徐波化を認めることがある。この徐波化も意識障害の程度が著明になるほど強くなる。1食抜いた程度では影響はないが、糖尿病の患者では食事や服薬の時間を把握しておく必要がある。

4. 薬物

日常服用している薬物により、脳波に影響を与えることがある。速波や徐波の出現があり、とくに向精神薬の服用による影響が多い。

5. 精神状態

不安緊張状態においてはα波が乏しくβ波が多くなる。より緊張が強くなると低振幅になることがある。

また、精神性発汗を伴うと、ゆっくりとした基線の動揺がみられる。

2.1.8 賦活法

1. はじめに

安静時にまったく異常がなかったり、あっても軽度の異常のみの場合に、賦活することにより生理・生化学的な変化を生じさせることで、患者が潜在的にもっている異常波を誘発させたり、異常所見を明瞭化することを目的としている。

一般的に行われている賦活は開閉眼賦活法、過呼吸賦活法、光刺激賦活法、睡眠賦活法であり、それぞれ特色が異なるため、できればすべてを実施することが理想的である。

2. 開閉眼賦活法

開閉眼賦活は、脳波異常を誘発させる目的以外にも行われる。主なものは、開眼時にα波が抑制されるαブロッキング（alpha blocking）またはαアテニュエーション（alpha attenuation）といわれる現象の確認で、覚醒水準の維持や意識状態の確認に役立つ（図2.1.12）。このα波の抑制が一側で欠如するbancaud現象は、その半球の機能低下が示唆される。また、開眼時には背景脳波に埋もれていた異常波（徐波や棘波など）や開眼で抑制されないμ律動が明瞭にみられるようになる。μ律動は中心部に分布するため、頭蓋骨欠損によるブリーチ・リズムとの鑑別が必要な場合がある。

誘発される異常波としては、閉眼直後の全般性棘徐波複合があるが、まれである。一方、開眼によってかえってα波が増強される逆説的αブロッキング（paradoxical alpha blocking）はナルコレプシーの所見として知られているが、健常者でも眠気の非常に強いときに開眼させると同様の所見がみられる。

(1) 方法

安静閉眼状態を記録中に指示を与えて開眼させ、約10秒経過後に閉眼させる。これをモンタージュごとに行う。開眼時には一点を注視させる必要がある。αブロッキングが不良の場合には注視がうまくできていない可能性もあり、目の前にペンなどを提示して見つめさせ、再評価しなければならない。

開眼時間は異常所見の確認などの場合には必要に応じて延長させる。

3. 光刺激賦活法

刺激周波数と同期あるいは同調関係にある駆動波の後頭部での出現（光駆動反応；photic driving）、また突発性異常波の誘発などの観察を目的として行う。

光駆動反応は健常者でもみられ、必ずしも臨床的意義が確立されていない。しかし、反応に左右差が認められる場合には、覚醒時や睡眠時の脳波所見と併せて機能障害の評価に用いることができる（図2.1.13）。

突発波に関しては、光突発（けいれん性）反応（photo-

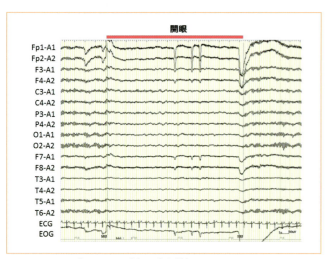

図2.1.12　αブロッキング（21歳女性）
開眼によりα波は抑制され、閉眼で再びα波が出現している。

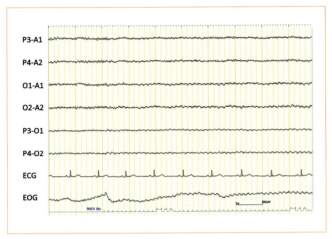

図2.1.13 光駆動反応（53歳女性）
O1，O2に6Hzの光刺激に同調した光駆動反応が認められる。

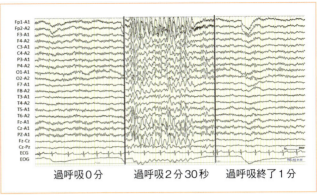

図2.1.14 ビルドアップ（11歳男性）
過呼吸開始2分頃より高振幅のビルドアップが出現し，過呼吸終了30秒過ぎより徐波は消失。
1分経過後にはほぼ開始時の脳波に戻っている。

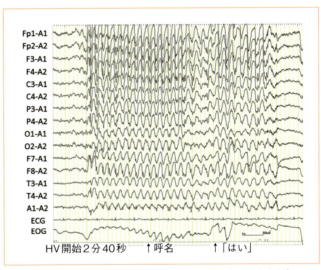

図2.1.15 3Hz棘徐波複合（22歳女性，欠神発作の既往あり）
過呼吸開始2分40秒後に3Hz周期の両側同期性の棘徐波複合が9秒間群発している。意識消失の確認は不完全である。

paroxysmal (convulsive) response) と光筋原性（ミオクローヌス）反応 (photo-myogenic (myoclonic) response) に大別される。光突発反応はミオクロニーてんかんにおいて全般性棘徐波複合などの異常波が誘発されることであり，まれではあるが全般性けいれん発作に至る場合もある。

一方，光筋原性反応は顔面などの筋肉が，光刺激に対応してミオクローヌスけいれんを起こす現象である。脳波には棘波や棘徐波複合様の筋電図が前頭部優位に出現する。これは健常者でもみられる。

(1) 方　法

光刺激装置（ストロボスコープ）を眼前30cm前後の両眼を均等に照射できる位置に設置し，刺激周波数を1〜30Hzの範囲内で δ，θ，α，β 波の各周波数帯域を網羅するように選択して刺激する。刺激は閉眼状態で約10秒間行い，次の刺激までの間は約10秒間休止する。記録は連続して行い，刺激休止期もよく観察する。

突発波の誘発には10〜20Hzが有効で，赤色や水玉・斜線などのフィルターを用いることや，刺激中に開閉眼を行うことで賦活効果を高めるといわれている。

記録中に光突発反応と光筋原性反応を見極め，明らかなてんかん性突発波の誘発がみられた場合には直ちに刺激を中止し，賦活によって臨床発作を誘発しないように注意しなければならない。

● 4. 過呼吸賦活法

過呼吸賦活は突発性異常波の誘発とその増強，および振幅が増大し徐波化するビルドアップという現象の観察を目的として行う（図2.1.14）。てんかんの診断には必ず行うべき賦活の1つであり，3Hz棘徐波複合の出現は欠神発作として知られている（図2.1.15）。

またビルドアップはてんかんや脳に器質的疾患がある場合に著明である。健常成人で認められるのはまれであるが，小児では低年齢ほど健常者でも著明に起こる。このため異常の判定には年齢を考慮する必要がある。しかし，過呼吸終了後1分以上の徐波の持続や，一旦消失した徐波が再び出現するリビルドアップがみられる場合は異常の疑いとなる。

(1) 方　法

賦活に先立ち脳波変化を比較できるよう同じモンタージュ・記録条件で安静覚醒の脳波を記録してから，閉眼状態で20〜30回／分の割合で3分以上過呼吸を続けさせる。この場合の過呼吸とは呼気を強く，風車を吹くような深呼吸が理想的である。十分な賦活効果が得られるよう声かけしながら実施し，どの程度できたかを評価する。幼児など深呼吸が困難な場合には風車や紙片を吹かせる。練習にあたっては，長引くとビルドアップの出現を早めてしまう。とくに賦活早期からビルドアップの出現が認められる小児では注意しなければならない。

記録は過呼吸開始から終了後2分以上連続して行う。2分以上経過後も脳波変化が認められる場合は，賦活前の脳波に戻るまで記録を続ける。ただし，徐波化は眠気による場合もあるため，開閉眼賦活によって覚醒水準を確認しながら評価する必要がある。

● 5. 睡眠賦活法

睡眠中の脳波記録はてんかんの診断に有用であり，欠神発作以外のてんかん発作波，とくに複雑部分発作の側頭部棘波の出現率が高くなるといわれている。てんかんに関しては必要不可欠な賦活法である。

また，睡眠の深さに応じて出現する瘤波（hump）または頭頂鋭波（vertex sharp wave），紡錘波（spindle），K複合波（K-complex）などの波形を観察することにより年齢発達を，さらに，これらの波形が片側で振幅低下や欠如する怠慢活動（lazy activity）などの現象からは脳の器質的障害が推測される（図2.1.16）。

(1) 方　法

自然睡眠と睡眠導入剤を使用した薬物睡眠がある。どちらの場合も，入眠期を逃さず，できれば深睡眠の手前まで（stage2まで）記録し，さらに再び覚醒していく過程も連続記録することが望ましい。

突発性異常波は入眠期や覚醒前の眠りが浅くなった時期に誘発されやすいため，入眠期が十分に記録しやすい自然睡眠が理想的ではある。しかし自然睡眠は薬物睡眠に比較して入眠期が得やすい反面，それ以降の深さの睡眠が十分に得られないこともある。てんかんでは一定の睡眠深度までを一定時間記録して経過観察する必要があるため，薬物睡眠を選択することも多い。ただし，患者への薬物による負担を考えると，眠りやすい環境に配慮し，眠気を逃さず睡眠賦活を最優先することにより，自然睡眠記録に努めるべきである。

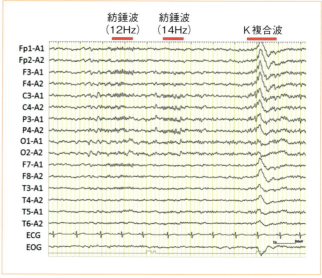

図2.1.16　紡錘波とK複合波（26歳女性）
側紡錘波が認められ睡眠stage2の状態。
全般性棘徐波様のK複合波の出現に続き覚醒しているが，完全覚醒ではない。
なお，このK複合波は音刺激によるものではなく自発性に出現したものである。

Q μ律動を同定するには？

A μ律動は随意運動で抑制。

開眼時にμ律動の存在が疑われる対側の手を握らせ抑制をみる。両側にみられる場合は両手を握らせる（図2.1.17）。

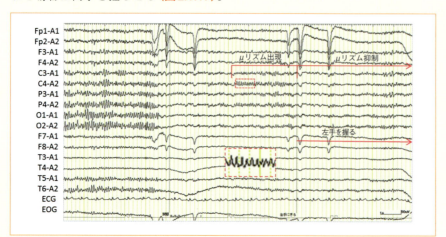

図2.1.17　μ律動（33歳女性）
開眼後に右中心部（C4，P4）にμ律動の出現が確認できる。
左手を握らせることによりμ波は消失している。

▶参考情報

μ律動は7〜11Hzのアーチ状の律動波で，波形がギリシャ文字の「μ」に似ていることに由来する。四肢の運動や感覚刺激で抑制される。

Q 光突発反応と光筋原性反応の鑑別は？

A 突発波の出現様式と刺激中止時の波形の変化。

光突発反応では誘発された全般性棘徐波複合は，刺激を中止した後も尾を引いて持続する。一方，光筋原性反応で誘発される筋電図は前頭部優位に刺激と一致してのみ出現する（図2.1.18）。

▶参考情報

鑑別困難な混合型も存在し，ミオクロニーけいれんの既往がある場合には光突発反応と判定する。

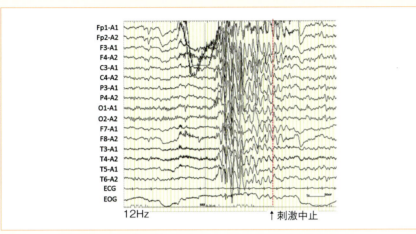

図2.1.18　光突発反応（26歳男性）
12Hzの光刺激で全般性棘徐波複合が出現している。
光刺激を中止しても突発波が持続している点が光筋原性反応との鑑別点。

Q 過呼吸賦活の禁忌は？

A 事前の既往症チェックが不可欠。

重篤な心疾患・呼吸器疾患や急性期の脳血管障害は禁忌である。また，リビルドアップが特徴とされるもやもや病も，診断がついている場合は実施すべきでない。

▶参考情報

リビルドアップはもやもや病の特徴として知られているが，現在の診断は画像検査で行う。

Q 欠神発作はどのようにして確認しますか？

A 座位にて賦活。

一般的には呼名やボタン押しで確認するといわれているが，短い発作の場合には確認が困難なことがある。この場合には，家族などに支えてもらい座位にて賦活をかけることで，頭の前屈などにより確認できる。

▶参考情報

欠神発作は覚醒中でなければ発作の証明ができない。

Q 過換気（過呼吸）症候群（hyperventilation syndrome；HVS）が誘発されたら？

A ゆっくり深呼吸させるなど冷静に対処。

過呼吸賦活で手足のしびれを訴えることがよくあるが，これは軽度の過換気症候群が誘発されている状態で時間の経過とともに回復する。しかし中には過呼吸発作に陥り，動悸や息切れ，息苦しさでパニックになる患者もいるため，脳波だけでなく患者もよく観察する習慣をつけておくことが必須。発作にはゆっくり深呼吸をさせるなど，不安を助長しないよう冷静に対処する必要がある。

▶参考情報

対処法としてペーパーバック法が有効といわれていたが，使い方を誤ると窒息の可能性があるため，最近は薦められていない。

2章 脳波検査

> **Q** 自然睡眠で記録するコツは？
>
> **A** 常に覚醒水準を把握して眠気を逃さないこと。
>
> α波の減少など脳波の変化をよく観察すると同時に，傾眠時に出現する振り子様の遅い眼球運動（slow eye movement；SEM）にも注目する（図2.1.19）。また，過呼吸賦活の終了後は緊張がほぐれ，軽い疲労感から傾眠傾向がみられることが多いことも考慮して検査を組み立てていくと効果的である。
>
> さらに，午睡の後は薬物睡眠でも入眠しにくいため，「お昼寝しないように」，「いつもより早起きするように」などを事前に伝えておくことも必要である。
>
>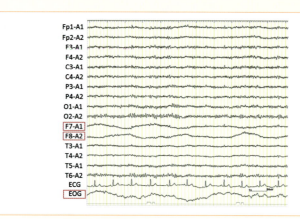
>
> **図2.1.19 水平眼球運動（21歳女性）**
> EOGでゆるやかな眼球運動が認められるが，それと同期するF7，F8の基線の大きな揺れは，位相が逆転していることから水平方向の眼球運動によるものと判断できる。これによりα波はまだ出現しているが，ごく軽い眠気が示唆される。

▶参考情報
SEMでは眼球が水平方向に動くため，F7，F8の電極で逆位相となって記録される。

2.1.9 アーチファクト

● 1. はじめに

脳波以外に混入する現象をアーチファクトといい，脳波判読の妨げになる。脳波との識別，由来の鑑別を行い，できるだけ除去しなければならない。除去困難なアーチファクトに関しては，その由来を鑑別しコメントとして残す必要がある。

鑑別のためには，心電図・眼球運動など脳波以外の情報をポリグラフとして同時記録することが望ましい。またアーチファクト発生時の患者状態などの確認も必要なため，鑑別は記録中にリアルタイムに行わなければならない。主なアーチファクトには患者自身から由来，電極由来，環境由来がある。

● 2. 患者自身から由来

(1) 心電図

心電図も電気活動で頭皮まで波及し，脳波に混入する。目立つのは主にR波で，脳波の棘波と類似しているため鑑別が必要である（図2.1.20）。

同時記録した心電図との時相をチェックすることにより鑑別することができる。また頭部を右に傾けることで，耳朶基準導出記録に混入した心電図は目立たなくすることもできる。そのほか，平均基準電極法，平衡型頭部外基準電極法，縦列双極導出法などの導出法の選択によってもある程度は除去できる。ただし，高電位の心電図や肥満体型では除去しにくい。

(2) 脈波

装着した電極の直下に動脈が走行している場合，その脈動が脈波として混入する。律動的な局在性徐波と誤って判読しないように注意が必要である（図2.1.21）。

鑑別は，同時記録した心電図のR-R間隔との位相と周期をチェックすることで可能である。また電極位置をずらして消失することからも確認できる。ただし，位置をずらす場合には対側も同様にずらす必要がある。

(3) 眼球運動

眼球運動 (electrooculogram；EOG) は，網膜と角膜のずれにより生じる電位で前頭部の電極に混入する (図2.1.22)。瞬目によるアーチファクトは，眼球運動を同時記録することにより容易に鑑別できる。しかし，眼瞼振戦では前頭部に出現する徐波との鑑別が必要になることもあり，これは瞼を手で押さえるか，お手玉などをのせて変化を確認することにより鑑別可能である (図2.1.23)。また，眼球運動の導出の仕方によっても鑑別は可能である。

(4) 筋電図および体動

筋電図は筋活動電位が数十Hzの速い棘波状の連続した群発波形として出現したものである。歯をかみしめたり，唾をのみこんだり，さらには緊張などさまざまな場面でひんぱんにみられる。基線の激しい揺れとして出現する体動に伴ってみられることも多く，この場合には脳波をみにくくするため，患者の状態を記載したコメントが重要となる (図2.1.24)。

できるだけ除去することが望ましく，軽度の混入であれば声かけや枕の高さ調整などで可能であるが，持続する場合には，高域遮断フィルタを60Hzに変更して筋電図を軽減することも必要である。また，筋電図の出現様式は多彩であり，てんかんの棘波に類似したものもある。とくに注意が必要なのは，てんかん発作の始まりに体動や筋電図の混入がみられることである。

(5) 発 汗

汗腺の活動電位の出現や汗による皮膚電気反射により，ゆっくりとした基線の動揺が脳波に混入する。

発汗には温熱性発汗と精神性発汗とがあり，対策は異なる。温熱性発汗は寝汗などの放熱手段としての発汗で，患者を観察することで確認できる (図2.1.25)。室温の調節や体を冷やすなどで除外できるが，汗をかきやすい小児は事前に薄着にしておくことが望ましい。一方，精神的緊張による精神性発汗には，不安や緊張を和らげるよう穏和な検査環境と対応が望ましい。

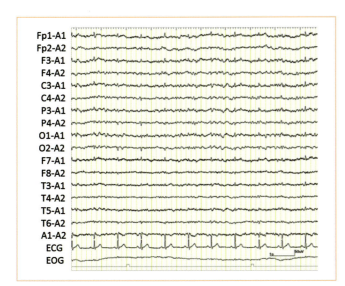

図2.1.20　心電図の混入例
ECGと同期した棘波様の波は心電図のR波の混入である。
傾眠期になり背景活動が抑制されたため心電図の混入が目立ってきている。

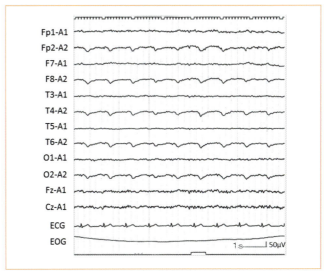

図2.1.21　脈波の混入例
A2に関係した部位に，心電図のR-R間隔と同じ周期で多少位相がずれた徐波が混入している。A2の電極で拾っている脈波である。

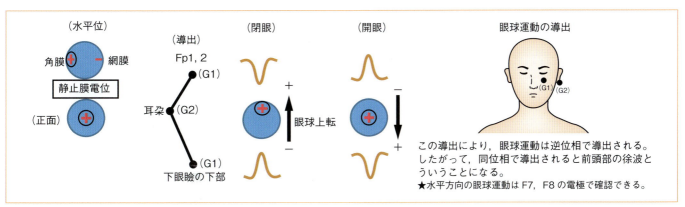

図2.1.22　眼球の角膜網膜電位と眼球運動の導出
角膜網膜電位は水平位では角膜が (+) に，網膜が (−) に荷電している。
閉眼により眼球は上転し，眼窩上部の前頭部電極では (+) が向かってくるため下向きの陽性波が記録される。
開眼によって眼球が水平位に戻る (下方に回転) と (+) が遠ざかるため逆向きの陰性波が記録される。
下眼瞼の下部ではこれと極性が逆の波が記録される。

2章　脳波検査

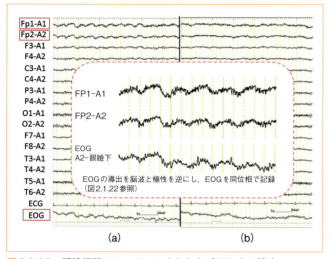

図2.1.23　眼瞼振戦のアーチファクトとお手玉による除去
(a) のFP1，FP2の徐波は同時記録したEOGから眼瞼振戦によるアーチファクトと確認できるが，脳波はみにくい。(b) のように両眼にお手玉をのせて眼瞼の動きを止めることにより，異常徐波の混入を否定できる。

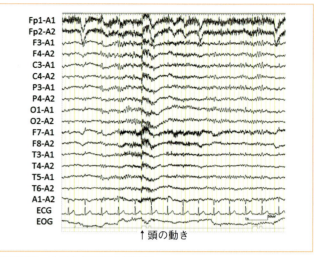

図2.1.24　体動と筋電図の混入例
頭の動きに伴い全チャンネルに棘波様の急峻な基線の動きと筋電図の混入が認められる。
前頭部には瞬目によるアーチファクトと持続した筋電図の混入がみられる。

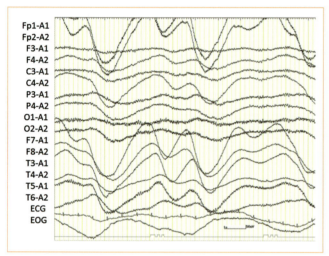

図2.1.25　発汗によるアーチファクト
ゆるやかな基線の動揺が反復して起こっている。とくに前頭部の発汗が激しい。

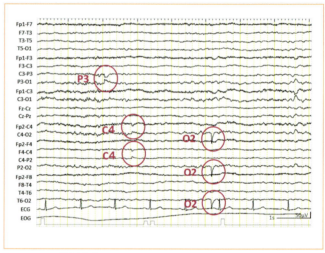

図2.1.26　電極由来のアーチファクト
双極導出の場合には1個の電極によるアーチファクトが複数箇所に出現する。

● 3. 電極由来

(1) 電極の不良

電極の皿表面のエージング不良や傷によって電極と頭皮との間の分極電圧の状態が不安定になり，基線の動揺としてアーチファクトが混入する。異なる材質の電極を混在して使用しても同じような現象が起こる。また，リード線の断線では交流雑音が混入する。電極を交換することにより改善するが，日常の電極の手入れにも注意を払う必要がある。

(2) 電極の装着不良

電極接触抵抗が大きいとノイズが混入しやすい。また，差動増幅器を使用する脳波検査ではすべての電極の接触抵抗が同じことが望ましい。このためには，すべての電極接触抵抗をできるだけ小さくすることで，電極間の接触抵抗の誤差も少なくできる。

また，発汗などによりペーストが溶けても不安定な分極電圧が発生し，アーチファクトの原因となる（図2.1.26）。

● 4. 環境由来

(1) 交流障害（ハム）

主なものとして漏洩電流，静電誘導，電磁誘導があるが，問題となるのはシールドルーム以外のベッドサイド検査の場合がほとんどである。周辺機器は可能な限りバッテリー駆動などに切り替え，コンセントからプラグを抜くか，できるだけ患者から遠ざけることが効果的である。漏洩電流対策は接地が重要であり，安全対策の面からも脳波計，ベッドを含む周辺機器を等電位接地（EPRシステム）する必要がある。静電誘導は電極のリード線をシールドすることで，電磁誘導はリード線を束ねることで除去可能である。

(2) 静電気

記録中の患者の周辺の人の動き，カーテンの揺れ，風な

どによる電極リード線による揺れなどによって大きな不規則な基線の揺れとして出現する。対策としては，看護師や付き添いに，記録中はベッドの周りで動かないよう事前に説明しておくこと，また電極リード線は束ねて頭部の近くにまとめておくことが必要である。さらに，全般性の異常突発波とまぎらわしいものもあるので，状況をコメントとして記載しておくことが必要である。

Q 持続する筋電図と交流雑音の鑑別は？

A 振幅と周波数の規則性を確認。

筋電図の雑音は周波数や振幅が不規則であるのに対し，交流障害では周波数と振幅が一定であることから識別はできる。しかし，振幅が低い場合には識別困難な場合もある。この場合には画面の表示時間を短くし（ペーパーの場合はペーパースピードを速くする），感度を上げることにより波形を引き延ばして確かめることが可能である（図2.1.27）。

▶参考情報
交流障害は0.2秒間に同じ形状の山が10個または12個（商用電源周波数が50Hzか60Hzによる）ある。

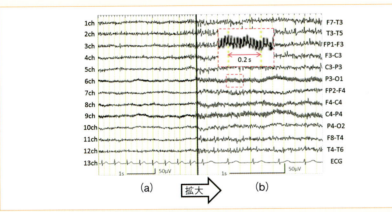

図2.1.27　筋電図と交流障害
(a)は6，8，9チャンネルに交流障害の混入が認められるが，全チャンネルに筋電図の混入もあり区別しにくい。(b)は(a)を感度を2倍，表示時間を1/2に拡大し，High cut filter 60Hzに変更。0.2秒間に10個の波が確認でき，容易に交流障害（50Hz）と判断できる。

Q 発汗のため基線が振り切れ，なかなか元に戻らない場合の対処法は？

A 一時的に時定数を変更。

振り切れるほどに基線の動揺が激しい場合は，空調やアイシングで改善するまでの間，一時的に時定数を0.1秒に変更して，ゆっくりとした揺れをある程度除外して記録してみるとよい。

▶参考情報
時定数が小さくなればなるほど除外できるわけではなく，時定数0.03秒では5.3Hzの波が減衰してしまうことを認識する必要がある。

［三浦祥子］

📖 参考文献

1) 加藤元博：脳波検査に必要な神経生理学．第40回日本臨床神経生理学会技術講習会テキスト，11-31，2003．
2) 末永和栄，岡田保紀：最新脳波標準テキスト　改定第4版．メディカルシステム研究所，東京，2014．
3) 大熊輝雄：臨床脳波学．第5版，142-163，435-442，医学書院，東京，1999．
4) 日本脳波・筋電図学会，脳波電極および導出法委員会：臨床脳波検査用標準モンタージュおよび臨床脳波検査用電極と基準導出法の使用指針．脳波と筋電図 1985；13：92-97．
5) 加藤元博：脳波判読のpitfalls (1)．臨床脳波，2001；43：454-462．
6) 飛松省三：脳波の導出法．モノグラフ臨床脳波を基礎から学ぶ人のために，日本臨床神経生理学会，33-42，2008．
7) 平賀旗夫：新臨床検査技師講座，臨床生理学．第1版，266-408，医学書院，東京，1984．
8) 松岡洋夫：脳波判読 step by step「入門編」．第4版，医学書院，東京，2006．
9) 佐野仁：神経生理検査におけるMEの知識．第9回臨床神経生理技術講習会・東京，講義テキスト，21-41，2014．

2.2 正常脳波

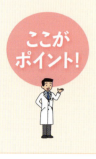

ここがポイント！
- 脳波は年齢によって正常波形が異なり，性差はない。
- とくに新生児，乳幼児，思春期，高齢者の正常脳波は把握しておく必要がある。

2.2.1 新生児の脳波

1. はじめに

新生児とは，満期産（40週以上）とそれよりも早期の出産児を含んでいる。新生児の中枢神経系の発達は，生後の日数よりも受胎後の期間によって定まってくるので，受胎後の期間を考慮する必要がある。新生児の神経学的な発達は，CTやMRIで推定することは困難であり，脳波を経時的に記録し脳波の波形の変化で発達をみていくしか現在のところ方法はない。また，新生児は覚醒と睡眠の区別はつけられない。

2. 新生児の脳波検査の注意点[1]

①自然睡眠が条件である。睡眠脳波の活動が脳成熟を反映している。したがって覚醒している脳波ではなく，睡眠脳波が重要である。記録前に授乳を済ませておく。新生児は成人とは睡眠サイクルが異なり，40〜60分周期である。記録は睡眠脳波が少なくとも30分以上必要である。睡眠サイクルをみながら測定時間を考慮する。

②接触抵抗を落とすのにアルコールは禁止である。保育器内でアルコールを使用すると臭いが強く，皮膚が敏感な児もいるため，微細な研磨剤を使用して軽く擦る程度にする。

③体位は仰臥位が望ましい。脳波電極がベッドに接触する数や体位によって脳波波形に影響を及ぼすので，仰臥位が望ましい。最近では腹臥位での治療もあり，仰臥位では安定した睡眠がとれない児もいる。そうした場合は，体位とどちらの頭を下にしているのかを記載する。

④高頻度振動換気人工呼吸器の振動を止める。この人工呼吸器を使用していると，脳波に振動によるアーチファクトが混入するので，記録の間振動を止めてもらうよう協力をお願いする（図2.2.1）。

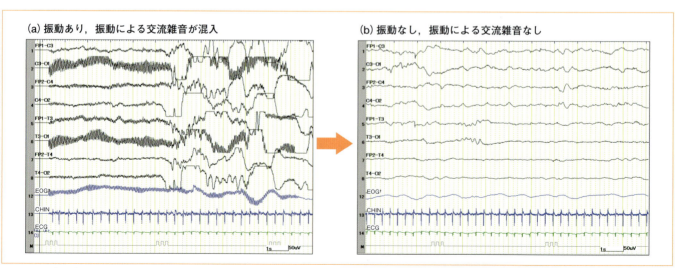

図2.2.1　高頻度振動換気人工呼吸器によるアーチファクト

3. 電極装着

新生児脳波はポリグラフ（脳波のほかに眼球運動，頤筋筋電図，心電図，可能であれば鼻呼吸や腹呼吸センサを装着）として記録するのが望ましい。ただし，受胎後30週未満の早産児や低出生体重児の状態により適宜装着の有無を考える。

(1) 脳　波
双極導出法が望ましい（図2.2.2）。基準電極導出法は心電図が混入しやすく判読しにくい。

(2) 眼球運動
1つは眼窩外縁0.5cm外の0.5cm上，もう1つは眼窩外縁0.5cm外の0.5cm下。

(3) 頤筋筋電図
頤隆起ないし顎の先と気管の左または右で，最もよく動く部位。

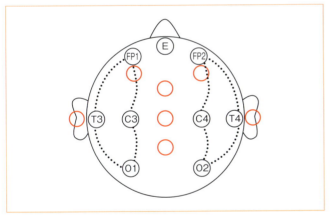

図2.2.2　新生児のモンタージュ
脳波の電極は通常8電極。FP1をAF3，FP2をAF4と記載してある場合がある。
AF3はFP1とF3の中点，AF4はFP2とF4の中点。成熟児ではFz, Cz, Pz, A1, A2を追加するとより望ましい。

(4) 呼吸センサ
胸部または腹部の最もよく運動する部位に装着する。デジタル化に伴いストレインゲージ法が主流となっている。ゴムの伸縮で測定するので，早産児や裸の児には使用できない。鼻呼吸は呼気と吸気の温度差を感知するサーミスタが主流であるが，レスピレータ使用時，酸素使用時や口呼吸の場合は役に立たない。できれば鼻呼吸と腹呼吸センサの両者を使用するのが望ましいが，週数や児の状態で装着を考慮する（図2.2.3）。

4. 測定条件

ポリグラフの記録条件を表2.2.1に示す。新生児脳波はδ波優位なので，時定数は決して0.1秒にしないことが原則である（図2.2.4）。

5. 新生児の睡眠段階

新生児の睡眠段階は表2.2.2に示すように大きく分けて7つに分類される[2]。新生児の睡眠は成人と異なりREM睡眠から出現する。

①動・REM睡眠（active-REM sleep）
成人のREM睡眠に相当し，閉眼して安静にしているが大きな体動，笑い顔，しかめ顔，吸啜運動，ゆっくりと体をねじる運動などが挿間性に出現する。急速眼球運動，発声，心拍・呼吸の不規則などがみられ，脳波は低振幅不規則パ

表2.2.1　ポリグラフの記録条件

指標	時定数(秒)	高周波フィルタ(Hz)	GAIN (μV/mm)
脳波	0.30	120, 60, (30)	10
心電図	1.00	60	75
呼吸センサ	2.00	30	20
眼球運動	2.00	30	20
頤筋筋電図	0.03	120	10

頤筋電極は，頤隆起または下顎の先と気管の左（または右）の二腹筋。

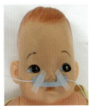
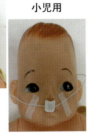
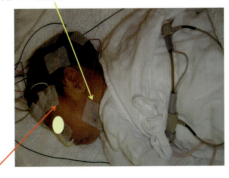

眼球運動は両眼眼窩外側を結んだ1チャンネルで十分。一側は眼窩外側縁の0.5cm上やや外側，反対側は眼窩外側の0.5cm下でやや外側。

図2.2.3　ポリグラフ装着の様子

2章 脳波検査

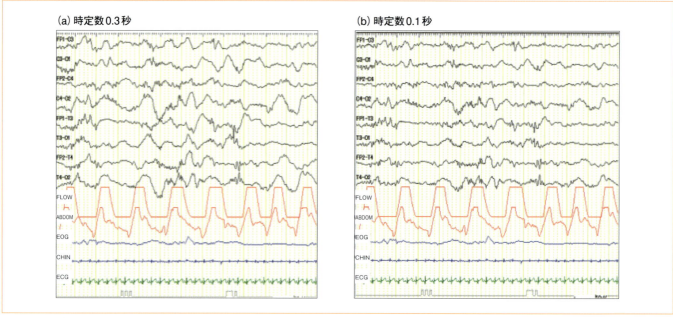

図2.2.4 時定数の違いによる脳波波形の変化

表2.2.2 新生児の睡眠段階

	開閉眼	体動	眼球運動	呼吸	頤筋筋電図	脳波
動・REM睡眠	閉眼	+	+	不規則	−	LVI, M, C
静睡眠	閉眼	−	−	規則的	+	TA, HVS, D
中間睡眠	閉眼	動・静睡眠の定義にあてはまらない睡眠				
動覚醒	開眼					
静覚醒	開眼					
入眠	半開眼					
啼泣						

LVI：低振幅不規則パターン，M：混合パターン，C：連続脳波，TA：交代性脳波，HVS：高振幅徐波パターン，D：非連続脳波

ターン（low voltage irregular pattern；LVI）(図2.2.5)[3]，混合パターン（M）(図2.2.6)[3]，まれに高振幅徐波が出現し，筋電図は低振幅である。

②静睡眠（quiet sleep）

　成人のNon-REM睡眠に相当し，閉眼して静かに眠っている。体動はないが，筋電図は比較的高振幅で，呼吸は規則的である。脳波は高振幅徐波パターン（high voltage slow pattern：HVS）(図2.2.7)[3]，交代性脳波（trace alternant；TA）(図2.2.8)[3]，あるいはMが出現するが，TAパターンが特徴である。

③中間睡眠（intermediate sleep）

　動睡眠，静睡眠のどちらにも判定できない状態で，不定睡眠（indeterminate sleep）あるいは移行睡眠ともよばれる。

④動覚醒（active awake）

⑤静覚醒（quiet awake）

⑥入眠（drowsiness）

　新生児では各パラメータが不揃いで覚醒，睡眠などの状態を決定しにくいことが少なくないが，Parmeleeら[4]は眼球運動，呼吸，体動の3パラメータが揃って条件を満たすものを各睡眠状態とし，その他を不定睡眠としている。正常産児の睡眠サイクルと脳波パターンを図2.2.9（P.61）に示す[5]。

⑦啼泣

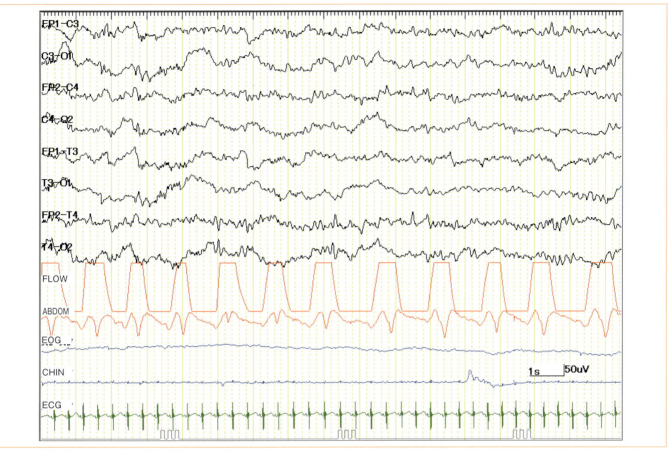

図2.2.5　低振幅不規則パターン（LVI）（40週2日）
10～30μVの不規則な徐波に，20～50μV，4～7Hzの半律動的なθ波や10～20μV，8～13Hzのα波を含み，全領域で同様の活動を示す。

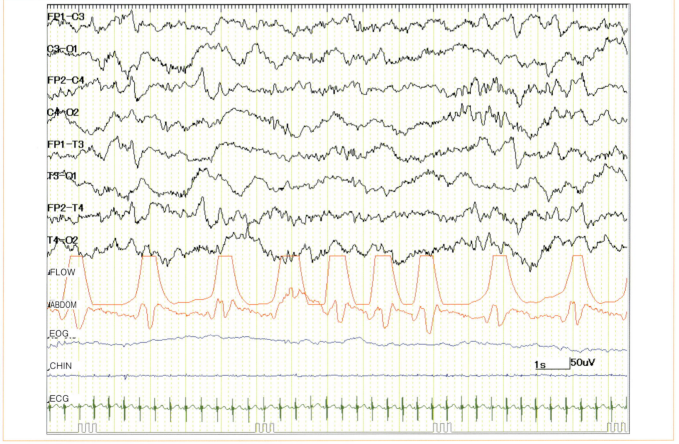

図2.2.6　混合パターン（M）（40週2日）
低振幅な不規則波に30～50μVの中～高振幅徐波の混入がみられ，前頭部に優位であるが周期性はない。

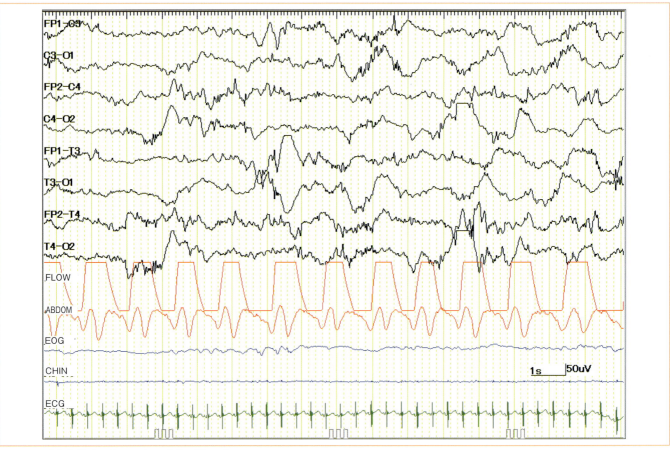

図2.2.7 高振幅徐波パターン（HVS）（40週2日）
100～150μV，0.5～3Hzの高振幅な多形徐波と50～80μV，3～5Hzの不規則な波が持続的に出現する。

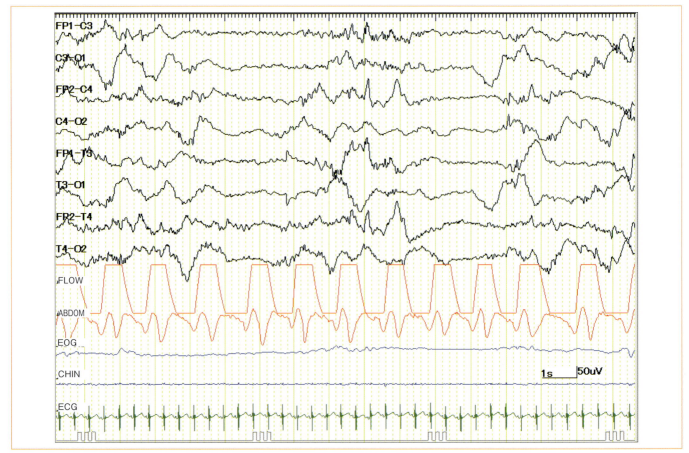

図2.2.8 交代性脳波パターン（TA）（40週2日）
100～150μV，1～3Hzの高振幅な多形徐波に4～7Hzのθ波を主体とした持続時間3～8秒の高振幅部分と，10～30μVの不規則な波に，20～50μV，3～6Hzのθ波と20～50μV，8～13Hzのα波を含む持続時間4～8秒の低振幅部分が交代してくりかえす。

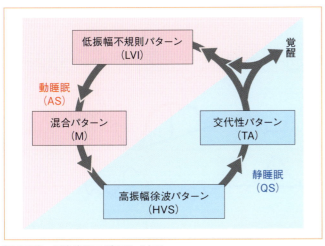

図2.2.9　正常産児の睡眠サイクル

Q 脳波波形の計測はどのように行いますか？

A 脳波スケールを使用して行う。

　紙書きでの波形計測は，図2.2.10の脳波スケールを使用する。図2.2.11のように周波数は赤で示した波を測定し，振幅は青で示したように周波数の端と端を結び垂線を引き測定する。

　デジタル脳波計のPC内での測定は2つの方法がある。

①ツールよりスケールを表示する（図2.2.12）。マウスの右ボタンを押すと，スケールの大きさが図2.2.13のように変わる。スケールで計測できる周波数は，1ページに表示する時間により変わる。

②カーソル・スケール機能を使用する。振幅カーソルと時間カーソルを使用して計測する（図2.2.14）。

Q 脳波検査終了後の電極の処理はどうすればいいですか？

A 原則，1人終了するごとに皿電極は交換する。

　使用後に洗浄しないで放置すると，ペーストが固まり電極性能が劣化する。水またはぬるま湯につけてペーストを落とした後水分をよく拭き取り，消毒用エタノールで清掃して乾燥させる。

　電極に油膜ができると波形が歪むこともあるので，たまには水で薄めた中性洗剤を含ませた柔らかい布で油膜を落とし，必ず水洗いを忘れないようにする。

▶参考情報

　クレゾール，グルタールアルデヒドを用いた薬液消毒は電極の性能が劣化するため使用禁止。針電極を使用しなければならない場合は，ディスポーザブルを使用する。

2章 脳波検査

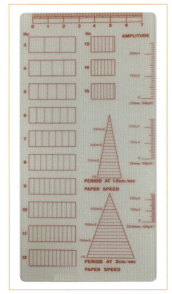

図2.2.10 脳波スケール

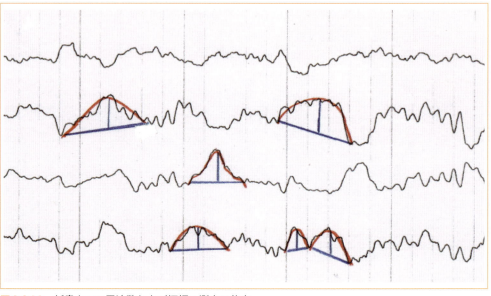

図2.2.11 紙書きでの周波数および振幅の測定の仕方

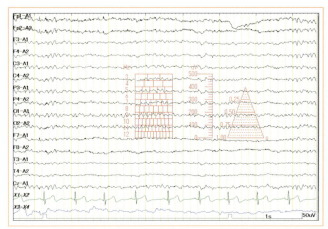

図2.2.12 脳波波形とスケール

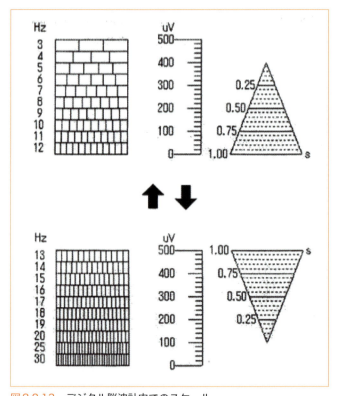

図2.2.13 デジタル脳波計内でのスケール
マウスの右クリックでスケールの大きさが変わる。
1ページに10秒表示したときのスケール。
（(株)日本光電，脳波計取り扱い説明書より引用）

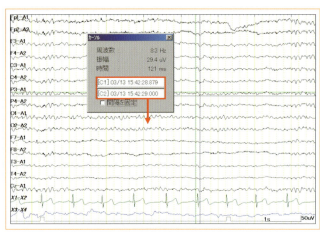

図2.2.14 時間・振幅スケール
カーソルの位置
C1：左カーソル箇所の時刻
C2：右カーソル箇所の時刻

Q 接触抵抗を落とすにはどうすればよいですか？

A 研磨剤を使用する。

図2.2.15, 2.2.16を参考に行う。接触抵抗を落とすには研磨剤を使用するが，毛髪のある場合，まず地肌が出るように髪を分け，慣れるまではマジックで印をつけてそのマジックが消える程度に綿棒に研磨剤をつけて擦る。その後地肌にペーストをなじませて皿電極を装着する。紙テープやカット綿で押さえる。また，毛髪のない場合，とくに乳幼児，肌の弱い人や高齢者などは蒸しタオルで電極装着部位を拭いておくと傷つかない。研磨剤の粒子は細かいが，皮膚を削ることになるので傷を残さないようにする。蒸しタオルで拭いた後，乾いた後研磨剤で擦る。

▶参考情報

毛髪がない場合は研磨剤をティッシュで拭き取り，ペーストをなじませ電極を装着する。その場合，電極を押しつけるのではなく，擦るように装着するとコードを引っ張っても外れにくくなる。

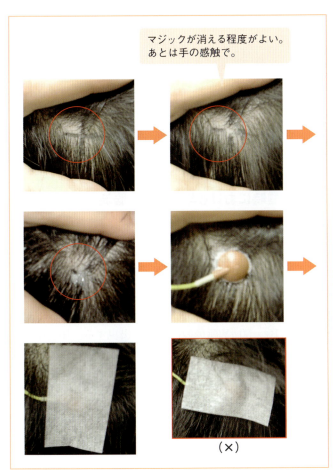

図2.2.15 毛髪のある場合

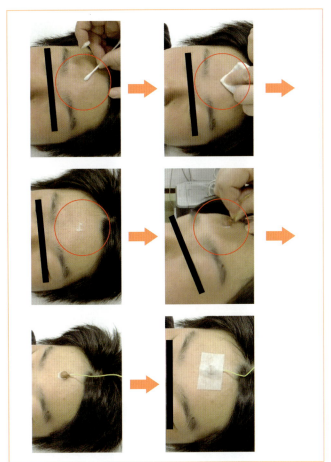

図2.2.16 毛髪のない場合

2.2.2 小児の脳波

● 1. はじめに

　小児の脳波は，成人と異なり年齢が進むにつれて著しく変化する。成人に達すると健常成人の脳波の範囲内に入るため変化が少なくなる。とくに乳児期，幼児期や学童期の脳波は年齢による差異が大きい。また，脳の発達にも個人差があり，脳波においても同年齢でも個人差がある。左右半球での差も大きい。

● 2. 小児の脳波検査の注意点

①乳幼児および小児の検査は困難なことがある。児の状態，睡眠のパターン，昼寝の習慣や食事の時間帯などを聞いて，検査を何時に予約するか決める。乳幼児では好みの玩具やミルクを持参してもらう。
②乳幼児や小児では長時間の安静状態を保つことが困難なため，絵本を読んだり，最近ではビデオを観せるなどして電極装着する場合もある。母親に協力してもらうことも必要である。
③電極は，現在では皿電極を使用している施設が多い。電極数は，幼児期からは10-20電極法を用いることが望ましいが，頭が小さい場合や検査を急ぐ場合は電極数を減らしてもよい。ネットや伸縮包帯で頭を覆うと，電極の外れを防ぐことができる（図2.2.17）[6]。
④小児では脳波電位が大きいので，主としては10μV/mm（50μV/5mm）を使用するが，ときに15μV/mm（50μV/3.5mm）を用いる場合がある。また，低振幅な波を記録するには，記録の一部は感度を上げて記録するのが望ましい。たとえば7μV/mm（50μV/7mm）で記録する。
⑤乳児期でもできるだけ「覚醒 → 安静 → 閉眼記録」を行うべきである。それが困難な場合は睡眠薬を使用してもよいが，記録のおわりには刺激を与え，たとえ短くても覚醒時脳波を記録する。一般に成人より長い時間を要する。
⑥乳幼児，低年齢の小児や発達遅滞のある児では，覚醒時に閉眼することが困難な場合タオルなどで目を覆って検査するとよいことがある。嫌がる場合もあるので，その場合はたとえ10秒でもよいので数えながら手で目を覆ったり，自分で閉眼できればしてもらったりして記録する。
⑦睡眠賦活はできるだけ自然睡眠で行うことが望ましいので，前夜の睡眠を短縮させたり，朝早起きさせるのもよい。睡眠を断眠することで異常波が出やすくなる。小児では，入眠時と再覚醒時の記録が重要である。

● 3. 覚醒時における年齢による脳波変化[7]

(1) 乳児期（1～12カ月）

　生後1～2カ月では2～3Hzの不規則な徐波が主であるが，次第に中心部に4～6Hzの律動波が出現し始める。3カ月では4～5Hzの波が後頭部優位に出現し始めるが，全体としてはまだ不規則で対称的ではない。6カ月では後頭部，頭頂部に4～7Hz，50μV前後の律動波が出現する。10～12カ月では5～8Hzの波が後頭部優位に連続的に出現するが，不規則な3Hzの徐波もまだ目立って混在している。

(2) 幼児期（1～5歳）

　脳波の周波数は年齢とともに増加する。4歳では7～9Hzの安定した波が後頭部優位に出現する。δ波は3歳以降には急激に減少し，θ波も4歳以降では振幅，出現率ともに次第に減少するが，側頭部や中心部では10歳頃までは不規則な混入が目立つ。また，開眼時に後頭部の基礎律動の減衰がみられるようになる（図2.2.18）。

(3) 学童前期（6～9歳）

　6歳以降は8～9Hzのα波が優位となる。とくに後頭部ではこの波が基礎律動となる。7～8歳では後頭部のα波は9Hz前後となり，振幅は100μVほどあり，成人より高い振幅になる。
　9歳では後頭部のα波は8～12Hzになり，振幅はやや減

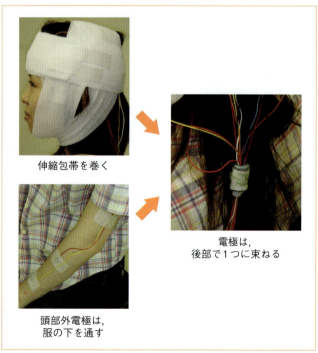

伸縮包帯を巻く

電極は，後部で1つに束ねる

頭部外電極は，服の下を通す

図2.2.17　伸縮包帯を巻いての実例
（石郷景子，他：臨床検査技師に必要な生理検査機器の常識　丸善，90，2009より引用）

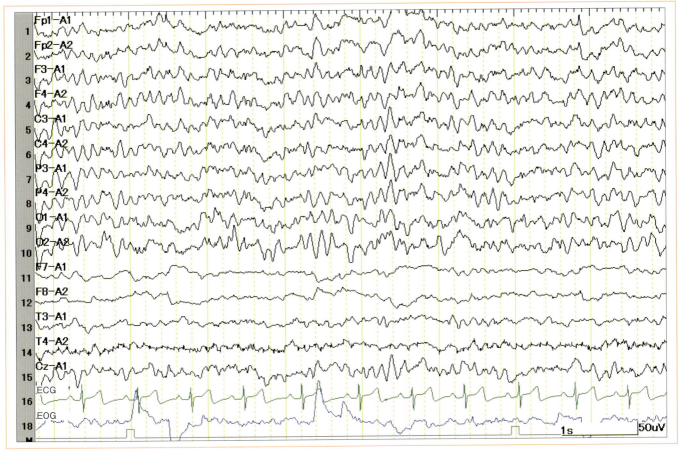
図2.2.18　覚醒基礎律動（4歳）

少するが，後頭部への限局性が高まる。一般に小児では成人よりもα波の振幅の左右差が大きいが，左右差がある場合には大多数の例で右側の振幅が大きい。しかし，ほかの領域ではなおθ波が散発的に出現する（図2.2.19）。

(4) 学童後期～思春期

14歳ではα波は10～12Hz，30～50μVになり，脳波像全体も成人のそれに近づくが，前頭部，頭頂部，側頭部では低振幅のθ波が散発的あるいは連続して出現することがある。18～19歳でもまだθ波が多くやや高い振幅の波が出現する。20歳では脳波はほぼ成人の標準に近づく（図2.2.20）。
脳各部位の脳波発達の比較（図2.2.21）[7]，覚醒時脳波において生理範囲で出現する徐波とその年齢的限界を参照（表2.2.3）[7]。

● 4. 覚醒時にみられる特徴的な波

(1) 若年性後頭部徐波 (posterior slow waves of youth)

小児期から成人にみられ，8～14歳がピークである。後頭部に100μV以上の3～4Hzの高振幅徐波を間欠性に認める。通常単発で不規則な形をしている。片側性または両側性のことがある。その直前に鋭いα波があると棘徐波複合にみえることがあり，突発波と間違えやすい（図2.2.22）。

● 5. 乳児・幼児・小児の睡眠脳波[8]

乳児期以降の脳波パターンは成人とほぼ同じだが，後頭部律動波や瘤波などいずれも背景活動は低年齢ほど振幅が高く，周波数が遅い（持続時間が長い）傾向がある。幼児期から10歳頃までは振幅が最も高く成人の数倍もある。小児期はどの波も頭皮上の分布は広範囲に広がりやすい。また，乳児期は軽睡眠期に持続的に速波が目立つ場合がある。小児の主な睡眠脳波所見と年齢との相関を示す（表2.2.4）[9]（P.68）。

(1) 睡眠stage1

覚醒から入眠期には，後頭部律動波（α波）の周波数がわずかに遅くなり，徐々に出現が断続的になり，ついにはまったくみられなくなる。入眠期から睡眠stage1に特徴的な波は以下の3つである。

① 入眠期過同期 (hypnagogic hypersynchrony)

乳児期から小児期全般にみられ，生後4～5カ月から明瞭に出現し，1～3歳がピークである。周波数は乳児期（6カ月頃）で2～4Hz，それ以降は4～6Hzである。出現は広汎性であるが，頭頂部（P）・後頭部（O）優位が多い。持続時間は十数秒から数秒程度出現し，入眠期から睡眠stage1にひんぱんに出現する（図2.2.23）（P.68）。

2章 脳波検査

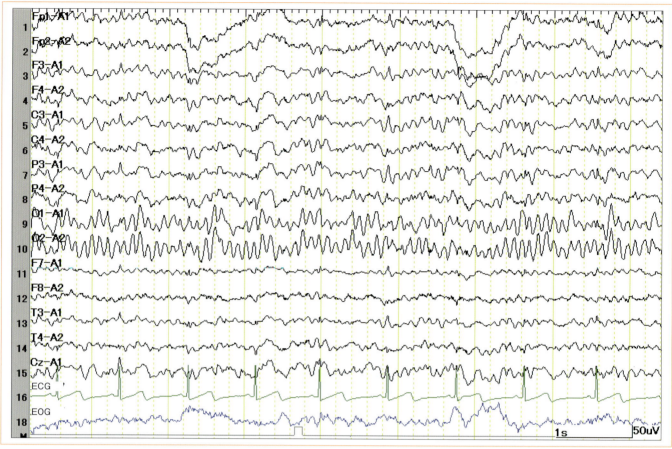

図2.2.19　覚醒基礎律動（9歳）

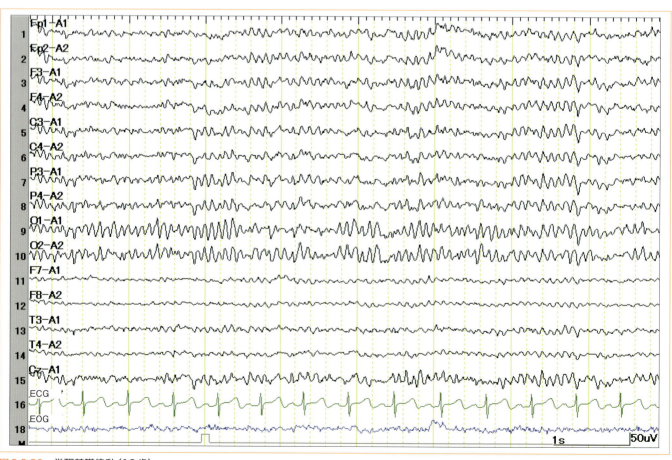

図2.2.20　覚醒基礎律動（13歳）

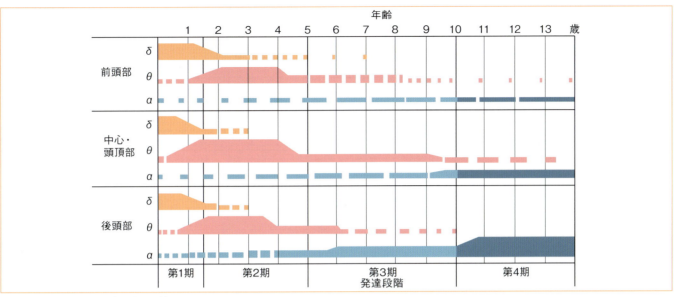

図 2.2.21　脳各部の脳波発達の比較

（大熊輝雄：臨床脳波学，第5版，医学書院，108，1999より引用）

表 2.2.3　覚醒時脳波において生理的範囲で出現する徐波とその年齢的限界

正常限界（生後）	優勢な波形	混在する波形前
3カ月～1年6カ月の間は正常	全領域3～6Hzの高振幅波	散在性9～10Hz波
2年までは正常	全領域4～7Hzの高振幅波	散在性の2～3Hz波および9～12Hz波
3年までは正常	前頭，頭頂有意4～6Hz高振幅波	同上
6年までは正常	後頭優位の4～6Hz高振幅波	頭頂優位7～9Hz波
7年までは正常	後頭，頭頂優位の5～7Hz波	散在性の4～6Hz波および9～12Hz波
10年までは正常	1) 後頭優位の7～10Hz波 2) 後頭優位の6～8Hz波	1) 頭頂，後頭優位の散在性4～6Hz波 2) 頭頂後頭有意の12～16Hz波
12年までは正常	後頭優位の7～8Hz波	やや規則的な9～10Hz波と少数の5～7Hz波
14年までは正常	後頭優位の9Hz波	散在性の5～7Hz波

（大熊輝雄：臨床脳波学，第5版，医学書院，111，1999より引用）

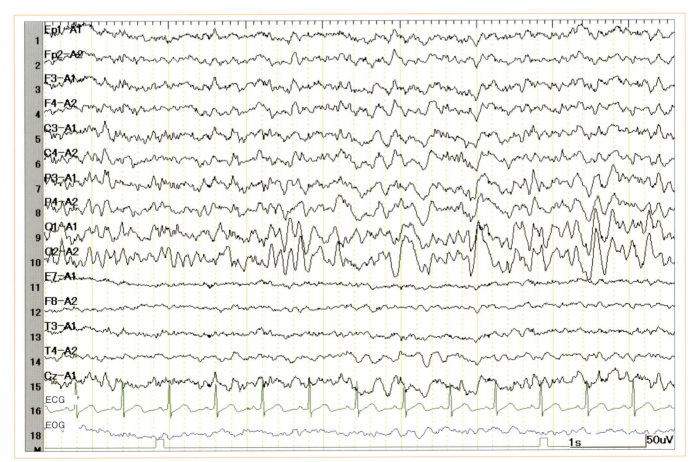

図 2.2.22　若年性後頭部徐波 (posterior slow waves of youth)

表 2.2.4 小児の主な睡眠脳波所見と月年齢

睡眠段階		脳波像 \ 月年齢	0	1	2	3	4	5	6	7	8	9	10	11月	1	2	3	4	5	6	7	8歳
stage1	傾眠期	徐波化	+	+	+	+	+	+	+	+	+	+	+	+	+	+	+	+	+	+	+	+
		間欠栓徐波	−	−	−	−	±	±	+	+	+	+	+	+	+	+	+	+	+	+	+	+
		抑制波	−	−	−	−	−	−	−	−	−	−	−	−	−	−	−	−	+	+	+	+
stage1	入眠期	hypnagogic hypersynchronous phase	−	−	−	−	±	+	+	+	+	+	+	+	+	+	+	+	+	+	+	+
		速波	−	−	−	+	+	+	+	+	+	+	+	+	+	+	+	+	+	+	+	+
		bicentral sharp wave	−	−	−	−	−	+	+	+	+	+	+	+	+	+	+	+	+	+	+	+
stage2	中等度睡眠期	14Hz spindles	−	±	+	+	+	+	+	+	+	+	+	+	+	+	+	+	+	+	+	+
		12Hz spindles	−	−	−	−	−	−	−	−	−	−	−	−	+	+	+	+	+	+	+	+
stage3 & 4	深睡眠期	trace alternant	+	−	−	−	−	−	−	−	−	−	−	−	−	−	−	−	−	−	−	−
		多形棘大徐波	−	−	±	±	+	+	+	+	+	+	+	+	+	+	+	+	+	+	+	+
	覚醒反応	低振幅徐波	−	−	+	+	−	−	−	−	−	−	−	−	−	−	−	−	−	−	−	−
		高振幅徐波	−	−	−	−	+	+	+	+	+	+	+	+	+	+	+	+	+	+	+	+
		間欠栓徐波形成	−	−	−	−	−	−	−	−	−	−	−	−	−	−	−	−	+	+	+	+

(大熊輝雄：臨床脳波学, 第5版, 医学書院, 130, 1999より引用)

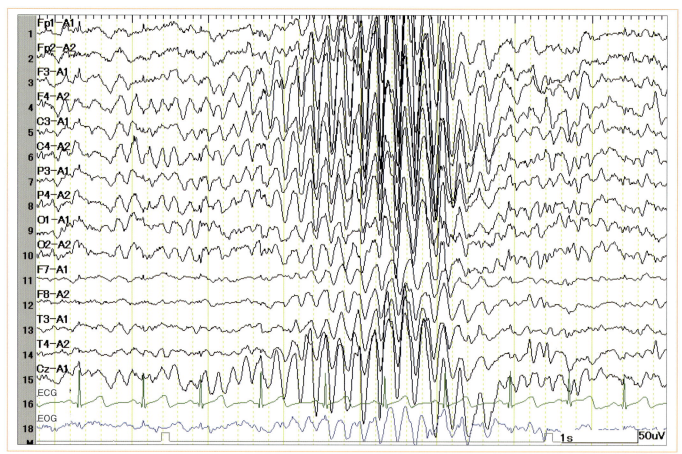

図 2.2.23 入眠期過同期 (hypnagogic hypersynchrony) (8歳)

②睡眠時後頭部陽性鋭トランジェント
（positive occipital sharp transient of sleep；POSTs）

小児期からみられるが，乳幼児期にも出現し，約半数に出現する．基準電極導出法では50μV程度の小さな陽性波（下向き）であり，双極導出法のP-O誘導では陰性（上向き）に見える．基礎律動の振幅が下がる小児期後半から若年者では，双極導出法でPOSTsが目立つ場合に棘波と間違うことがある（図2.2.24）。

③頭頂鋭波（vertex sharp transient，瘤波；hump）

中心正中部（Cz）・頭頂正中部（Pz）にピークをもち，両側中心部（C3, 4），頭頂部（P3, 4）に広がる二〜三相性の高振幅（100〜200μV）な波である．生後5〜6カ月頃から出現し，前頭部（F3, 4）を含め広汎性に広がることが多い．振幅は2〜4歳が最も高く，鋭波のように鋭いことや，左右差を認めること，数個連発することが多い（図2.2.25）。また，6歳頃までは低振幅の速波がvertex sharp transientの間にみられることがある．この速波は18〜22Hz，10〜20μV前後で中心・前頭部ときに全誘導で出現し，5〜18カ月の間で著明で3歳頃には目立たなくなる．

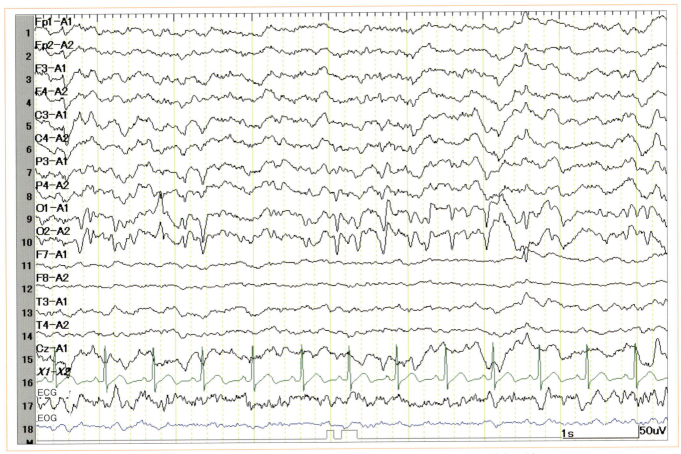

図2.2.24　睡眠時後頭部陽性鋭トランジェント（positive occipital sharp transient of sleep；POSTs）（11歳）

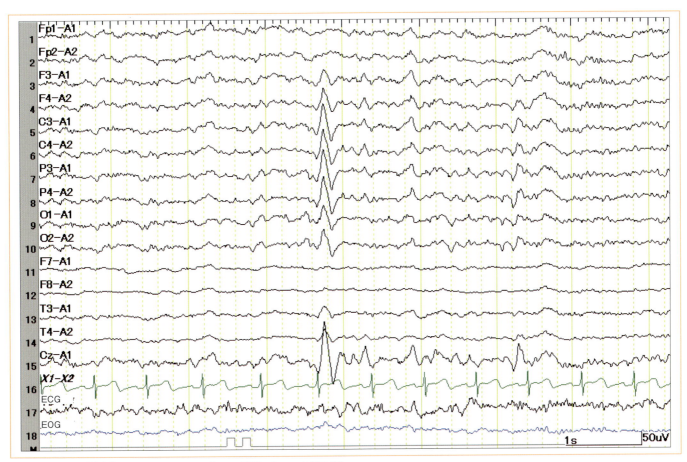

図2.2.25　頭頂鋭波（vertex sharp transient，瘤波；hump）（13歳）

(2) 睡眠stage2

特徴的な波は紡錘波とK複合波である。2Hz以下の高振幅徐波は20％未満である。POSTsは出現することがあるが減少する。

① 睡眠紡錘波（sleep spindle）

14Hz前後の規則的な速波が0.5〜数秒持続して，前頭部（F）・中心部（C）・頭頂部（P）優位に出現する。振幅は高振幅である。乳児期には左右交代性に出現することが多いが，1歳以降は左右同期して出現する（図2.2.26）。

② K複合波（K-complex）

瘤波に類似するが，高振幅で持続が長く，しばしば後に紡錘波を伴う。中心正中部（Cz）にピークをもち両側中心部（C）・頭頂部（P）に広がる（図2.2.27）。

乳幼児期に後頭部（O）・頭頂部（P）に限局する徐波を認めることがあるが，著しい場合を除いて生理的現象である。

(3) 睡眠stage3，4

徐波の周波数は年少者ほど遅い。

① 睡眠stage3

2Hz以下，75μV以上の不規則高振幅徐波が20％以上50％未満で出現する。10Hz前後の周波数の遅い紡錘波がみられる。小児期では睡眠stage2〜3で律動性θ波が広汎性に持続することがある。

② 睡眠stage4

2Hz以下，75μV以上の不規則高振幅徐波が50％以上出現する。紡錘波は減少する。睡眠stage3，4では突発波は減少するか出現しなくなる。

(4) REM睡眠

一般に幼少児では，成人と比較してREM睡眠の出現回数が多く，出現様式は規則的で，全睡眠の中で占める時間は長く，新生児では約50％，生後3ヵ月では40％，3〜5歳頃には20％となりほぼ成人の値に近づく。

① 高振幅律動性θ波

成人のREM睡眠とは異なり，幼少児のREM睡眠にはかなり振幅の大きい律動性θ波が出現する。律動性θ波は，3〜5Hz，30〜150μVで広汎性ではなく中心部に比較的限局して出現する。睡眠後半のREM睡眠の時期が著明であり，とくにREM睡眠のおわり頃で急速眼球運動がみられなくなった時期に最も定型的に出現する。眼球運動の出現様式は成人とあまり変わりなく，差異はない。

(5) その他

① 覚醒後過同期（postarousal hypersynchrony）

睡眠から覚醒する時期にも成人とは異なった反応を示す。2ヵ月以降は半数以上が完全な覚醒時脳波に移行する前に持続性のある広汎性高振幅徐波を示す。2〜5歳がピークで10歳頃まで出現するが，年齢とともに徐波の周波数が速くなり低振幅となる。5歳頃までは2〜4Hz，それ以降は4〜8Hzである。これは，幼少児では脳幹網様系，その他の覚醒系の機能が十分に発達していないために，覚醒刺激に対して直ちに覚醒波形を示さず，中間的な状態を経過するものと思われる（図2.2.28）。

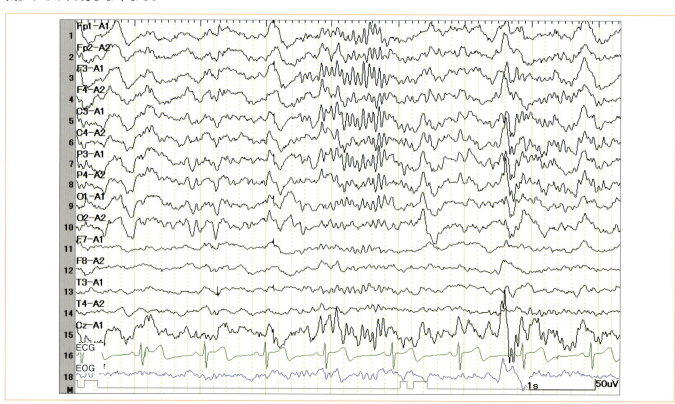

図2.2.26　睡眠紡錘波（sleep spindle）（10歳）

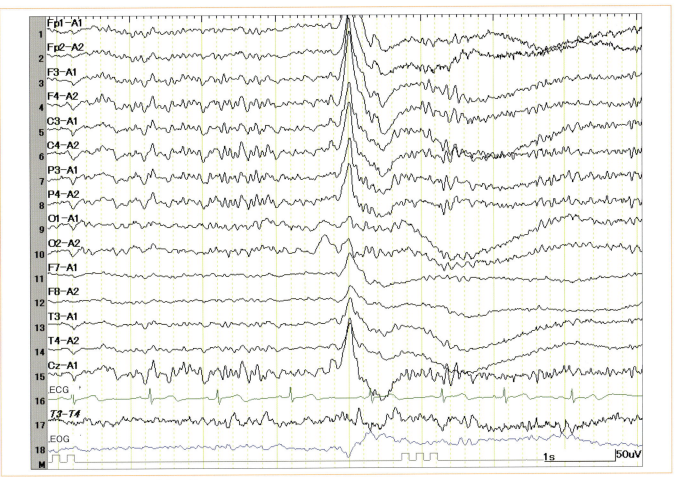

図2.2.27　K複合波（K-complex）（11歳）

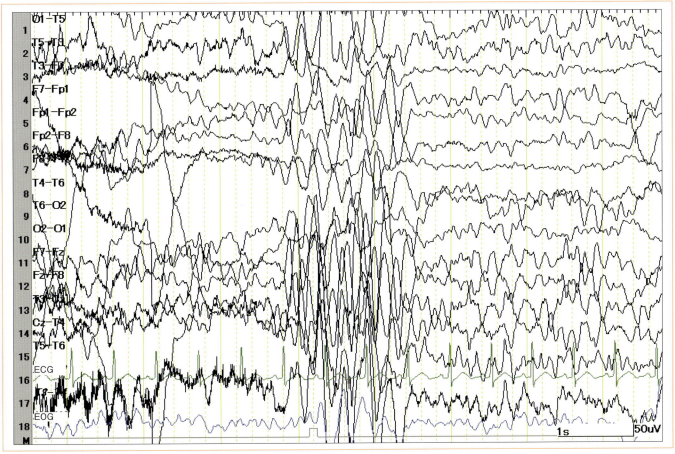

図2.2.28　覚醒後過同期（postarousal hypersynchrony）（11歳）

> **Q** 睡眠薬は何を使用したらよいですか？
>
> **A** 自然睡眠に近い脳波になるような薬剤を使用する。
>
> 　脳波検査は覚醒から軽睡眠までの記録が原則であるが，どうしても電極を装着させてくれなかったり，暴れたりして記録できない場合は睡眠薬を使用して検査を行わなければならなくなる。使用する薬剤は脳波に影響を与えないもの，すなわち自然睡眠に近い脳波になるような薬剤を使用する。
>
> 　通常，小児の場合トリクロリールシロップ（短時間型）や抱水クロラール（中間型）が使用されるが，どちらも体内で同一物質に変化するので注意する。

▶参考情報
　まれに呼吸抑制も現れるため，使用時は酸素モニターやCO_2モニターでモニターしながら記録したほうがよい。成人の場合はラボナ錠など（短時間～中間型）を使用する。

2.2.3 成人の脳波

● 1. はじめに

　健常成人は覚醒，安静状態にあって閉眼しているときは徐波をほとんど含まず，主に10Hz前後で50μVのα波が後頭部優位に出現している。このα波に速波が混在している。

● 2. 覚醒脳波

(1) 波の周波数

　8～13Hzと定義されているが，成人の場合は通常10Hz前後である。8Hz前後の場合はslow alpha activityとよんでおり，何らかの脳機能障害の存在を予想する。α波の周波数は記録部位によって多少異なり，一般に前頭部のα波は後頭部よりも遅く，その差が1Hzにも及ぶ場合もある。

(2) α波の振幅

　導出法によっても異なり，個人差もあるが，およそ20～50μVとされている。後頭部の振幅が最も大きく，頭蓋の前方に向かうほど小さくなる。

(3) α波の左右差

　左右大脳半球の相同部位では，ほぼ左右対称でその周波数，振幅，出現率，位相などが等しい場合が多い。しかし，正常者でも左右差を示す場合があり，右側の振幅が大きい場合がある。

(4) α波の出現率

　出現率にはかなりの個人差がある。ほとんど連続して出現する場合，出現する時期としない時期がある場合，ほとんどみられない場合がある。

(5) α波の波形

　多くの場合は正弦波様の波形を示す。ときには陽性あるいは陰性の向きに尖った波形を示すことがあるが，いずれも正常範囲に入る。

● 3. 睡眠脳波

　脳波は睡眠の深さによって波形が変わり，特徴的な脳波パターンを示す。よってその波形から睡眠の深さを知ることができる。覚醒から睡眠までの変化を知っておかなければならない。また，睡眠は異常脳波の賦活法として用いられる。睡眠の分類には色々あるが，本項では現在国際的によく用いられているRechtschaffen & Kalesによる分類にもとづいて解説する。

①stage W
　まず覚醒時の脳波と比較して睡眠分類を行う（図2.2.29）。
②stage1：入眠期と軽睡眠初期
　覚醒中に出現していたα波が減少し振幅が低くなる。振幅の低い4～6Hzのθ波とβ波が不規則に出現する（抑制波期または漣波期）。
　次いで二～三相の振幅の高い瘤波（hump，頭頂鋭波；vertex sharp wave）が出現する（瘤波期）。
③stage2：軽睡眠期
　瘤波のみが現れる時期に続いて14Hzの紡錘波（spindle）が出現する。瘤波と紡錘波が結合して現れる時期（瘤波・紡錘波混合期）を経て，さらに睡眠が続くと紡錘波だけが中心頭頂部優位に出現する（紡錘波期）（図2.2.30）。これらの時期に音などの間隔刺激を与えると，K複合波（K-complex）が出現する（図2.2.31）。
④stage3：中等度睡眠期
　徐波が全誘導に出現し，2Hz以下で75μV以上の徐波が

20〜50%を占める。紡錘波は混在するが，頻度は少なくなる。前頭部あたりに12Hz前後の波が出現することもある。

⑤stage4：深睡眠期

2Hz以下で75μV以上の徐波が50%以上を占める（この大徐波は丘波ともよばれる）。紡錘波はみられなくなる（大徐波期または丘波期）。

⑥stage REM：REM睡眠期

日常の検査ではなかなか出現しない時期である。ナルコレプシーの患者ではしばしば出現する。終夜脳波検査においてstage4またはstage3に続いて，急に脳波はstage1のような低振幅の波形が出現し，急速眼球運動（rapid eye movement）の出現があるとREM睡眠期に入る。急速眼球運動と同時に頭頂部と前頭部にしばしば陽性の切れこみをもつθ波帯域付近の律動は，いわゆる鋸歯状波（saw-toothed waves）が出現する。この時期は睡眠中最も筋緊張が低下しており，自律神経機能が不安定にもなる時期で心拍数，呼吸数の増加や変動があり，陰茎・陰核の勃起などがみられる。この時期には夢をみていることが多い。

⑦覚醒反応（arousal response）

睡眠から覚めるには，睡眠深度に応じたなんらかの刺激によって覚醒する。

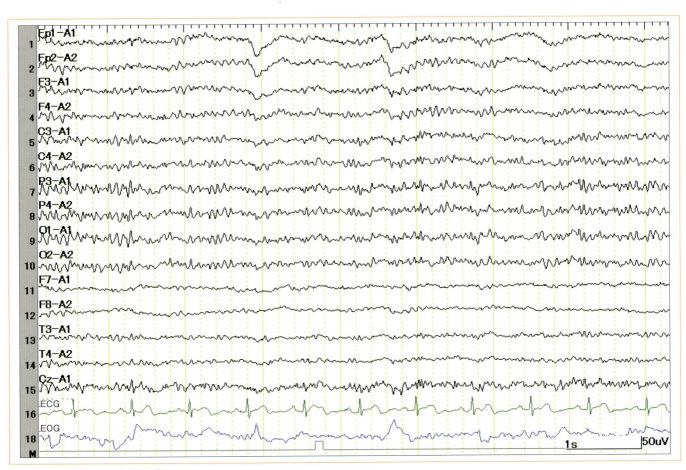

図2.2.29　覚醒（wake）（39歳）

2章　脳波検査

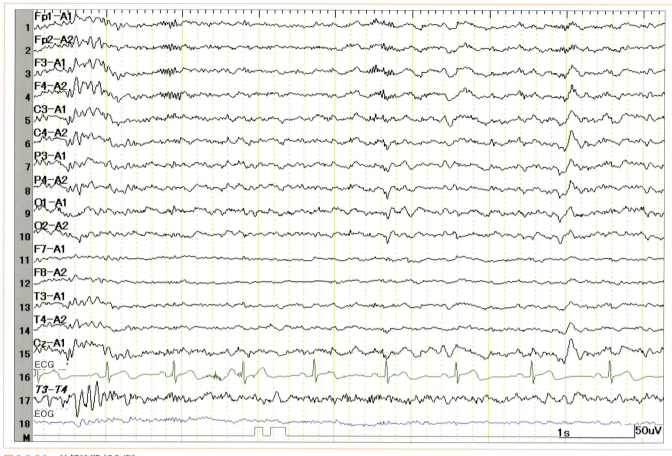

図2.2.30　紡錘波期（39歳）

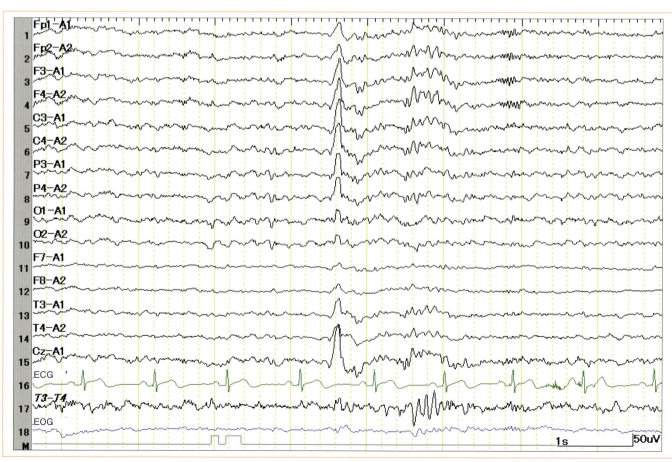

図2.2.31　K複合波期（39歳）

2.2 正常脳波

Q 脳波検査報告書とはどんなものですか？

A 読むことである程度の脳波像がわかるように書く報告書。

一例として，ある施設の報告書を図2.2.32, 2.2.33に示す。図2.2.32は覚醒時や賦活が可能な患者の報告書であり，幼児から成人まで使用する。①は患者情報，②背景脳波，③賦活（光刺激，過呼吸，睡眠），④アーチファクト，⑤記録条件，⑥突発波，⑦技師コメント，⑧判読結果。

図2.2.33は睡眠およびポータブル脳波検査報告書。①患者情報，②背景脳波，③睡眠情報，④意識状態（呼名，痛覚刺激），聴性脳幹反応，記録条件，⑤突発波，⑥技師コメント，⑦判読結果。

Q 脳波報告書のコメントにはどんなことを書きますか？

A 患者の状態や基礎波，律動，突発波などを記載する。

背景脳波については，α波の周波数および後頭部での律動の有無を確認する。また，徐波の出現について年齢的なものか，意識レベルに関係するものかを確認する。

突発波については，①突発波の種類，②出現部位，③単発か群発か，④覚醒と睡眠時の出現の度合い，⑤賦活での出現の有無などを記載する。

発作が起きた際には，①発作がどこから始まったか，②意識レベルはどうだったか，③眼球の状態，④身体の硬直状態，⑤チアノーゼの有無などを確認して記載する。

技師コメントには，①電極を装着するときの様子で意識レベルや変わった言動や行動がなかったか，②子供の場合母子同室だったか，③落ち着きがなかったか，④記録開始時から睡眠状態まで，⑤閉眼できていたか，⑥筋電図の混入が多かったか，⑦軽睡眠時のみに発作波出現するので次回も睡眠まで記録すること，などを記載する。

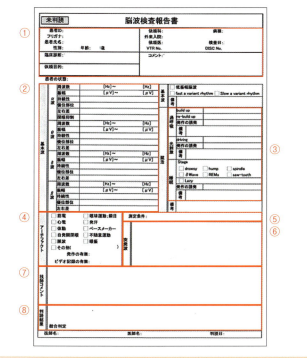

図2.2.32　脳波報告書例①

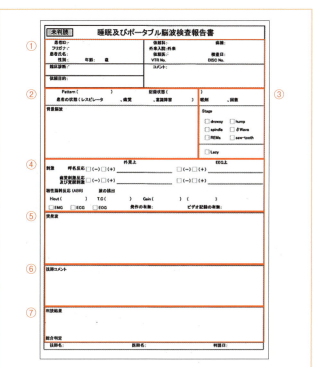

図2.2.33　脳波報告書例②

2.2.4 高齢者の脳波

● 1. はじめに

高齢者の脳波は診断特異性の低い所見が多く，日常診療において軽視される傾向がある。しかし認知症などの脳器質障害とうつ病などの機能的疾患との鑑別には有力な情報を提供できる。また，臨床的には診断困難な軽度の意識障害の早期発見にも有用であり，意識障害の変化を鋭敏に反映している。意識障害が発現する前に脳波変化が生じ，臨床症状の改善に遅れて脳波が回復する。

● 2. 加齢に伴う脳波変化

(1) 背景活動の徐波化

① α波の徐波化と広汎性

α波の振幅は成人と変わらないが，出現率は減少し，律動が断片化し連続性がなくなってくる。後頭部優位が乏しくなり，広汎化傾向を示す。広汎性αパターンは動脈硬化や高血圧にみられる場合がある (図2.2.34)。

② θ波の増加

6〜7Hzのθ波の出現が目立つ。ときに4〜5Hzのθ波が出現することもある。

③ β波の増加

とくに女性で増加する (図2.2.35)。80歳以上では著明に減少する。早期に消失するのは認知障害の徴候との意見もある。

● 3. 側頭部領域の特殊波形

(1) 側頭部徐波

健常な高齢者でも出現する。前側頭部優位で3/4は左側，その他は右側または両側に出現する。脳虚血との関連が示唆されるが，臨床症状を伴わない。

(2) カッパ律動 (κ律動)

両側 (とくに左側) の中側頭部に出現する速いθ波帯域からα波帯域 (6〜12Hz) の律動波である。左右半球で極性

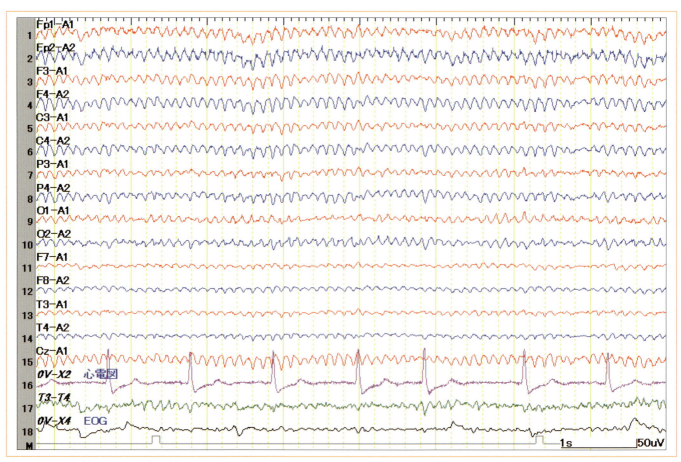

図2.2.34　広汎性αパターン (79歳)

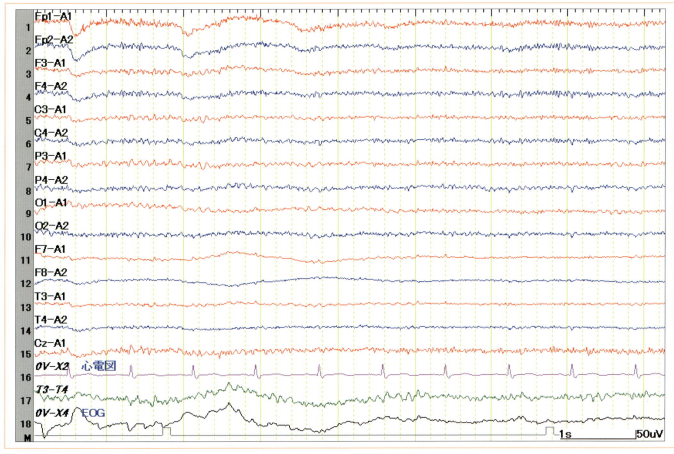

図2.2.35　β波が目立つ（78歳）

が逆となるためT3-T4の双極導出で目立つため，高齢者ではこの誘導を1つ増やすと判定しやすくなる（図2.2.36）。覚醒時だけでなく入眠期やときに軽睡眠期にも出現する。とくに基準導出ではα波との鑑別が必要である。

(3) ウィケット棘波 (wicket spike)

中（～前）側頭部に出現する鋭い波を混じる高振幅の6～11Hzの群発波である。両側性であるが，交代性に一側優位（とくに左側）に出現する。棘波と異なり徐波を伴わない。覚醒時にもみられるが，入眠期や軽睡眠期にも目立つ。特定の疾患との関連はない（図2.2.37）。

● 4. 主に入眠期に出現する特殊波形

(1) 前方部徐波律動

高振幅な1.5～2.5Hzの多形なδ波で2～10秒持続する。やや律動的ではあるが，単律動的でもない。前頭部に限局することが多いが，中心部あるいは前側頭部に波及する。ほとんどの場合，入眠期あるいは軽睡眠期に出現する。入眠期に軽度の刺激が加わったときに誘発される覚醒反応としての性質もある。健常高齢者の約16％に出現し，病的な意義に乏しい（図2.2.38）。

(2) SREDA (subclinical rhythmic electroencephalographic discharge of adults)

両側性ないし一側性の頭頂・側頭部優位に，4～7Hzの鋭い波形のθ波律動が長く持続する特異な波形である。覚醒時あるいは入眠期に出現し，過呼吸で誘発されることがある。振幅は40～100μV，ときに200～500μVに達する。周波数は5～6Hzが多いが，ときに2～4Hzのときもある。持続時間は40～80秒が多いが，15～20分続いた例もある。開閉眼，過呼吸，精神作業（暗算，読書，質問と返答など），物理的刺激（咳，光，音，触るなど）を行っても変化しない。とくに初老期以降に出現し，臨床的意義は不明である（図2.2.39）。

2章 脳波検査

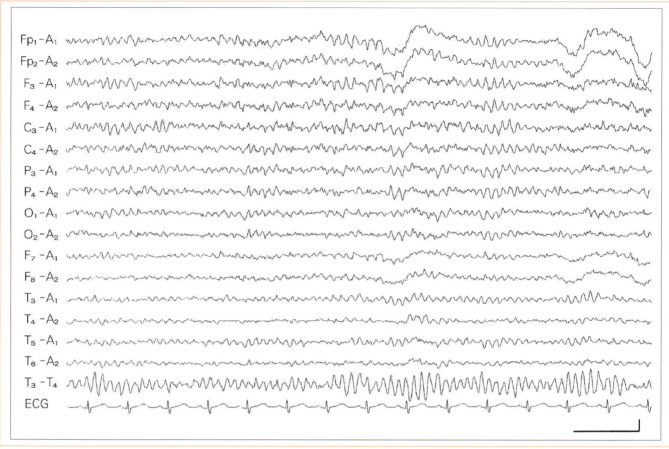

図2.2.36 カッパ律動（κ律動）

（松浦雅人：高齢者の脳波と読み方 臨床脳波，2003；45(8)，511より）

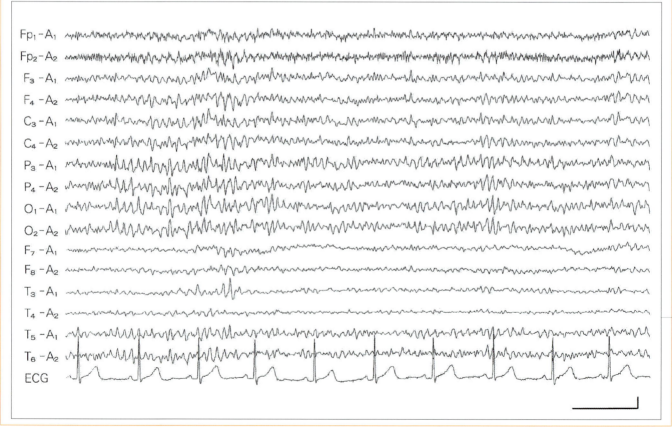

図2.2.37 ウィケット棘波（wicket spike）

（松浦雅人：高齢者の脳波と読み方 臨床脳波，2003；45(8)，511より）

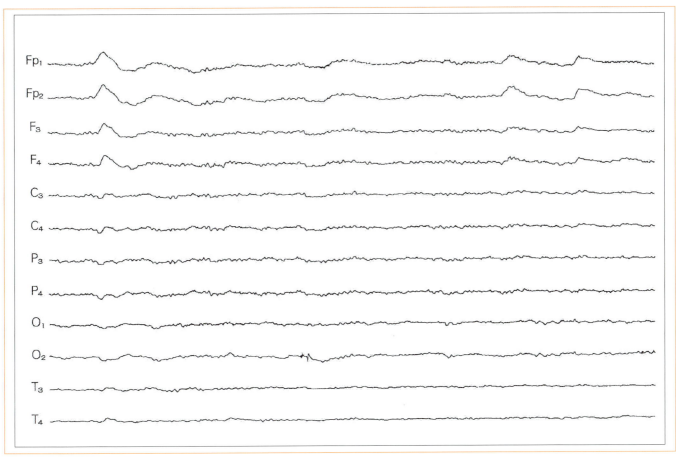

図2.2.38 前方部徐波律動

(松浦雅人：高齢者の脳波と読み方 臨床脳波, 2003；45(8), 512より)

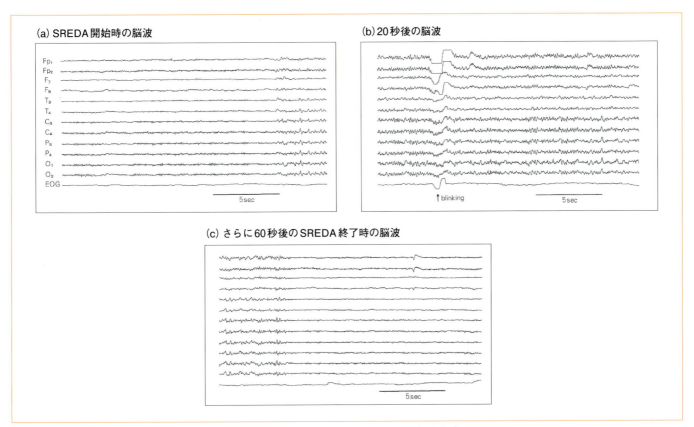

図2.2.39 SREDA (subclinical rhythmic electroencephalographic discharge of adults)

(松浦雅人：高齢者の脳波と読み方 臨床脳波, 2003；45(8), 513より)

5. 高齢者脳波判定

判読のおおまかな判定を表2.2.5に示す。

6. まとめ

年齢により特徴的な脳波がみられるため，各年齢層の特徴的な波形を把握しておくこと，判読するためには正しい電極装着，記録が重要になってくる。

表2.2.5　高齢者脳波判定

正常		・規則的な安定したα律動 ・低振幅の不規則な速波に少量のα波 ・α律動が主体で少量の6〜7Hzのθ波の混在 ・高振幅のα群発 ・多量のβ波の混在
境界		・広汎性αパターン ・臨床的意義の不明な突発波の出現
異常	軽度異常	・α律動が主体だが4〜5Hzのθ波の混入が多い ・θ波が主体でα波に乏しい
	中等度異常	・θ波が主体でδ波を混じる
	高度異常	・δ波主体 ・広汎性δ波に低電位脳波が挿間する
	極度異常	・ほとんど平坦脳波（電気的無活動）

［石郷景子］

参考文献

1) 石郷景子：新生児脳波のとり方 ステップアップ生理学的検査　脳波検査編③-1：THE MEDICAL&TEST JOURNAL，連載23, 2009.
2) 渡辺一功：新生児脳波入門, 3-33, 新興医学出版社, 東京, 2002.
3) 石郷景子：「睡眠脳波判定法（新生児・乳児・幼児・小児の睡眠脳波）」, 睡眠検査学の基礎と臨床, 松浦雅人（編）, 110-116, 新興医学出版社, 東京, 2009.
4) Parmelee, A.H., et al：Sleep states in premature infants. Develop. Med. Child Neurol., 9：70-77, 1967.
5) 早川文雄, 他：誰でも読める新生児脳波―新生児脳波の読みかた＆考えかた―, 8-16, 診断と治療社, 東京, 2008.
6) 石郷景子：「睡眠時無呼吸検査機器」, 臨床検査技師に必要な生理検査機能の常識―実例から学ぶとっさの判断―, 90-94, 丸善, 東京, 2009.
7) 大熊輝雄：「小児の脳波」, 臨床脳波学, 第5版, 103-115, 医学書院, 東京, 1999.
8) 前垣義弘：実践小児脳波入門―日常診療に役立つ脳波アトラス―, 11-48, 永井書店, 大阪, 2012.
9) 大熊輝雄：「正常睡眠脳波」, 臨床脳波学, 第5版, 119-134, 医学書院, 東京, 1999.
10) 松浦雅人：高齢者の脳波と読み方　臨床脳波, 2003；45(8)：447-514.

2.3 異常脳波

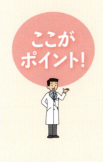

ここがポイント！

- 大脳の神経細胞の異常な電気的興奮は，脳波の異常として捉えられる。
- 異常脳波は，①非突発性異常波（基礎律動の異常），②突発性異常波，③周期性放電の3つに大別される。
- 脳波検査はてんかんの診断のみでなく，てんかんの発作型の判定にも役立つ。
- 適切な賦活や，くりかえし脳波検査を行うことでてんかん性放電の検出を高めることができる。
- 双極導出法で位相の逆転を認める電極間に発作波の焦点がある。
- 非てんかん性異常波やアーチファクトをてんかん性放電と間違えてはならない。
- てんかん以外で脳波検査が有用な疾患には，代謝性障害，内分泌障害，低酸素脳症，脳炎・脳症，薬物中毒，変性疾患，脳死など，大脳全体に障害が及ぶ疾患，脳腫瘍，頭部外傷による脳挫傷や硬膜下血腫，脳梗塞などの脳血管障害といった比較的局在性の障害から始まる疾患がある。

2.3.1 てんかん

1. はじめに

世界保健機関（WHO）では「てんかんとは，種々の成因によってもたらされる慢性の脳疾患であって，大脳ニューロンの過剰な発射に由来する反復性の発作（てんかん発作）を特徴とし，それにさまざまな臨床症状及び検査所見がともなう」と定義されている。てんかんの発作症状は多彩で，患者本人しかわからない軽微な知覚異常から全身けいれんまでさまざまな発作がある。異常放電を来す脳領域とその伝播の仕方により，種々の発作症状（発作型）を呈する。てんかんの有病率は，先進国では0.4〜0.8％であり，患者数はおよそ100万人と推定されている[1]。てんかんの発症はすべての年齢でみられるが，小児・思春期と高齢者での発症率が高い。低血糖，尿毒症，肝不全などの代謝障害，薬物中毒，脳炎などが原因でてんかん発作が誘発された場合の急性症候性発作，あるいは，失神，睡眠時行動異常，不随意運動，一過性脳虚血発作（transient ischemic attack；TIA），片頭痛，心因発作などの非てんかん発作は慢性疾患のてんかんと区別される。

2. てんかんの診断 (図2.3.1)

てんかんの診断には発作の情報が最も重要なため，問診で発作時の臨床症状を詳細に聴取するが，このとき，家庭での発作の様子の動画記録があると参考になる。てんかん発作が2回以上あり，脳波でてんかん性放電が確認されれば，てんかんの診断は確定される。画像やほかの検査は病因の診断に用いる。発作型，病歴，検査所見をもとにてんかん症候群の診断を行う。

3. 脳波検査

脳波検査はてんかんの診断に最も有用な検査である。脳波の棘波，鋭波はてんかん性放電とよばれ，てんかんの診

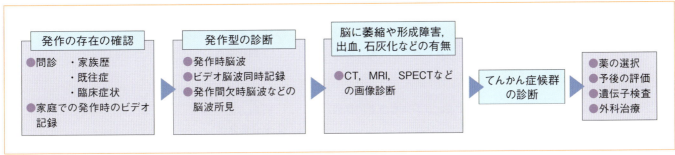

図2.3.1　てんかんの診断

断と分類のもととなる。てんかん患者のうち1回の検査でてんかん波を記録できるのは50〜70％程度とされており，睡眠賦活やくりかえし検査を行うことで，最終的には90％でてんかん性放電が記録できる[2]。しかし，発作間欠時にてんかん波がないことで，てんかんの診断を否定することはできない。また，脳波は抗てんかん薬の効果判定に用いられる。脳波検査中にてんかん発作が起きたら，脳波記録はそのまま続け，決して記録を中断してはならない。大半のけいれんは5分以内に自然に止まるため，患者の安全を確保し，発作症状を観察する（表2.3.1）。しかし，発作が5〜10分以上続く場合にはてんかん重積状態が考えられ，医師の処置が必要となる。てんかん重積状態とは発作がある程度の長さ以上続くか，または短い発作でも反復しその間の意識の回復がない状態をいう[3]。てんかん発作時の脳波を十分記録するにはしっかり電極を装着することが重要で，接触抵抗を下げ，圧縮包帯で固定し，コードは束ねておく。また，発作症状に応じて心電図のほかに筋電図，眼球運動，呼吸曲線などを同時記録することで診断の補助となる。

● 4. 治療

てんかん患者の約70％は，適切な抗てんかん薬の投与で発作が抑制され，通常の日常生活を送ることができる。しかし，約30％は薬物治療で発作のコントロールが困難な難治性てんかんに分類される[4]。抗てんかん薬は発作型にもとづいて選択し，部分発作にはカルバマゼピンを，全般発作にはバルプロ酸を第一選択薬とする場合が多い。

● 5. てんかんの分類

てんかんの分類は発作型分類とてんかん症候群の分類が使われている。てんかん発作型の分類（表2.3.2）は病因には言及せず，臨床発作像と脳波をもとに分類したものである。てんかん症候群の分類（表2.3.3）は，①脳波所見より，脳の深部から一度に脳全体に広がる全般性，大脳のある一部から起始している局在関連性のどちらかに分け，②病因より，年齢が関与し原因となる病因がない特発性，原因となる病因が明らかな症候性のどちらかに分け分類したものである。

● 6. てんかんの発作型分類[1]

脳の限局した領域から発作活動が始まるものが部分発作（焦点性発作）であり，発作の最初から両側半球が同時に発作活動を来すのが全般発作である。

(1) 部分発作

① 単純部分発作

意識が保たれた状態で，焦点の興奮による運動，感覚，自律神経または精神症状が起こる。脳波は対応皮質領野の焦点性放電を認める。

② 複雑部分発作

内側側頭葉に由来する発作は上腹部上行性不快感で始まり，動作停止，凝視，意識減損，口部自動症，上肢自動症を伴う。

表2.3.1 発作が起きたときの対応

1. 安全の確保 ・転落，転倒など意識障害下での無意識の行動による事故を防ぐ ・ベッドに柵をする 2. 発作症状の観察 ・意識（なし，あり） ・始まりはどこから（口，眼，手，足，その他）（全身，右，左） ・広がりはあったか（なし，あり） ・前兆（なし，あり）（気持ちが悪い，変な感じ） ・発作後の麻痺（なし，あり）（運動，言葉） ・発作後の意識の回復状態 3. 発作後 ・誤嚥防止のため顔を横に向ける ・発作後すぐに水を飲ませない（窒息を防ぐ） ・もうろう状態で動くことが（自動症）あるが無理に行動を抑制せず注意深く回復を待つ 4. 発作重積状態 ・5分以上続くようならば医師に連絡する。この間も患者の状態の観察は重要

表2.3.2 てんかん発作型分類（国際分類 ILAE 1981 改）

Ⅰ 部分発作（焦点性発作） 　A. 単純部分発作（意識減損がない） 　　1. 運動発作 　　2. 感覚発作 　　3. 自律神経発作 　　4. 精神発作 　B. 複雑部分発作（意識減損を伴う） 　C. 部分発作の二次性全般化 Ⅱ 全般発作（両側対称性で焦点起始を認めない） 　A. 欠神発作 　　1. 定型欠神発作 　　2. 非定型欠神発作 　B. ミオクロニー発作 　C. 間代発作 　D. 強直発作 　E. 強直間代発作 　F. 脱力発作 Ⅲ 未分類発作

（「てんかんの診断ガイドライン」，てんかん研究 2008；26(1)：110-113 を参考に作成）

表2.3.3 てんかんおよびてんかん症候群の国際分類（ILAE，1989 改）

	特発性 （年齢に関連して発病する）	症候性	潜因性 （症候性であるが原因不明のもの）
局在関連（焦点性）てんかん	・中心・側頭部に棘波をもつ良性小児てんかん ・後頭部に突発波をもつ小児てんかん ・原発性読書てんかん	・小児慢性進行性持続性部分てんかん（ラスムッセン症候群） ・特異な発作誘発様態をもつてんかん ・側頭葉てんかん ・前頭葉てんかん ・頭頂葉てんかん ・後頭葉てんかん その他	
	特発性 （年齢に関連して発病する　年齢順）	症候性	潜因性または症候性 （年齢順）
全般てんかん	・良性家族性新生児けいれん ・良性新生児けいれん ・乳児良性ミオクロニーてんかん ・小児欠神てんかん ・若年欠神てんかん ・若年ミオクロニーてんかん ・覚醒時大発作てんかん ・上記以外の特発性全般てんかん	1. 非特異病因 　早期ミオクロニー脳症 　サプレッション・バーストを伴う早期乳児てんかん性脳症 　上記以外の症候性全般てんかん 2. 特異症候群	・West症候群（点頭てんかん） ・Lennox-Gastaut症候群 ・ミオクロニー失立発作てんかん ・ミオクロニー欠神てんかん
分類不能てんかん	1. 全般発作と焦点発作を併有するてんかん ・新生児発作 ・乳児重症ミオクロニーてんかん ・徐波睡眠時に持続性棘波を示すてんかん ・獲得性てんかん性失語（Landau-Kleffner症候群） ・上記以外の未決定てんかん 2. 明確な全般性あるいは焦点性のいずれかの特徴をも欠くてんかん		
特殊症候群	状況関連性発作（機会発作） ・熱性けいれん ・孤発発作，あるいは孤発のてんかん重積状態 ・アルコール，薬物，子癇，非ケトン性高グリシン血症などによる急性の代謝障害や急性中毒の際にのみみられる発作		

（所司睦文：臨床脳波検査スキルアップ，金原出版，149，2012および日本てんかん学会ホームページ，てんかん用語集，てんかん症候群国際分類を参考に作成）

(2) 全般発作

①欠神発作
突然意識が減損し動作が止まる。持続は通常数秒から10秒程度で速やかに終了する。脳波は全般性3Hz棘徐波複合がみられる。

②強直間代発作
突然意識を消失し手足を強直させる強直けいれんに始まり，ガクンガクンと全身を揺らす間代けいれんに移行し，1分ほどで終息する。舌を噛んだり，失禁したり，転倒やけいれんのためけがをすることがある。発作後はもうろう状態で，多くは睡眠に移行する。発作時の脳波は，全般性律動性多棘波が強直相にみられ，次第に振幅を増していき，間代相に入ると全般性棘徐波が間代けいれんに一致してみられる。

③ミオクロニー発作
ピクッとした筋けいれんである。全身の筋に生じることもあれば一部の筋群のこともある。脳波は全般性多棘波あるいは全般性多棘徐波複合がみられる。てんかん以外の疾患でも生じることがあるため，脳波でてんかん性異常活動を確認することが必要である。

④脱力発作
頭部がガクンと垂れ，四肢筋群の脱力のため転倒する。脳波は全汎性棘徐波を認める。

● 7. てんかん症候群

(1) 小児欠神てんかん（childhood absence epilepsy；CAE）（図2.3.2）

5～7歳をピークに学童期に発症し，女児に多い。欠神発作は前触れもなく突然，意識消失し動作が停止する。持続時間は5～20秒前後で突然おわり，発作直前にやっていたことを発作終了と同時に再開する。発作は過呼吸で誘発される。脳波は3Hz全般性棘徐波複合が特徴的である。

(2) 若年ミオクロニーてんかん（juvenile myoclonic epilepsy；JME）（図2.3.3）

12～18歳に発症しミオクロニー発作，強直間代発作を来す。ミオクロニー発作は起床後すぐに起こることが多く，ピクンと震えて朝食時に物をこぼしたりする。薬剤により発作は抑制されるが，中止すると再発することも多い。強直間代発作の初発時に病院受診することが多い。脳波では全般性多棘徐波複合がみられる。

(3) ウエスト症候群（点頭てんかん）（West syndrome）（図2.3.4）

大部分が1歳未満に発症し，上肢屈曲，下肢伸展，頭部前屈，眼球上転する1～2秒のスパスム（点頭発作）が，くりかえして（シリーズ形成）出現する。精神運動発達の遅滞を認め，脳波はヒプスアリスミアを呈する。原因は多岐に

2章 脳波検査

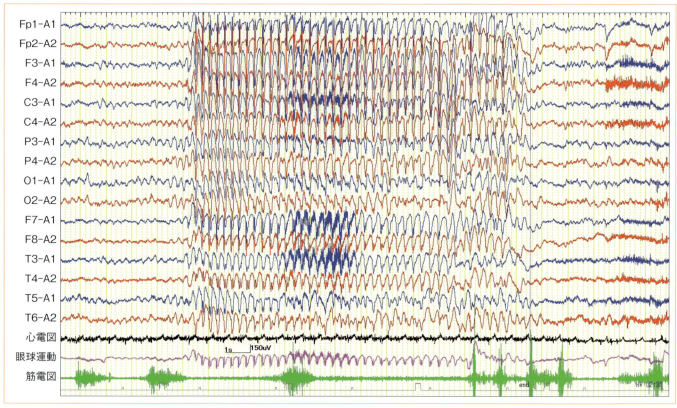

図2.3.2 小児欠神てんかん，覚醒（過呼吸中）（10歳女児，基準電極導出法）
7歳初発，数秒のボーッとして反応がなくなる発作がひんぱんに起こるようになった。
過呼吸中に動作が止まり，それに合わせて前頭部優位の3～4Hz全般性棘徐波複合が約15秒間連続して出現している。棘徐波は突然始まり突然終了している。脳波異常の消失とともに意識も改善した。全体像をわかりやすくするため振幅と時間を1/3にして表示している。

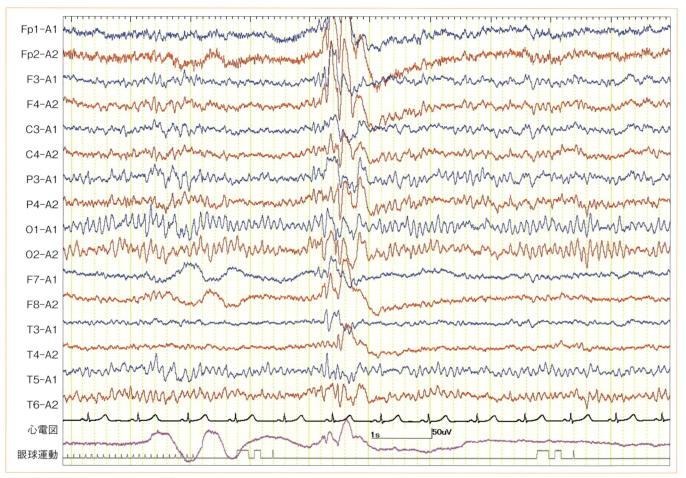

図2.3.3 若年ミオクロニーてんかん（12歳女児，覚醒時，基準電極導出法）
11歳時，毎日，朝方にブラシを落としたり，食事中に箸を落としたりするようになった。脳波で全般性多棘徐波複合を認めた。光刺激にて光突発反応を認めた。

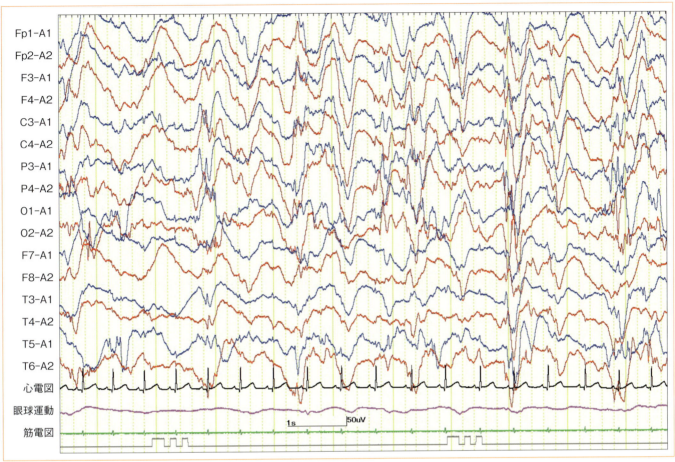

図2.3.4　ウエスト症候群　ヒプスアリスミア（6カ月男児，睡眠時，基準電極導出法）
生後5カ月より上肢または下肢を屈曲させ啼泣する発作をくりかえし起こすようになった。
脳波は高振幅徐波と高振幅棘徐波・鋭波が非同期性に無秩序に持続して出現している。

わたる。ACTH療法が発作軽減に有効であるが，精神発達の予後は不良なことが多い。

(4) レノックス・ガストー症候群（Lennox-Gastaut syndrome；LGS）（図2.3.5）

1〜6歳に発症するてんかん症候群である。発作型は多彩で短い強直発作，ミオクロニー発作，脱力発作などを呈する。脱力発作は本症候群に特徴的な発作であり，頻回で難治なことが多いが，脳梁離断術での治療効果が高い。脳波は全般性遅棘徐波複合が特徴的である。知的障害の合併や難治例が多い。

(5) 中心・側頭部に棘波をもつ良性小児てんかん（benign childhood epilepsy with centro-temporal spikes；BECTS）（図2.3.6）

小児てんかんの中で最も頻度が高く3〜14歳（ピークは5〜8歳）で発症する。片側の顔面，手や腕の間代けいれんが主症状で，発作は睡眠中とくに入眠直後と覚醒前が多い。このとき口の周囲の異常な感覚があり，流涎が多い。予後は極めて良好で，多くは成人までに治癒する。脳波はローランド発射が出現する。ローランド発射は中心・側頭部あるいは頭頂部にピークをもつ，中〜高振幅の二相性あるいは三相性の鋭波・鋭徐波であり，ローランド発射の後に小さな陰性徐波を伴い三相性を呈することが多い。ローランド発射は，睡眠に伴って出現頻度が増加し，高振幅となる。

(6) 側頭葉てんかん（temporal lobe epilepsy；TLE）（図2.3.7）

半数以上は熱性けいれんの既往がある。5〜10歳の発症が多いが，思春期以降の発症もあり，てんかんの中では頻度が高い。単純部分発作，複雑部分発作を来す。脳波は側頭前部に棘波が出現し，睡眠にて増加する。病因は海馬硬化症が最も多く，発作は難治性であるが，病変側の海馬切除が非常に有効である。

● 8. 心因性非てんかん発作

心因発作の場合は，頭部や体幹の不自然な回旋，四肢の複雑運動，無反応など多様な症状が認められるが，臨床症状に対応する脳波異常を認めない。てんかん患者は，ほぼ同じような発作をくりかえすが，心因性の発作の場合は，その時々で発作症状が異なり，観察者がいない場合には発

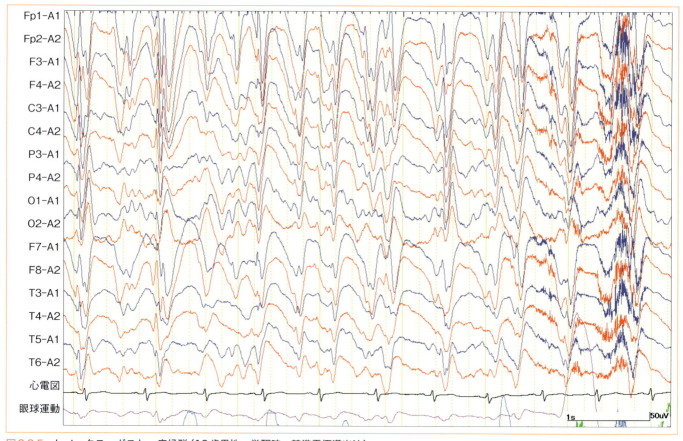

図2.3.5　レノックス・ガストー症候群（19歳男性，覚醒時，基準電極導出法）
12歳頃より全身強直発作が出現した。その後身体がガクンとなるスパズムや，起立したままボーッとする非定型欠神発作が出現し始めた。
13歳になり突然転倒する発作が出現し，けがが増え始めた。脳波は前頭部優位に1.5～2Hzの全般性遅棘徐波複合が出現している。

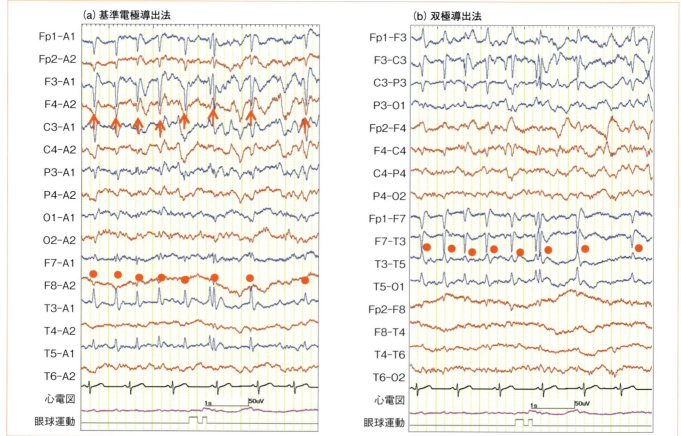

図2.3.6　中心・側頭部に棘波を示す良性小児てんかん（BECTS）（10歳男児，睡眠時，基準電極導出法）
睡眠中に左中側頭部（T3）に鋭徐波が頻回に出現している。
前頭部（F3）はそれに一致して陽性に振れている（単極導出であるが位相が逆転する）。

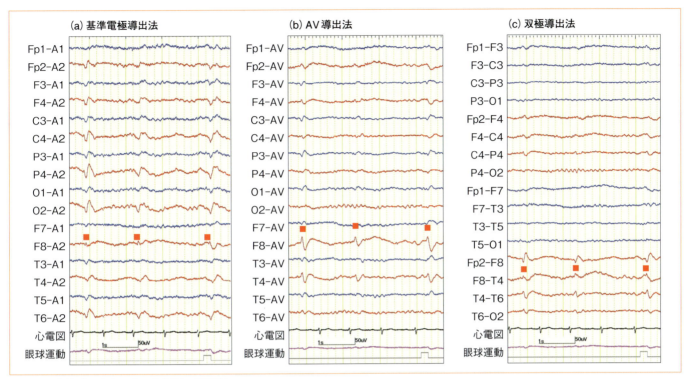

図2.3.7 側頭葉てんかん（17歳男児，睡眠時）
右耳朶（A2）を基準にした誘導は右前側頭部（F8）を除いて陽性（下向き）に振れている。これは右耳朶付近に大きな電位があり，近くの耳朶も同等の電位をもつため下向きに振れる（耳朶の活性化）。
このような場合には誘導法を替えAV誘導法や双極誘導（位相の逆転）を記録することで，焦点を明らかにすることができる。

作は起きないなどの特徴がある。ただし，心因発作と真のてんかん発作が並存する場合もあり注意を要する。また，心因発作は患者が自覚的に演じるのではなく，無意識の場合が多いことを念頭において検査を行うことが必要である。

● 9. てんかん性異常波と間違えやすい normal variant

(1) 熱性けいれん時にみられる非定型棘徐波 （pseudo petit mal）（図2.3.8）

欠神てんかんにみられる棘徐波複合に似ているが，棘波ははっきりせず，規則性がないためpseudo petit malとよばれる（petit malは小発作のことであり，欠神発作と同義である）。

(2) 6Hz棘徐波複合（phantom spike and slow wave） （図2.3.9）

4～7Hzの棘徐波で棘波の振幅は小さい（20μV以下が多い）。棘波は2相性で鋭く陽性に強く振れる。覚醒時や浅睡眠でみられる。

(3) 14＆6Hz陽性棘波（14＆6Hz positive spikes） （図2.3.10）

14Hz前後，6Hz前後のアーチ型の陽性棘波である。浅睡眠でみられる。

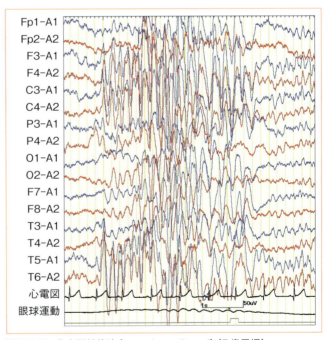

図2.3.8 非定型棘徐波（pseudo petit mal）（5歳男児）

(4) 睡眠時後頭部陽性鋭トランジェント（図2.3.11） （positive occipital sharp transient of sleep；POSTs）

基準導出誘導では50μV程度の小さな陽性波（下向き）。浅睡眠でみられ，年齢に関係なく出現する。

■2章　脳波検査

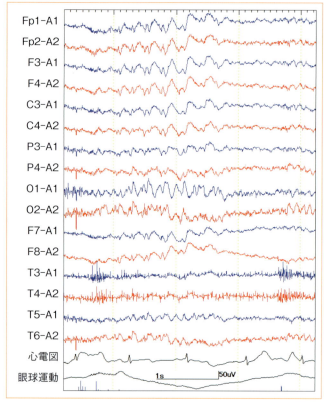

図2.3.9　6Hz棘徐波複合（12歳女児）

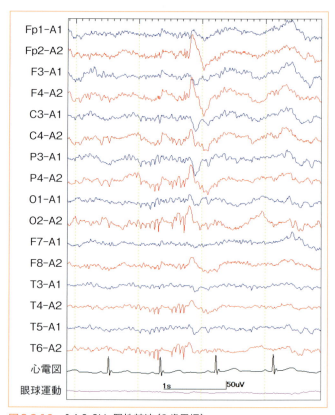

図2.3.10　14＆6Hz陽性棘波（9歳男児）

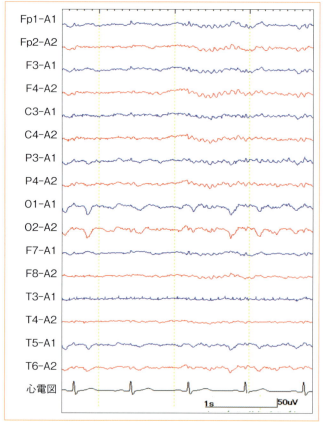

図2.3.11　睡眠時後頭部陽性鋭トランジェント（POSTs）
　　　　　（50歳男性）

［水野久美子］

2.3.2 代謝性障害による脳波異常

1. はじめに

代謝とは物質（水分，無機質，水分，糖質，脂質，蛋白質，核酸など）を吸収，合成，分解することであり，これら代謝の働きが障害された状態が代謝性障害である。肝性脳症や尿毒症性脳症，肺性脳症，低血糖などの糖代謝障害，水分平衡など，原病変が脳外性であっても大脳の神経細胞に影響を及ぼす病態であれば脳波異常を認める。

2. 肝性脳症における三相波

肝性脳症は重症肝疾患例でみられる精神神経症状。黄疸，腹水，消化管出血や腎不全などと組み合わさって生じる肝不全の最も特徴的な徴候であるが，中枢神経系の器質的病変は乏しい。精神神経症状や羽ばたき振戦といった臨床症状と，大脳の機能検査である脳波検査の所見が重要となり肝性脳症のグレード分類が可能となる（図2.3.12）。グレード0では脳波は正常であることが多い。普段より「なんとなくボーっとしている」などの臨床症状がみられ始めるグレードⅠでは，基礎律動の徐波化やθ波の混在を認めるようになる。

さらに臨床症状が進みグレードⅡとなると，基礎律動のさらなる徐波化やθ波の混在が目立ち，δ波の出現も認めるようになる。グレードⅢ～Ⅳでは基礎波は徐波主体となりδ波の混在が目立つようになる。この時期に，高振幅なδ波が左右差なく間欠的に出現し，鋭波と徐波の複合した

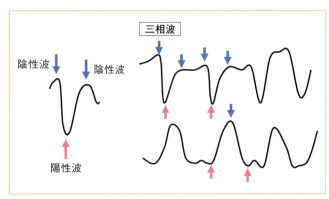

図2.3.13　三相波の特徴的なパターン
①約2Hz，②前頭部に優位で高振幅，③鋭波と徐波の複合波で三相性

陰性-陽性-陰性（または陽性-陰性-陽性）といった特徴的なパターンを示す三相波（図2.3.13）が記録されることがある。肝性脳症では比較的重症なこの時期に三相波が記録されることが多いが，必ずしも出現するわけではない。グレードⅤになると徐波化がさらに進み三相波は逆に出現しなくなる。

肝性脳症において徐波が出る機序は，脳内のアンモニア処理に伴って，①脳神経細胞エネルギー産生の低下（ATPの生成減少），②神経伝達物質の減少（グルタミン酸の減少），③脳浮腫（グリア細胞内の水分量増加），そのほかにも偽性神経伝達物質の産生などが関連しているといわれている。肝性脳症を疑う症例の脳波検査を行うときは，三相波の有無にとらわれず臨床症状を観察しながら徐波化の程度をしっかり記録することが重要である（図2.3.14）。

グレード分類			精神神経症状	はばたき振戦	脳波所見
0			異常なし	なし	正常
潜在（不顕）性			精神神経症状に異常はみられないが，定量的神経機能試験で異常を検出できる	なし	正常
臨床性	Ⅰ※		多幸的，抑うつ的，精神活動の鈍化，ぼんやりしている，いらいらして怒りっぽい，落ち着かない	通常なし時に軽度	徐波傾向
	Ⅱ	顕性	錯乱状態，傾眠，見当識低下，異常行動，せん妄状態	みられる	常に異常
	Ⅲ		ほとんど眠っている，時に目覚める，錯乱状態著しい，反抗的，興奮状態	みられる	常に異常
	Ⅳ		昏睡，強い刺激に反応	不能	常に異常
	Ⅴ		深昏睡，痛み刺激にも無反応	不能	常に異常

※：初診の患者では異常と判別できないことがあり，レトロスペクティブに診断されることが多い。劇症肝炎ではグレードⅡ以上の脳症（顕性脳症）がみられる

（渡邊明治：肝性脳症．日本医師会雑誌，122：S115-S120，1999より）

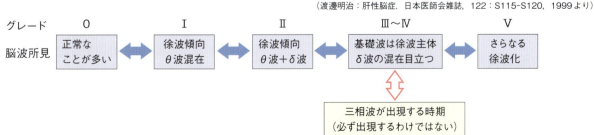

図2.3.12　肝性脳症のグレード分類

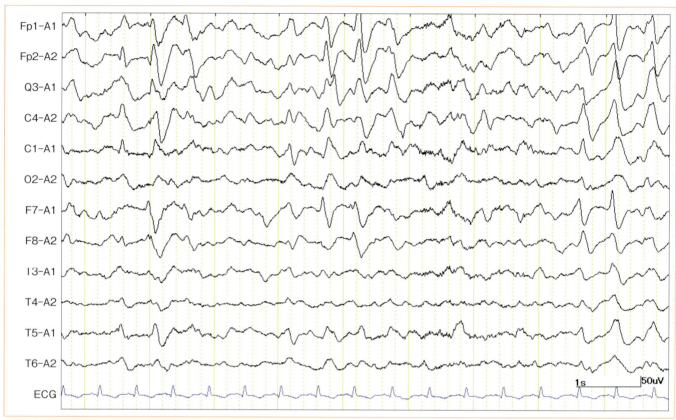

図2.3.14　上行結腸癌，多発性肝転移，肝不全による肝性脳症
基礎律動は徐波が主体となり，前頭部優位に三相波が出現している。

2.3.3　脳感染症による脳波異常

● 1. はじめに

　脳の炎症性疾患には脳炎，髄膜脳炎，髄膜炎があり，脳炎と髄膜脳炎において脳波異常が出現しやすい。髄膜炎では脳波異常が出現しても軽度なことが多い。原因となるものはウイルス感染が最も多く，細菌感染や寄生虫感染，プリオン感染などがあげられ，多臓器での感染巣からウイルス血症や菌血症として，または特発的に脳実質へ侵入する。症状は，発熱や頭痛，けいれんや意識障害で，ヘルペスなどのウイルス性や細菌性は急性に起こり，結核性や真菌性は亜急性に起こる。亜急性硬化性全脳炎を起こす遅発性ウイルス感染やクロイツフェルト・ヤコブ病のプリオン病などは慢性に数年かけて発症する。

● 2. 脳炎の脳波異常（図2.3.15）

　脳炎を急性期，亜急性期，回復期に分けると，急性期の脳波異常として非特異的な高振幅な徐波が広汎性もしくは局在性に出現する。急性期を過ぎて，てんかんや重篤な神経学的障害などの後遺症状を認めなければ，脳波異常は徐々に消失する。ただし，亜急性や慢性脳炎の症例は徐々に脳波異常が進行する。脳の炎症疾患には，脳炎のほかに髄膜脳炎，髄膜炎があるが，本来の脳炎に比べると脳波異常波は軽度である。

● 3. クロイツフェルト・ヤコブ（Creutzfeldt-Jakob；C-J）病（図2.3.16, 2.3.17）

　C-J病は大脳皮質，基底核から脳幹に及ぶ広い範囲で神経細胞の変性や脱落，海綿状態などを示し，感染性のあるプリオンタンパクによって発症するプリオン病である。認知症，小脳失調，視力障害などが現れ，認知症は発症すれば急速に進行し半年程度で無言無動状態となる。発症早期には不随運動のミオクローヌスが出現する。脳波上では全誘導にわたって高振幅の徐波や鋭波が両側同期性に反復して出現する。この周期的に出現する特徴的な波形を周期性同期性発射（periodic synchronous discharge；PSD）とよぶ。

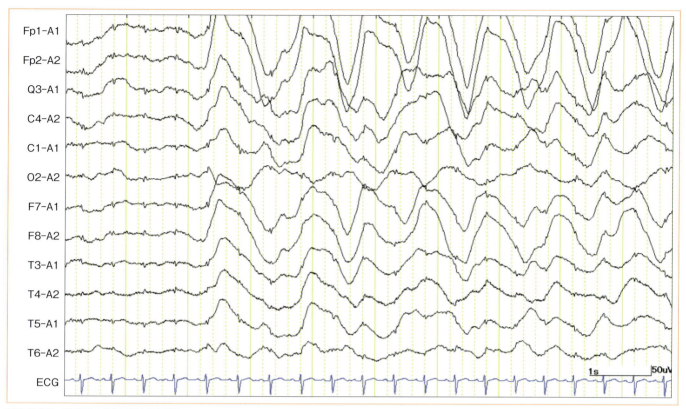

図2.3.15　脳炎時の脳波（15歳男性）
記録中けいれん発作用の体動を認めたが突発性異常波は（−）。

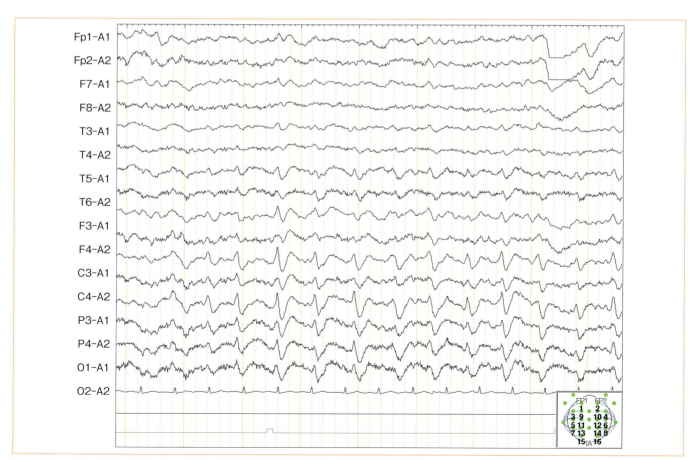

図2.3.16　クロイツフェルト・ヤコブ病，周期性同期性発射（PSD）初期（80歳代女性）

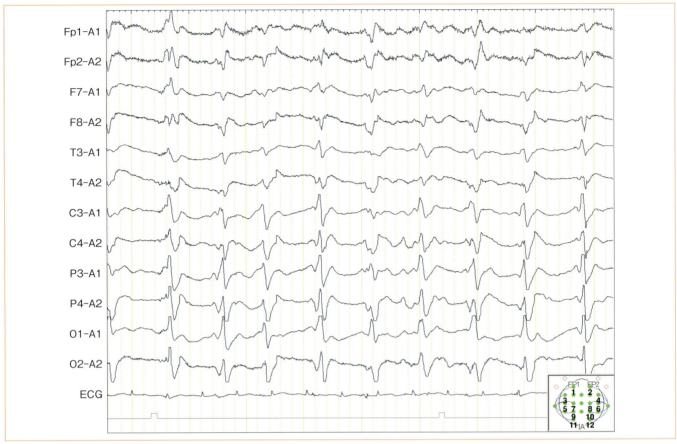

図2.3.17　クロイツフェルト・ヤコブ病，周期性同期性発射（PSD）30日後

表2.3.4　周期性の異常波を分類

全般性（両側性）		一側性（半球性，局在性）	
周期性同期性発射：PSD		周期性一側性てんかん様発射：PLEDs	
短周期（1秒前後）	長周期（2〜5秒前後）	短周期（1秒前後）	長周期（2〜5秒前後）
Creutzfeldt-Jakob病 無酸素脳症 肝性脳症 アルツハイマー型老年認知症	亜急性硬化性全脳炎	単純ヘルペス脳炎 脳血管障害（脳出血，脳梗塞） 脳腫瘍	脳腫瘍 脳膿瘍

注：PSDがみられる病態であっても，脳梗塞などの既往があればPLEDs様に出現することがある。
注：長周期で背景脳波が平坦であれば，burst-suppressionとなる。

4. 周期性の異常波

周期性に出現する周期性複合波は，約1〜5秒間隔で高振幅な徐波や鋭波が単独性もしくは群発性に反復して出現する脳波異常である。異常波の周期性，周期の長さ，側性によって分類される（表2.3.4）。大きく分けると，一側性（半球性，局在性）のものを周期性一側性てんかん様発射（periodic lateralizd epileptiform discharges；PLEDs），全般性に左右同期性で規則的に反復するものを周期性同期性発射（PSD）という。これらは脳感染症で特徴的な波形であるが，それ以外の病態でも出現することがある。

MEMO

PLEDsとPSD

PLEDsは，単純性ヘルペス脳炎や脳血管障害，脳腫瘍などでみられる。PSDは，C-J病や亜急性硬化性全脳炎，無酸素脳症，肝性脳症などの代謝性障害，アルツハイマー型老年認知症などでみられる。

2.3.4 頭部外傷による脳波異常

● 1. はじめに

頭部外傷とは，頭部に発生したすべての外傷の総称で，頭蓋軟部組織，頭蓋骨，硬膜，脳実質，脳血管，脳神経の損傷した状態である。頭部外傷における脳波検査の目的は，急性期における意識状態の把握の補助や，異常な電気活動の有無の確認であり，慢性期では頭部外傷後遺症における機能的評価が主となる。

● 2. 頭部外傷における脳波異常

頭部外傷は損傷の程度に大きな差があり，時間的な変化も加わってくるため，脳波検査を行う際には，受傷からどの時点で記録したかをきちんと把握する必要がある。異常波は頭部に加わる外力によって直接発生する外傷「局在性脳損傷」と，頭部に加わる外力にて脳組織が加速または減速して発生する「びまん性脳損傷」の2つの「病態」に分けて考えると整理しやすい（図2.3.18）。

(1) 局在性脳損傷の脳波

いわゆる脳挫傷の状態で，局在性の異常波（主に徐波）が出現する。

(2) びまん性脳損傷の脳波

軽症から重症まで必ず意識障害を来す。最も軽症のものが脳震盪であり広範な領域に外傷性脱分極が生じた状態と考えられている。脳波は徐波化だけでなく，低振幅速波が出現することがある。中等度の障害では，軸索損傷や脳血管損傷などの一次性脳損傷を反映した脳波異常を示し，意識状態の程度と基礎律動の徐波化が相関する。重症例では，強い意識障害の程度と強い徐波化が相関する。これは，脳浮腫や脳循環障害により頭蓋内圧上昇といった二次的な病態が加わり，徐波の出現を促進するためである。

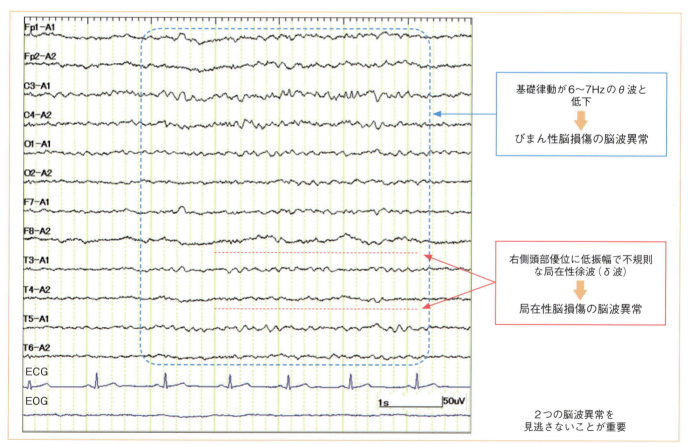

図2.3.18 頭部外傷による脳波変化
18歳男性。自転車に乗っていて乗用車と接触し受傷。
JCS30，不穏状態，顔面打撲，全身打撲で救急搬送された。

2.3.5 薬剤の影響による脳波変化

1. 薬剤の影響

脳波に影響を与える要因の中で薬剤の影響があげられる。ある種の薬剤では大脳の神経細胞に作用することで，神経細胞の電気的活動に何らかの変化を生じさせると考えられる。

麻酔，バルビツール酸系薬物，向精神薬，自律神経親和性薬，インターフェロン，モルヒネ，アルコール，薬物中毒など，脳波に影響を与える薬剤は多く，その変化も速波が混在するものや徐波化するものなど多種多様である（図2.3.19）。また薬物の使用量や投与方法（経口，筋注，静注など），急性か慢性などによって異なってくる。

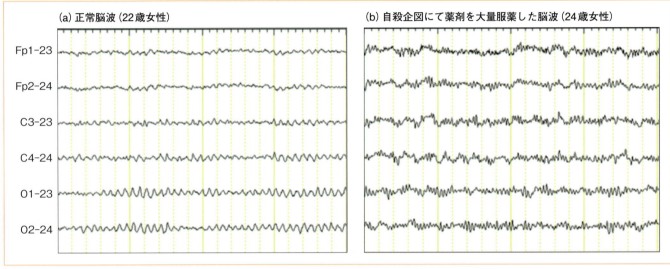

図2.3.19　薬剤の影響により速波が混在した脳波波形
(a)：後頭部優位に10Hz前後のα波がしっかり確認できる。waxing & waningも明瞭。
(b)：20Hzほどのβ波が広汎に混在しα波の出現は低下し不明瞭である。

[宇城研悟]

参考文献

1) 日本てんかん学会（編）：てんかん専門医ガイドブック，2-4，診断と治療社，東京，2014．
2) 日本てんかん学会（編）：てんかん専門医ガイドブック，5-6，診断と治療社，東京，2014．
3) 日本てんかん学会（編）：てんかん専門医ガイドブック，167-169，診断と治療社，東京，2014．
4) 日本てんかん学会（監）；てんかん治療ガイドライン2010，4-7，てんかんの診断ガイドライン作成委員会編，医学書院，東京，2010．
5) 日本てんかん学会てんかん症候群国際分類http://square.umin.ac.jp/jes/word/kokusaibunrui-taihi.html
6) 日本てんかん学会てんかん用語集http://square.umin.ac.jp/jes/logo-editing-mainmenu-41/language-j.html
7) 大熊輝雄：臨床脳波学，医学書院，東京，1999．
8) 大熊輝雄：脳波判読step by step「入門編」，医学書院，東京，1995．
9) 大熊輝雄：脳波判読step by step「症例編」，医学書院，東京，1995．
10) 市川忠彦：誤りやすい異常脳波，医学書院，東京，1986．
11) 飛松省三：成人における脳波検査，医学検査　2006；01．
12) 斉藤正範：脳波レポートの読み方，星和書店，東京，2001．

3章 睡眠障害についての疾患や検査法

章目次

- 3.1：睡眠ポリグラフ検査 …………… 96
  - 3.1.1 睡眠ポリグラフ検査の概要
  - 3.1.2 装着と記録誘導
  - 3.1.3 睡眠stage判定ルール
  - 3.1.4 覚醒反応（arousal）の判定ルール
  - 3.1.5 呼吸イベントの判定ルール
  - 3.1.6 PLMSの判定ルール
  - 3.1.7 PSG報告書

- 3.2：反復睡眠潜時検査 …………… 110
  - 3.2.1 MSLTの概要
  - 3.2.2 検査方法

SUMMARY

　睡眠障害には，過眠症や不眠症，概日リズム睡眠障害など多種の障害があり，また過眠症の中にも，肥満などにより睡眠中に気道が閉塞する閉塞性睡眠時無呼吸症候群やオレキシン神経系の異常が原因であるナルコレプシー，さらには睡眠不足の自覚認識がないことが特徴である行動誘発性睡眠不足症候群など，原因の異なる多くの疾患が存在する。近年は，これらの睡眠障害を診断し，また治療効果を判定するうえで検査も多様化されてきているため，われわれ臨床検査技師が睡眠医療へ関わる機会も増えている状況にある。検査としては，睡眠構築，呼吸障害の有無などを評価する終夜睡眠ポリグラフ検査（polysomnography；PSG）がよく知られているが，そのほかにも日中の眠気を判定する反復睡眠潜時検査（multiple sleep latency test；MSLT）や覚醒維持検査（maintenance of wakefulness test；MWT），さらに24時間を通して活動量を測定するアクチグラフ，睡眠中の胃食道逆流を確認する胃・食道内pHモニタリングなど多くの検査がある。とくにPSGに関しては，日中の眠気に伴う交通事故や労働災害などが社会的関心事になったことにより，睡眠時無呼吸症候群（sleep apnea syndrome；SAS）の精査目的のために需要が増加した背景がある。しかし，その一方で，わが国における解析ルールなどの標準化が進んでいないことが問題視されている。
　本章では，多くの睡眠検査の中から，とくにSAS診療におけるゴールデンスタンダードの位置づけにあるPSGと，日中の眠気を客観的に評価できるMSLTについて，検査・記録方法や解析方法，また検査上の注意点や問題点について解説する。

3.1 睡眠ポリグラフ検査

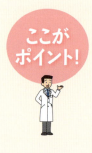

- PSGは，装着する電極やセンサ類が多く長時間の記録になるため，装着が外れないように種々の工夫が必要である。
- 検査中の患者に予測しがたい発作や睡眠時の異常行動がみられる場合もあり，検査時のattendedは重要である。また即座に対応するための知識と技術を身につける必要がある。
- 睡眠時の低換気評価を目的に行うPSGの場合には，経皮CO_2センサまたは呼気終末CO_2センサを使用するなど，センサの特性を理解し検査目的に応じたセンサを追加する必要がある。
- 使用する判定ルールにより検査結果が異なるため，採用ルールの選択は慎重に行い，また明記する必要がある。

3.1.1 睡眠ポリグラフ検査の概要

● 1. 睡眠ポリグラフ検査とは

終夜睡眠ポリグラフ検査（polysomnography；PSG）は，脳波・眼電図・顎筋電図・心電図・経皮的動脈血酸素飽和度（SpO_2）・呼吸運動などの多種の生体現象を同時に記録し，総合的に評価する検査法である。記録結果より，各睡眠stageの割合，無呼吸低呼吸指数（apnea hypopnea index；AHI），睡眠時周期性四肢運動（periodic limb movement in sleep；PLMS）などを算出して，種々の診断基準に用いられる。

一方，PSGの解析ルールは，現在わが国独自のものはなく，長年にわたり，睡眠stageは「R & K（rechtschaffen and kales）の国際判定基準（1968）」[1, 2]により，また，覚醒反応は「ASDA（american sleep disorder association）の微小覚醒反応判定基準（1992）」[3]を用いて判定されてきた。さらにほかの生体情報の判定に関しても，呼吸イベントは「米国睡眠医学会（american academy of sleep medicine；AASM）の勧告（1999）通称シカゴクライテリア」[4]に従い，周期性四肢運動（periodic limb movement；PLM）は「ASDAの判定基準（1993）」[5]を用いるなど，PSGの解析には，多くの基準が混在しているのが現状であった。

こうした背景の中，2007年にAASMでは，睡眠stageや呼吸イベントなどの各種のルールを集約した「AASMによる睡眠および随伴イベントの判定マニュアル2007」[6]を発表した。以後，本ルールは，ひんぱんな変更をくりかえしていたために，多くの施設では追随しきれず普及が遅れた経緯があるが，2014年9月に，日本睡眠学会が監訳している「睡眠および随伴イベントの判定マニュアル VERSION2.1」[7]の日本語訳が出版されたことにより，今後，わが国における普及は早まることが予想される。

本節では，PSGの記録誘導について概説するとともに，「AASM判定マニュアル VERSION2.1」[7]にもとづいた成人の睡眠stage・覚醒反応・呼吸イベント・PLMSの解析ルールについて述べることとする。

3.1.2　装着と記録誘導

1. はじめに

睡眠障害の診断と治療には，睡眠状態と睡眠中の身体機能を客観的に評価するPSGが有用である．以下に一般的なPSGで記録される検査誘導と結果から得られる情報の概要について述べる（図3.1.1）．

2. 脳　波

脳波の記録は，睡眠stageの判定を主な目的としており，基本的には前頭部；F3, F4，中心部；C3, C4, 後頭部；O1, O2の6誘導の記録が推奨されている[7]．また，基準電極は対側の乳様突起；M1, M2を用いる（図3.1.2）．前頭部誘導のF3-M2, F4-M1では，主に徐波の判断に用いられ，中心部誘導のC3-M2, C4-M1は頭頂鋭波（vertex sharp wave；V波），紡錘波（spindle），K複合波（K-complex）の観察に適している．後頭部誘導のO1-M2, O2-M1では，α波が優位に出現することから覚醒から入眠に移行する際の判定に有用である．

3. 眼電図

左外側眼角から1cm下方（E1）と，右外側眼角から1cm上方（E2）に電極を装着し，E1-M2, E2-M2の誘導を記録する（図3.1.3）．眼球の左右・上下の動きが観察可能であり，急速眼球運動の確認はREM睡眠stageの判定に必要である．また，緩徐な眼球運動はとくに入眠期の判断に有用である．

4. 顎筋電図

下顎の下縁から1cm上方（顎Z）と，下縁から2cm下方で正中線より2cm左方（顎1），および右方（顎2）の計3カ所に電極を装着する（図3.1.4）．基準電極は顎Zとして，顎1-顎Z, あるいは顎2-顎Zのいずれかの誘導の筋電図を記録し，片側は記録不良の際の予備とする．筋電図の電位は，一般的に覚醒時が最も高く，深睡眠，REMの順に低電位となるため，各睡眠stageの判定に有用な情報となる．

5. 下肢筋電図

測定部位は，一般的には両脚の前脛骨筋を用いる．電極は前脛骨筋の中央付近で長軸方向に装着し，電極間距離は2～3cm, あるいは前脛骨筋の1/3の長さのどちらか短い

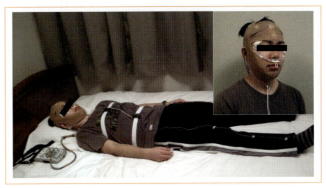

図3.1.1　PSG
脳波・眼電図・顎筋電図・心電図・経皮的動脈血酸素飽和度（SpO$_2$）・呼吸運動などの多種の生体現象を，同時に記録する．

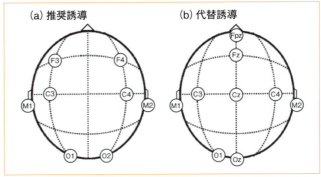

図3.1.2　脳波誘導
(a)：F4-M1, C4-M1, O2-M1
　　予備の電極をF3, C3, O1, M2に装着し検査不良の際に使用する．
(b)：Fz-Cz, Cz-Oz, C4-M1
　　予備の電極をFpz, C3, O1, M2に装着し，Fz→Fpz, Cz→C3（またはC4），Oz→O1, M1→M2に変更し使用する．
（国際脳波学会連合標準電極配置法（10-20法）より）

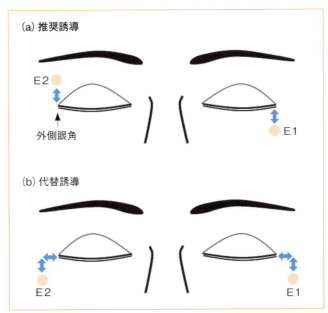

図3.1.3　眼電図誘導
(a)：E1-M2, E2-M2
　　E1は，左外眼角から1cm下方に装着する．
　　E2は，右外眼角から1cm上方に装着する．
(b)：E1-Fpz, E2-Fpz
　　E1は，左外眼角から1cm下方で1cm外側に装着する．
　　E2は，右外眼角から1cm下方で1cm外側に装着する．

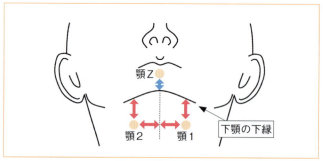

図 3.1.4　顎筋電図誘導
顎1-顎Z　もしくは，顎2-顎Z
顎Z：下顎の下縁から1cm上方で正中線上に装着する。
顎1：下顎の下縁から2cm下方で，正中線より2cm左方に装着する。
顎2：下顎の下縁から2cm下方で，正中線より2cm右方に装着する。

ほうの距離につける。PLMSは片側だけのこともあるが，両側同時に運動が観察されることもあるため，左右対称に装着する。また，上肢の周期性運動障害が疑われる場合には，上肢筋電図の記録を追加する。PSG上の表示感度は，弛緩させた状態で±5μV以内にとどまるようにし，記録感度は通常±100μVで行う。

● 6. 気流信号

診断目的PSGの場合には，口鼻の温度気流センサと鼻圧トランスデューサの2つを装着する。主に無呼吸イベント判定には，口鼻の温度センサから求めた波形の振幅が用いられ，また，低呼吸イベント判定には鼻圧トランスデューサから求めた波形の振幅を使用することが推奨されている。気道陽圧（positive airway pressure；PAP）機器を用いた治療目的PSGの場合には，PAP機器からの気流信号をPSG機器に取り込み記録する。

● 7. 呼吸努力信号

センサとしては，食道内圧と，2本の胸腹部（respiratory inductance plethysmography；RIP）ベルトが推奨されている。食道内圧は，胸腔内圧を反映し，呼吸努力の検出感度が高いが，侵襲的であることからルーチンPSGでの使用は困難である。RIPセンサは，伸縮性のある布に全周囲にコイル型センサが縫いつけてあるタイプであり，体位変換の影響を受けにくく，検出感度がよい[8]。呼吸努力信号は，無呼吸や低呼吸のタイプを判定する際に重要となる。

● 8. 酸素飽和度

測定はパルスオキシメータにより行われる。一般的には，利き手と反対側の指にプローブを装着する。酸素飽和度は，パルスオキシメータから求めた値を数秒ずつ，もしくは数拍ずつ平均し，その値をPSG上に記録している。平均時間の設定は，記録機器によって異なるが，とくに睡眠時無呼吸症候群（sleep apnea syndrome；SAS）患者の酸素飽和度は瞬時に変化するため，心拍数に影響を受けるが，3秒以内が推奨される。

● 9. 体　位

体位センサは，呼吸努力信号を記録する胸部ベルトの上に取りつけることが一般的である。閉塞性睡眠時無呼吸症候群（obstructive sleep apnea syndrome；OSAS）では，呼吸イベントの出現頻度や重症度は体位の影響を強く受けるため，気流信号などと同時記録して評価することはとくに重要である。

● 10. 心電図

主に用いられるモニタ誘導は第Ⅱ誘導であるが，装着の簡便さから両肩に装着し第Ⅰ誘導を記録する施設が多い。QRS波高が極端に小さくなければとくに問題はないが，心拍数のカウントに支障がある場合などは，適宜変更する。PSG中に重篤な不整脈が発生している場合も少なくないので，心電図記録は重要である。

● 11. いびきセンサ

一般的には圧電素子を用いた振動センサが使用される。センサの装着位置は，偽いびきや声などを出してもらい，振動が確認できる喉頭隆起のやや横側につけるとよい。ほかにマイクロフォンを用いた音響センサや，鼻圧トランスデューサから求める測定法などがある。

● 12. その他

疾患や検査目的によりセンサを適宜追加し記録する。主なものとして，睡眠時低換気を非侵襲的に評価する経皮CO_2センサや呼気終末CO_2センサなどがある。また，てんかん疑い患者を検査する場合には，脳波の追加誘導についても積極的に検討する。歯ぎしりの判定をしたい場合には，咬筋に電極を装着する。

3.1.3 睡眠stage判定ルール

1. はじめに

睡眠障害の程度を評価するうえで，睡眠の質評価は重要である．stageの判定は，PSGの記録開始時点から，30秒単位で1エポックずつ仕切り，1エポックごとにstageを判定する．各stageの名称は，覚醒はstage W，睡眠stage1はstage N1，stage2はstage N2，stage3と4を合わせてstage N3，stage REMはstage Rと記載する[7]．以下に各stageの特徴を示す (図3.1.5)．

2. stage W

安静閉眼時に8〜13Hzの漸増・漸減したα律動が後頭部優位にみられ，その割合がエポックの50%以上を占めているか，あるいは50%未満であっても，瞬目や急速眼球運動，読書眼球運動などを含めた際に50%を超える場合はstage Wと判定する．

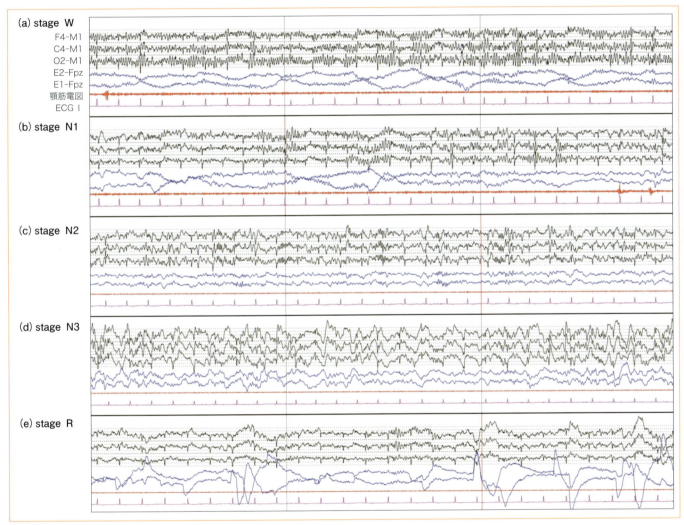

図3.1.5 睡眠stage判定
(a) stage W ：閉眼時に8〜13Hzの漸増・漸減したα律動が，特に後頭部優位にみられる．
　　　　　　　眼球運動は，急速ではないがエポック全体にみられる．顎筋電図は，高電位である．
(b) stage N1：α律動が減少し，低振幅でさまざまな周波数が混在している．
　　　　　　　緩徐な眼球運動がみられる．顎筋電図は，stage Wよりも少し低電位である．
(c) stage N2：低振幅でさまざまな周波数が混在している背景の中にspindleが出現している．
　　　　　　　眼球運動は，消失している．顎筋電図は，stage N1よりも低電位である．
(d) stage N3：振幅75μVを超える周波数0.5〜2Hzの徐波活動が，エポックの20%以上を占めている．
　　　　　　　眼球運動は，脳波が波及している．顎筋電図は，低電位である．
(e) stage R ：低振幅でさまざまな周波数が混在している．覚醒中のα律動よりも1〜2Hz低い周波数の波形がみられる．
　　　　　　　急速眼球運動がみられる．顎筋電図は，低電位である．

3. stage N1

α律動のみられる患者では，α律動が減少し，低振幅でさまざまな周波数の混在するlow amplitude mixed frequency（LAMF）が50％以上を占めた場合に，stage N1と判定する．α律動がみられない患者では，stage Wより1Hz以上低下した4～7Hzの脳波や頭頂鋭波，緩徐眼球運動のいずれかが最初に出現したところからstage N1と判定する．緩徐眼球運動がエポックの前半にみられた際には，そのエポックはstage N1に判定するが，後半に認められた場合には，次のエポックからstage N1とする．

4. stage N2

K-complexやspindleは，stage N2の特徴的な波形である．なお，本波形がエポックの前半にみられた際には，そのエポックはstage N2と判定する．また，後半に認められた場合には，次のエポックからstage N2とする．stage Wやstage N3，stage Rへの移行がみられた時点をstage N2の終了とする．また，体動後に緩徐眼球運動とLAMFの脳波を認めた場合はstage N1と判定し，N2は終了とする．

5. stage N3

振幅75μVを超える周波数0.5～2Hzの徐波活動が，エポックの20％以上を占める場合は，年齢に関係なくstage N3と判定する．また，K-complexについても振幅や持続時間がstage N3の徐波の定義を満たしていれば徐波活動として扱う．stage N3と判定した次のエポックにおいて，徐波の割合が20％以上の基準を満たさない場合にはstage N2と判定する．

6. stage R

エポックに以下の現象のすべてが確認された場合に，stage Rと判定する．
①K-complexやspindleを伴わないLAMFの脳波がみられる
②エポックの大部分で顎筋電図の低振幅および急速眼球運動を伴う
③エポック内のあらゆる位置で急速眼球運動を認める
これらの条件を満たした場合を絶対stage Rとよぶ．

絶対stage Rのエポック前後のstage判定については，急速眼球運動を認めなくとも，LAMF脳波で，かつ顎筋電図が低電位である場合にはstage Rと判定する．

stage Rの開始タイミングに関しては，そのままエポックを遡って観察し，覚醒反応がエポックの前半部分にみられた場合には，そのエポックからstage Rと判定し，後半に認めた際には，次のエポックからとする．一方，stage Rの終了は，継続中のstage Rに覚醒反応がみられ，その直後に緩徐眼球運動を認めた場合やstage Wあるいはstage N3への移行が確認された場合とする．なお，覚醒反応の直後に緩徐眼球運動を認めなかった場合はstage Rの継続とする．また，顎筋電図が低振幅であり，急速眼球運動を認めていた場合であっても，K-complexやspindleが単発ではなく，2つ以上混在している場合には，両者間をstage N2と判定する．

7. 体動を伴うエポックの判定

体動や筋活動に伴うアーチファクトにより，エポックの半分以上の脳波が不明瞭な場合は，α律動が部分的に，もしくは前後いずれかのエポックがstage Wと判定できれば，そのエポックをstage Wと判定する．このいずれにも該当しなければ，直後のエポックと同じ睡眠stageとして判定する．

3.1.4　覚醒反応（arousal）の判定ルール

1. arousal 判定

　10秒以上の睡眠脳波を認めた後に，脳波の周波数が急激に変化し，α波，θ波，あるいはspindleではない16Hzを超える周波数が3秒以上持続した場合には覚醒反応と判定する（図3.1.6）。ただし，REM睡眠中の覚醒反応は，1秒以上の顎筋電図の亢進を同時に伴う場合にのみ判定する。

　なお，判定については，後頭部と中心部の誘導を統合し行う。また，覚醒エポック内の覚醒反応についても覚醒反応指数（arousal index；ArI）に含める。

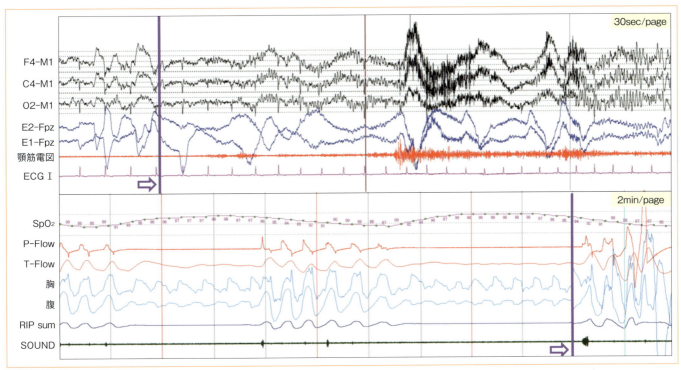

図3.1.6　呼吸イベントに伴う覚醒反応
閉塞性無呼吸イベントの呼吸再開時に，顎筋電図の亢進と同時に脳波の周波数の急激な変化が認められる。
P-Flow：エアープレッシャー法
T-Flow：サーミスタ法
RIP sum：胸・腹部のRIPベルトからの信号の和
SOUND：いびきセンサからの信号
※ ⇨ 上，下段の縦のカーソルは同時相を表している

3.1.5 呼吸イベントの判定ルール

● 1. はじめに

呼吸イベントから求めるAHIは，SASの診断や重症度評価に用いられるが，使用する判定ルールが結果に及ぼす影響が大きいことをあらかじめ理解しておく必要がある。

呼吸イベント評価に用いる気流センサは，診断目的PSGでは，無呼吸イベントは口鼻の気流を捉える温度センサが，また低呼吸イベントは鼻の気流を捉える鼻圧トランスデューサが，各々に第一選択のセンサとして推奨されている。しかし，実際の検査においては，口鼻の温度センサからの結果が不良の場合には鼻圧トランスデューサを，逆に鼻圧トランスデューサからの結果が不良の場合には口鼻の温度センサを，お互いの代替センサとして使用する。また，両センサの結果が不良の場合には，胸腹部のベルトから求めた波形の情報なども併せて総合的に評価する必要がある。一方，CPAPやNPPVなどのPAP機器を用いた治療目的PSGの場合には，PAP機器からの気流信号を無呼吸，低呼吸の判定に使用する[7]。

以下に，診断目的PSGにおける無呼吸，低呼吸の判定法を示す。

● 2. 無呼吸の判定

無呼吸イベントの判定は，推奨される口鼻の温度センサ，または代替センサから得られたイベント前の波形振幅を基準とし，90％以上に低下している時間が10秒以上持続していることが陽性基準となる。無呼吸の判定には，酸素飽和度低下の基準はない。

無呼吸イベントには，閉塞性，中枢性，混合性無呼吸がある。閉塞性無呼吸は，気流停止の部分に一致して持続あるいは漸増する吸気努力が胸腹部にみられる。中枢性無呼吸は，気流停止の部分すべてにおいて吸気努力は消失する。混合性無呼吸は，気流停止のはじめの部分は吸気努力が消失しているが，後に吸気努力が出現する（図3.1.7）。

● 3. 低呼吸の判定

低呼吸イベントの判定には，「推奨」と「代替」ルールがある。両者ともに鼻圧トランスデューサ，または代替センサから得られたイベント前の波形振幅と比較して，30％以上の低下が10秒以上持続していることが共通の基準となる。推奨ルールは，その基準に加えて酸素飽和度がイベント前より3％以上低下しているか，あるいは呼吸イベントに覚醒反応を伴っていれば低呼吸と判定する。代替ルールは，酸素飽和度の程度が4％以上の低下になり，かつ覚醒反応が加味されないなど，低呼吸判定の条件は厳しくなる。そのため推奨ルールと比べAHIは低くなるので注意する。

低呼吸イベントは，閉塞性と中枢性低呼吸に分けられる。しかし，実際には両者を明確に判定することは困難な場合が多く，「AASM判定マニュアル VERSION2.1」[7]の中ではオプションイベントとして扱われる。具体的には，以下の3つの定義が明記されている。

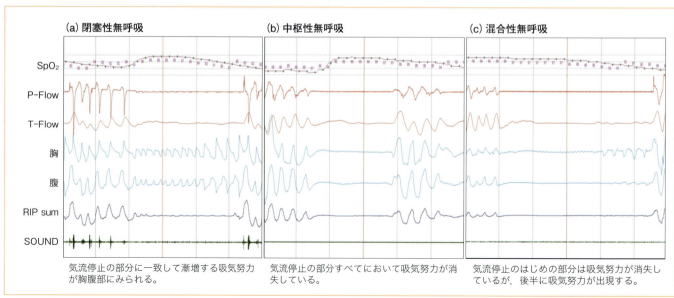

図3.1.7　無呼吸イベントの分類
P-Flow：エアープレッシャー法　　T-Flow：サーミスタ法　　RIP sum：胸・腹部のRIPベルトからの信号の和　　SOUND：いびきセンサからの信号

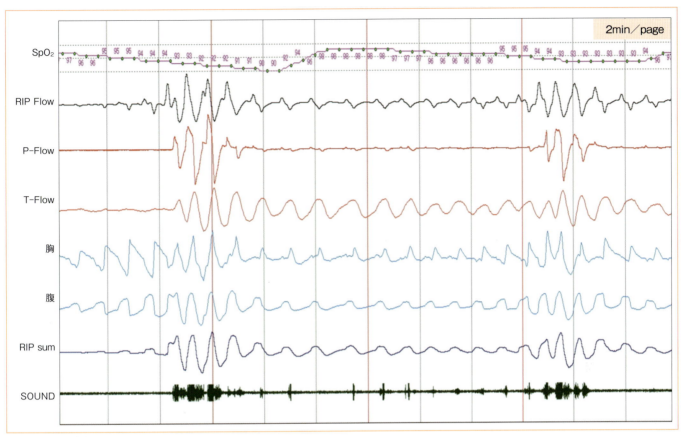

図3.1.8　閉塞性低呼吸
胸腹部の奇異性運動がイベント前は認められず，イベント中に認められる。
また，イベント中にいびきが認められる。
RIP Flow：胸・腹部のRIPベルトからの信号の和（RIP sum）を時間で微分した波形　　P-Flow：エアープレッシャー法　　T-Flow：サーミスタ法
RIP sum：胸・腹部のRIPベルトからの信号の和　　SOUND：いびきセンサからの信号

①イベント中にいびきを認める
②基準呼吸に比較して，吸気時に鼻圧あるいはPAP機器からの気流波形の平坦化を認める
③胸腹部の奇異性運動がイベント前には認めないが，イベント中に認める

これらのいずれかにあてはまる場合に閉塞性低呼吸（図3.1.8）と判定され，あてはまらない場合には中枢性低呼吸と判定できる。

 MEMO

1つの呼吸イベントの中に低呼吸と無呼吸が混在する場合の判定
　無呼吸の部分を10秒以上認めれば，低呼吸部分の時間によらず，イベント全体を無呼吸と判定する（図3.1.9）。また，逆に無呼吸の部分が10秒未満であれば，低呼吸と判定する。

stage W中に認められる呼吸イベントはAHIの計算に含めてよいか
　無呼吸や低呼吸のイベントの種類に関わらず，その呼吸イベントが睡眠stageのエポックにわずかでもまたがっていれば，呼吸イベントの大半がstage Wのエポック内であっても呼吸イベントとして，AHIの計算に含める（図3.1.10）。

4. 呼吸努力関連覚醒反応（respiratory effort-related arousal；RERA）の判定

「AASM判定マニュアル　VERSION2.1」[7]の中ではオプションイベントとして扱われる。RERAとして判定するための基準が2つある。無呼吸や低呼吸の判定には至らないが，覚醒反応を伴っている際に，①10秒以上にわたり，胸腹部に吸気努力の増加を認めた場合にはRERAとして判定する，②胸腹部に吸気努力の増加を認めない場合でも，10秒以上にわたり，鼻圧トランスデューサから得られた波形の吸気部形状の平坦化を認めた場合にはRERAとして判定する（図3.1.11）。

5. 低換気の判定

睡眠時低換気の判定にはCO_2モニタリングが有用である。本測定は「AASM判定マニュアル　VERSION2.1」[7]の中ではオプション項目として扱われているが，小児の診断目的の場合には，推奨項目となっている。
　PSGにおけるCO_2モニタリングは，観血的に測定する動脈血PCO_2では実用的ではないため，一般的には非観血的に測定できる呼気終末PCO_2や経皮PCO_2が用いられる。

3章 睡眠障害についての疾患や検査法

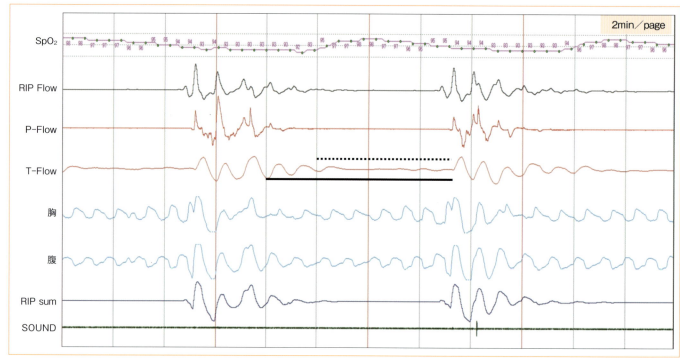

図3.1.9 呼吸イベントの中に低呼吸と無呼吸が混在する
無呼吸の部分（点線）を10秒以上認めれば，低呼吸部分の時間によらず，イベント全体を無呼吸と判定する。
RIP Flow：胸・腹部のRIPベルトからの信号の和（RIPsum）を時間で微分した波形
P-Flow：エアープレッシャー法
T-Flow：サーミスタ法
RIP sum：胸・腹部のRIPベルトからの信号の和
SOUND：いびきセンサからの信号

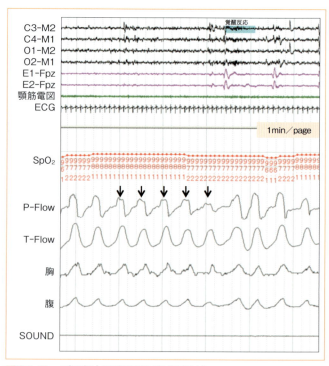

図3.1.10 stage W中に認められる呼吸イベント
無呼吸や低呼吸のイベントの種類に関わらず，その呼吸イベントが睡眠stageのエポックにわずかでもまたがっていれば，呼吸イベントの大半がstage Wのエポック内であっても呼吸イベントとしてカウントする。
①は呼吸イベントとしてカウントしない。②，③，④はカウントする。

図3.1.11 呼吸努力関連覚醒反応（RERA）
鼻圧トランスデューサから得られた波形の吸気部形状の平坦化（矢印）を認め，覚醒反応を伴っている。また「振幅がイベント前のベースラインよりも30％以上の減少が10秒以上持続する」という低呼吸のルールに当てはまらないことからRERAと判定する。
P-Flow：エアープレッシャー法
T-Flow：サーミスタ法
SOUND：いびきセンサからの信号

測定されたCO₂が55mmHgを超えて10分以上持続するか，または，仰臥位覚醒時と比較して，睡眠中に10mmHg以上の上昇と50mmHgを超える値の持続時間が10分以上確認された場合には低換気と判定する。PSGにCO₂を時系列記録することで，睡眠stageとの関係性を比較できるため有効である。

● 6. チェーン・ストークス呼吸の判定

一回換気量が呼吸ごとに大きくなり，その後，小さくなる漸増漸減パターンの呼吸を中枢性無呼吸や低呼吸を伴いながら周期的にくりかえす呼吸のことをチェーン・ストークス（cheyne-stokes）呼吸という。呼吸パターンの周期が40秒以上で3回以上連続することと，2時間以上のモニタ記録で，睡眠1時間あたり5回以上みられた場合にチェーン・ストークス呼吸と判定する（図3.1.12）。なお，中枢性無呼吸の開始点から次の無呼吸の開始点までが1周期である。

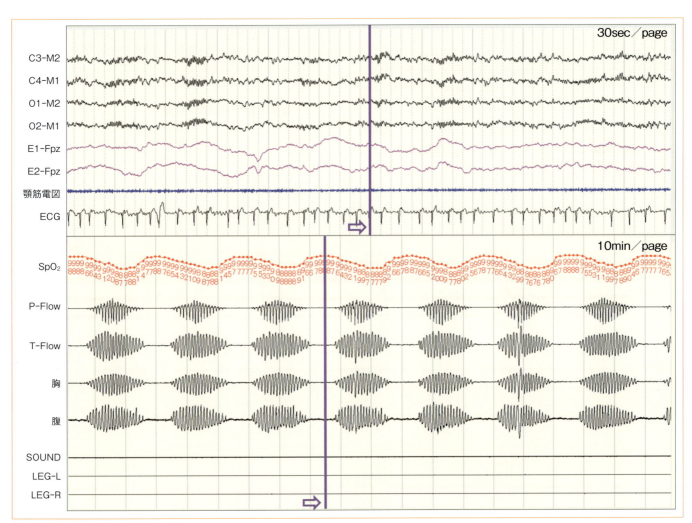

図3.1.12　チェーン・ストークス呼吸
一回換気量が呼吸毎に大きくなり，その後，小さくなる漸増漸減パターンの呼吸を周期的にくりかえしている。
P-Flow：エアープレッシャー法
T-Flow：サーミスタ法
SOUND：いびきセンサからの信号
※⇨上，下段の縦のカーソルは同時相を表している

3.1.6 PLMSの判定ルール

● 1. はじめに

前脛骨筋から求めた個々の筋電図の持続時間が0.5～10秒の場合をleg movement（LM）という。持続時間の計測は，筋電位が安静時よりも8μV以上増加した時点を開始とし，2μV未満の持続が0.5秒以上になった時点の始まりの部分を終了とする。通常，LMの多くは左右同時に筋電図上昇を認めるが，筋電図上昇が別々にみられた場合でも，その左右のずれが5秒未満であれば，単一のLMとして判定する。

PLMSとは，睡眠中に周期的にくりかえす四肢運動のことであり，PSGでは，一般的にはLMを測定して判断する。LMの周期性を判定する条件は，LMが最低4回以上くりかえされ，その間隔はLMの開始点から，次のLMの開始点までが5～90秒以内の場合とする。この周期的なパターンをPLMのシリーズ，またはシーケンスという。また，PLMSにより睡眠が分断し，中途覚醒や熟眠感不足，日中過眠，日中の活動低下がみられるなどの自覚症状が伴った場合には，周期性四肢運動障害（periodic limb movements disorder；PLMD）と診断される。

MEMO

LMが呼吸イベント中に認められた場合のカウント

呼吸イベントの前後0.5秒の間に認められたLMは判定しない（図3.1.13）。しかし，SASが合併している症例においては，PLMSが過小評価される可能性も考慮し，呼吸イベントとLMが同時にみられることについて，コメントを付記する必要がある。

覚醒反応とPLMの関連性

PLMシリーズ中のLMの場合には，覚醒反応とLMのどちらか一方の終了後0.5秒以内に，もう一方が認められた場合には，どちらが先であっても関連していると判断する。

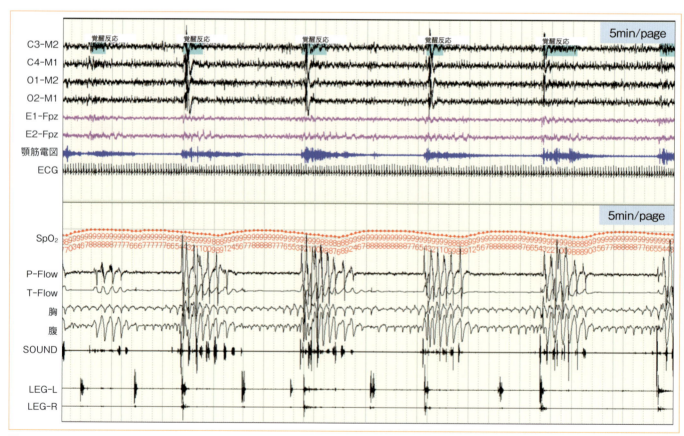

図3.1.13　PLMS
呼吸イベントの前後0.5秒の間に認められたLMは判定しない。図の中に認められる脚の動きは，すべてPLMSとしてカウントしない。
P-Flow：エアープレッシャー法，T-Flow：サーミスタ法，SOUND：いびきセンサからの信号

3.1.7　PSG報告書

● 1. PSG報告書の一般的記載項目

睡眠変数や覚醒反応，呼吸イベント，PLMSなど，PSG報告書に記載する一般的な項目を示す。

(1) 睡眠変数

①消灯時刻（lights out）（時：分）
②点灯時刻（lights on）（時：分）
③総睡眠時間（total sleep time；TST）
④総記録時間（total recording time；TRT）：AASMマニュアル Ver.2.1[7]では，消灯から点灯までの時間
⑤入眠潜時（sleep latency；SL）：消灯から睡眠stageとして判定された最初のエポックまでの時間（図3.1.14）
⑥stage R潜時（stage R latency）：入眠からstage Rの最初のエポックまでの時間（図3.1.14）
⑦入眠後覚醒時間（wake after sleep onset；WASO）= TRT－SL－TST
⑧睡眠効率％（percent sleep efficiency；SE）= TST／TRT×100
⑨stage W，stage N1，stage N2，stage N3，stage Rの各々の時間
⑩stage N1，stage N2，stage N3，stage Rの各々の時間のTST中での割合％

(2) 覚醒反応イベント

①覚醒反応（arousal）数
②覚醒反応指数（ArI）= 覚醒反応数×60/TST

(3) 呼吸イベント

①閉塞性無呼吸（obstructive apneas）数
②混合性無呼吸（mixed apneas）数
③中枢性無呼吸（central apneas）数
④無呼吸指数 AI =（閉塞性無呼吸数＋中枢性無呼吸数＋混合性無呼吸数）×60/TST
⑤低呼吸（hypopneas）数
⑥低呼吸指数（HI）= 低呼吸数×60/TST
⑦無呼吸＋低呼吸数
⑧無呼吸＋低呼吸指数（AHI）=（無呼吸＋低呼吸数）×60/TST
⑨SpO_2の平均値
⑩睡眠中の最低SpO_2
⑪Cheyne-Stokes呼吸の有無
⑫Cheyne-Stokes呼吸の持続時間（総時間あるいはTST中での割合％），またはCheyne-Stokes呼吸イベント数

(4) PLMSイベント

①睡眠中の周期性四肢運動数
②覚醒反応を伴う睡眠中の周期性四肢運動数
③睡眠中の周期性四肢運動指数（PLMS I）= 睡眠中の周期性四肢運動数×60/TST
④覚醒反応を伴う睡眠中の周期性四肢運動指数（PLMS ArI）= 覚醒反応を伴う睡眠中の周期性四肢運動数×60/TST

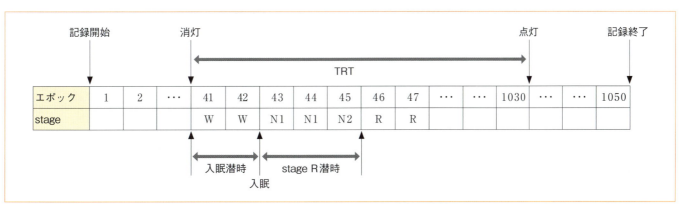

図3.1.14　睡眠変数

3章 睡眠障害についての疾患や検査法

Q きれいなPSG波形を得るためには？

A 電極，センサ類の装着・固定を工夫する。

脳波電極の装着に関しては，ペースト量を若干多めに使用すること以外は，通常の臨床脳波の装着と大きくは変わらない。まず，脳波電極の装着部に対して，医療用紙やすりや皮膚前処理剤などを用いて皮膚抵抗を下げた後に電極を装着し，その上をガーゼで覆い固定する。眼電図や顎筋電図など頭皮以外の電極には，サージカルテープを貼り固定する。電極を外れにくくするためには，リード線のまとめ方や電極固定の仕方を工夫する。具体的には，脳波電極のリード線は頭の中央部を経由し，反対側の耳の前に垂らし，眼電図・顎筋電図の電極は，同側の耳介を利用しまとめる。また，粘着性の弾力包帯を利用し，額・側頭・後頭部の全周と，顎・側頭・頭頂部の全周に巻きつけ，電極を包み込むように固定する。最後に，電極のリード線はすべて束ねる（図3.1.15）[9]。

Q OSAS患者のタイトレーションPSGとは？

A OSAS患者のCPAP至適圧を決定するために行われる検査。

呼吸状態や睡眠stageを確認しながら，遠隔操作にてCPAP至適圧を決定することをマニュアルタイトレーションという。その際に行うモニタリング検査をタイトレーションPSGとよぶ。

現在，検査体制が構築できないため，OSAS患者に対して，PSG非監視下でauto CPAPを使用して，至適圧を決定している施設が多い。しかし，auto CPAPは各社製品によってアルゴリズムに違いがあり，効果に差があることや，睡眠stageがまったく考慮されずに圧の調整が行われていることを理解しておく必要がある。

▶attended PSGの必要性

電極やセンサ類の装着と固定に工夫を懲らしても，長時間記録の中では電極が外れることや，センサから得られる情報の信頼性が乏しい場合なども決して少なくない。そのため，精度が高い記録を得るためには，検査時に立ち会うattended PSGを実施する必要がある（図3.1.16）[10]。

赤外線ビデオカメラによる映像や音声を監視しながら，記録された波形を確認することにより，患者の状態とPSG結果との整合性を確認することができる。また，記録不良がみられた場合には，電極やセンサ類の再装着も可能となるため，検査精度は格段に向上する。

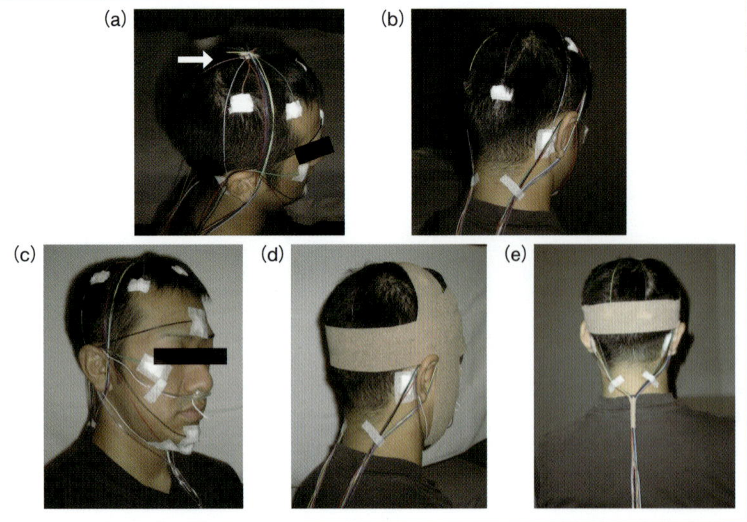

図3.1.15 脳波電極の固定の工夫
(a)：C3, O1, M1, F3など脳波電極のリード線は，一度中央（矢印部分）の位置を経由し，反対側の耳の前に垂らす。
(b)：眼電図や顎筋電図の電極は同側の耳介を利用し，図のようにリード線をまとめる。
(c)：すべての電極をガーゼで固定する。C3, C4, F3, F4, O1, O2以外の電極には，その上にサージカルテープを貼る。呼吸モニタ（鼻・口用センサ）は，テープで固定し耳介にかける。
(d)：粘着性弾力包帯による固定を行うと固定しやすい。
(e)：呼吸モニタ（鼻・口用センサ）以外の電極を図のように頭部の近い部位で一緒に束ねる。
（黒崎幸子：終夜睡眠ポリグラフ検査. Medical technology, 2010；38：167-172より）

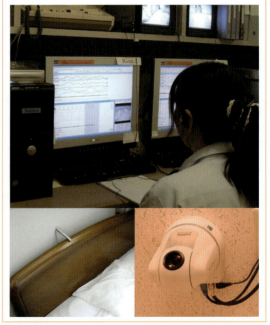

図3.1.16 attended PSG
映像と音声を監視しながら，患者の状態とPSG結果との整合性を確認している。
（黒崎幸子，他：睡眠ポリグラフ検査，診断と治療，2012；100(1)：121-128より）

2. 「3.1 睡眠ポリグラフ検査」のまとめ

PSGは，多くの生体現象を記録することにより，各種の睡眠障害の診断が可能となる。また，長時間にわたる検査の中で，電極やセンサ類が外れないための工夫や検査時のattendedの有無は，検査結果の精度を左右する大きな要素となる。また，検査中の患者に予測しがたい発作や睡眠時の異常行動がみられる場合もあるので，即座に対応できるように知識や技術を備えておくなど，安全管理面に対する強化も必要であると考える。

参考文献

1) Rechtschaffen A and Kales A (Eds): A manual of standardized terminology, techniques and scoring system for sleep stages of human subjects. Public Health Service, U.S. Government Printing Office, Washington DC, 1968.
2) 清野茂博（訳）：睡眠脳波アトラス［復刻版］－標語用語・手技・判定法－. 医師薬出版，東京，2010.
3) EEG arousals: scoring rules and examples: a preliminary report from the Sleep Disorders Atlas Task Force of the American Sleep Disorders Association. Sleep 15: 173-184, 1992.
4) Sleep-related breathing disorders in adults: recommendations for syndrome definition and measurement techniques in clinical research. The Report of an American Academy of Sleep Medicine Task Force. Sleep: 22: 667-689, 1999.
5) Recording and Scoring Leg Movements. The Atlas Task Force: American Sleep Disorders Association. Sleep 16: 748-759, 1993.
6) 米国睡眠医学会（著）／日本睡眠学会（監訳）：AASMによる睡眠および随伴イベントの判定マニュアル．ライフ・サイエンス，東京，2010.
7) 米国睡眠医学会（著）／日本睡眠学会（監訳）：AASMによる睡眠および随伴イベントの判定マニュアルVERSION 2.1. ライフ・サイエンス，東京，2014.
8) 黒﨑幸子，山寺幸雄：呼吸記録と判定のピットフォール．睡眠医療，2011; 5: 476-484.
9) 黒﨑幸子，山寺幸雄：終夜睡眠ポリグラフ検査．Medical Technology，2010; 38: 167-172.
10) 黒﨑幸子，山寺幸雄，髙﨑雄司：睡眠ポリグラフ検査．診断と治療，2012; 100(1): 121-128

3.2 反復睡眠潜時検査

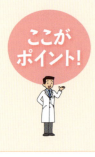

ここがポイント！
- MSLT前日までの睡眠と覚醒リズムを把握するために，1週間以上のアクチグラフまたは睡眠日誌の記録は重要である
- MSLTの結果は前夜の睡眠の影響を受けるため，PSGによる睡眠時間の確認が重要である
- 外部からの光や音の混入が検査結果に直接影響を与えるため，遮光・遮音を施した検査環境が必要である
- 入眠潜時やstage Rの出現の有無によって，記録時間や記録回数が変わるため，検査担当者はリアルタイムに睡眠stageを評価する必要がある

3.2.1 MSLTの概要

1. MSLTとは

日中の過度の眠気（excessive daytime sleepiness；EDS）の評価法として，自記式Epworth Sleepiness Scale（ESS）は，従来からよく用いられている。ESSは，日常生活の中の出来事を8つの質問にたとえて，寝てしまう可能性についてスコア化したものであるが，主観的であり，かつ個人差が大きいなどの欠点がある。一方，EDSの客観的評価法には，反復睡眠潜時検査（multiple sleep latency test；MSLT）や覚醒維持検査（maintenance of wakefulness test；MWT）の検査などがあるが，とくにMSLTは2008年4月より保険適用となり，ナルコレプシーを診断するうえで，現在注目されている検査法である。

MSLTから，入眠潜時（sleep latency；SL）や，入眠時レム睡眠期（sleep-onset rapid eye movement period；SOREMP）の有無を判定できるが，導き出される結果については，検査室の環境レベルや，検者の判断に左右される繊細な検査法である。

本節では，日本睡眠学会から発表されている「ナルコレプシーの診断・治療ガイドライン」[1]にもとづいたMSLTの記録誘導と判定法について解説する。

3.2.2 検査方法

1. はじめに

MSLTは，ナルコレプシーの診断に用いる場合には，日中の眠気を客観的に評価するために入眠潜時とSOREMPの確認を目的に施行される。また，検査前には十分な睡眠がとれていることが前提となるため，通常はMSLT前日にPSG検査を施行し，睡眠状態を確認した後に検査を開始する。以下にMSLTを実施するうえでの注意事項や検査手順について述べる。

2. 検査前日まで

① 検査2週間前までに，中枢神経刺激薬やREM睡眠を抑制する薬物などの服用は，原則中止する。
② 検査1週間前からは，睡眠と覚醒リズムを把握するために，アクチグラフを装着し，24時間の活動量を連続測定するか，あるいは睡眠日誌を記入する。
③ MSLT前夜は，PSGを施行し睡眠時間が6時間以上であることを確認する。6時間未満である場合には，MSLTの結果の信頼性が低いと判断されるため，PSG終了時間を遅らせるか，あるいは，MSLTの中止について検討する。

3. 検査当日

① 検査時の服装は普段着とし，アルコールやカフェインを含む飲料を摂取しない。

②検査室は，窓から光が入らないように遮光し，外部からの音を遮断するよう，周囲への協力の周知を含め，検査環境を整える。
③検査誘導は，C3-M2，C4-M1，O1-M2，O2-M1，眼電図，顎筋電図，心電図を記録する。
④MSLTの開始時間は，起床後，1.5～3時間以内に行う。以後2時間ごとに4～5回の検査を行う。
⑤注意事項としては，検査間は，覚醒状態を維持させ，過度の運動を避け，太陽の光などの高照度を避ける。朝食や昼食は，軽く摂取し検査開始の1時間前までに終了する。喫煙は各検査前30分から中止する。

4. MSLTの手順

①MSLTは，原則的には5回行う。それぞれを1Nap，2Nap，3Nap，4Nap，5Napとよぶ。以下に各Napの手順を示す。
・15分前：覚醒度があがるようなゲーム，テレビ，読書などは終了させる。
・10分前：靴を脱がせ，眠りやすい体勢を取ってもらう。
・5分前：入床させ，電極の装着や接触抵抗の確認などを行い，その後に「30秒間の開眼」，「30秒間の閉眼」，「くりかえし左右を見る」，「瞬きをさせる」，「歯を噛みしめる」などの較正をとる。
・45秒前：主観的な眠気について，質問する。
・30秒前：入眠するために体位が快適かどうかを確認する。
・5秒前：患者に，「静かに横になってください。楽な姿勢で目を閉じ，眠ってください」と指示する。
・0秒：直ちに消灯し，この時点をスタートエポックとする。
②各Napとも，最初の睡眠エポックまでをSLとするが，20分の間に入眠を認めなかった際には，SLは20分とし，終了する。
③入眠が認められた場合には，その入眠から15分間記録する。15分の間にstage Rが認められれば，SOREMPありと判定する。入眠エポックからstage Rに判定した最初のエポックまでの時間を，stage R潜時とする。
④SOREMPの確認目的で検査を実施する場合には，4NapまでにSOREMPをまったく認めないか，もしくは，2回以上の確認ができた場合には，4Napの測定で終了してもよい。
⑤ナルコレプシーの診断基準では，平均入眠潜時が8分以下であり，かつ，2回以上のSOREMPを認めた場合を陽性と判断する。

5. MSLT報告書

1Nap，2Nap，3Nap，4Nap，5Napの開始時刻，終了時刻，入眠潜時，stage R潜時。平均入眠潜時，SOREMPの回数などを報告する。

Q 覚醒維持検査MWTとMSLTの違いは？

A MSLTは眠りやすさを評価する。MWTは覚醒を維持できるかを評価する。

　MSLTと同様に日中の眠気を客観的に評価する検査法であるが，MSLTは眠りやすさを評価するのに対し，MWTは眠らないでいかに覚醒を維持できるかを評価する検査である。検査誘導は，MSLTと同様であるが，入床はしないで，ベッド上の背もたれに寄りかかった状態で，覚醒しているように指示して，検査を開始する。stageN1が3エポック出現するか，あるいはほかの睡眠stageが出現した時点を終了とする。睡眠stageが確認できなければ20分間，もしくは40分間の記録を行う。MWTの検査法には20分法と40分法があり，使用目的により選択されるが，一般的には40分間の記録を行い，覚醒を維持することの可否について判定する。

---

6. まとめ

　MSLTは，外部からの光や音の混入が検査結果に直接影響を与えるため，遮光・遮音を施した検査室の環境が必要となる。また，患者の入眠潜時やstage Rの出現によって，記録時間や記録回数が変わるため，検査を担当する臨床検査技師は，リアルタイムにstage評価ができる能力が要求される。そのため，一般的には，PSGの検査および解析の経験を十分に積んだ臨床検査技師により検査を実施する必要がある。

● 7. 3章のおわりに

本章では，多くの睡眠検査の中から，とくにPSGとMSLTを中心に検査の意義や記録方法，解析方法などについて解説した。

現在，PSGは睡眠呼吸障害のみならず，REM睡眠行動障害に代表される睡眠時随伴症（parasomnia）などの診断や治療効果判定においても広く利用されている。一方，MSLTは，日中の眠気を客観的に評価できる検査法として，とくに保険適用になってからは，導入施設が増えている傾向にある。

しかし両検査法は，睡眠障害に伴う睡眠の質を評価対象とするため，眠りやすい検査環境の確保が重要であることや検者の技量がデータに影響を及ぼすことなどを十分に理解する必要がある。また，わが国では，コストの問題から，attended PSGを実施していない施設が多いことや，検査法や解析ルールなどの標準化がなされていないことなど，多くの課題が残されている。日本睡眠学会では2001年より，睡眠医療の専門性向上のために睡眠医療専門施設の認定と，医師・検査技師を対象とした睡眠医療の認定医・認定技師の制度を発足している。睡眠医療における検査技師の役割や必要性は，今後，ますます高まることが予想されるが，たしかな知識と高い技術を持って，診療支援ならびに睡眠検査に臨むことを期待するものである。

［黒﨑幸子］

参考文献

1) 日本睡眠学会：「ナルコレプシーの診断・治療ガイドライン」http://www.jssr.jp/data/pdf/narcolepsy.pdf

4章 誘発電位検査

章目次

4.1：誘発電位検査総論 …………… 114
 4.1.1　誘発電位検査の特徴と目的
 4.1.2　記録方法
 4.1.3　記録波形の読み方

4.2：聴性脳幹反応 ………………… 118
 4.2.1　聴性脳幹反応の特徴と目的
 4.2.2　記録方法
 4.2.3　ABRの正常波形と起源
 4.2.4　臨床応用

4.3：短潜時体性感覚誘発電位 …… 124
 4.3.1　短潜時体性感覚誘発電位の特徴と目的
 4.3.2　記録方法
 4.3.3　上肢刺激SSEP
 4.3.4　下肢刺激SSEP

4.4：視覚誘発電位 ………………… 129
 4.4.1　視覚誘発電位の概要
 4.4.2　電極装着と記録条件
 4.4.3　臨床判断
 4.4.4　適応症状・疾患

4.5：事象関連電位 ………………… 135

4.6：交感神経皮膚反応 …………… 141

4.7：経頭蓋磁気刺激の基礎 ……… 146

SUMMARY

　誘発電位検査は，脳・神経系の機能的変化を非侵襲的にミリ秒単位で把握できる（時間分解能が高い）ことが大きな特徴であり，神経放射線学的画像診断法がめざましく進歩した現代においても，なくてはならない検査となっている。脳細胞や神経細胞の機能的な変化だけでなく，自律神経系や意識状態の変化なども客観的かつ定量的に把握できるため，脳死判定から高次脳神経機能，精神神経疾患の評価まで，その応用範囲は多岐にわたっている。

　一方，誘発電位検査は刺激に対する反応をみるため，被検者への説明と協力がとくに重要な検査である。また，目的とする電位は微細であり，アーチファクトの影響を受けやすいため，正しい結果をいかに正確に導くかが，臨床検査技師としての腕のみせどころである。正確な検査を実施するために最も重要なのは，測定機器の性能ではなく，検査を行う臨床検査技師の知識と技術である。担当する技師は，病態や生理学・解剖学などの医学的な知識はもちろん，測定機器の取扱い方法や各種測定条件の基本的な考え方，電気的安全性に関する知識なども十分習得しておくことが必要である。本章では，誘発電位の特徴から記録時の注意点，臨床応用について解説する。

4.1 誘発電位検査総論

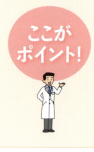

ここがポイント！
- 誘発電位検査に関係する神経路を理解する。
- 誘発電位検査の目的と特徴を理解する。
- 正確な記録を行うために必要な技術上の注意点を理解する。
- 正確な記録を行うために必要な記録条件を理解する。

4.1.1 誘発電位検査の特徴と目的

● 1. 誘発電位検査とは ～誘発電位検査の特徴～

ヒトの感覚受容器に刺激を与えることにより，末梢神経から大脳皮質に至る神経系に生じる一過性の活動電位を「誘発電位」といい，主に視覚，聴覚，体性感覚に関与する神経機能の評価が臨床応用されている（図4.1.1）。誘発電位検査は，脳波とともに脳神経系の「機能」を知ることができる数少ない検査であり，安全で簡便にどこでもくりかえして検査可能であることが大きな特徴である。

● 2. 誘発電位検査の目的 ～なぜ医師は誘発電位検査をオーダーするのか？～

誘発電位は，脳神経系の虚血，物理的圧迫，血液中の酸素飽和度の低下，神経の変性（脱髄変性・軸索変性）などに影響を受け，反応時間の遅れや，活動電位の低下・消失などの変化が現れる。この特徴を活かし，病態の経時的変化や予後の推定，術中の神経モニタリングなどを目的として誘発電位検査が依頼される。また，針筋電図や神経伝導検査などほかの神経生理学的検査と組み合わせることで，神経内科的疾患の病態を総合的に判断することができる。

一方，障害が限局し誘発電位に関与する神経路から離れている場合，誘発電位検査では異常を捉えることができないこともある。

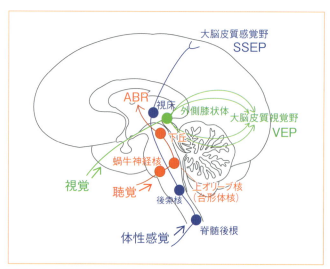

図4.1.1 誘発電位で利用されている主な神経路

MEMO

短潜時成分と中長潜時成分

誘発電位検査は，刺激後の分析時間によって聴性脳幹反応や短潜時体性感覚誘発電位などの「短潜時成分」と視覚誘発電位やP300などの「中長潜時成分」に分類される。「短潜時成分」は被検者の意識状態や薬剤の影響を受けにくく，「中長潜時成分」は意識状態や高次脳神経機能に影響を受けるという特徴がある。さらに誘発電位は体温・年齢・身長などの生理的な因子にも影響を受けるため，検査結果の判定にはこれらの特徴もよく理解し，注意して行うことが必要である。

4.1.2 記録方法

1. 正確な波形を記録するために注意すること

　体表から記録できる誘発電位は極めて微細であり，筋電図などほかの生体信号や検査環境に由来する電気的なノイズ（交流雑音）など，目的とする誘発電位とは無関係な背景雑音（アーチファクト）の影響を非常に受けやすい。誘発電位検査によって有用な情報を得るためには，脳神経系の解剖や神経路，各種疾患の病態に関する知識とともに，測定装置の取扱い方法や測定条件の基本的な考え方，電気的安全性に関する知識などを習得しておくことが必要である。また，被検者に刺激を与えて，その刺激に対する反応を記録する検査であることから，被検者の協力が不可欠であることがほかの検査と大きく異なる点である。

　検査にあたっては，事前に検査の目的を理解し病態に応じた結果を予想しておくことも必要である。検査の結果は客観的に判断し，予想と反する結果になった場合は検査の手技に誤りがないかなどの確認を行うことも必要である。

(1) 再現性を確認する

　記録は同一の測定条件で最低2回以上行い，反応の再現性を確認する。再現性の乏しい波形は信頼性が低く評価することができないため，臨床検査技師としての技術が要求される。

(2) 加算平均法の特徴を理解して適切な加算を行う

　アーチファクトの中に埋もれた微細な信号を記録するため，誘発電位の記録には「加算平均法」という手法が用いられる。計算上，n回の加算平均を行うと誘発される電位とアーチファクトの大きさの比は$\sqrt{n}$倍改善される。すなわち，至適加算回数はアーチファクトと目的とする信号の大きさの比によって左右され，理論上アーチファクトの電位が2倍あるいは記録される誘発電位の大きさが通常の1/2になると，加算回数は4倍以上必要になる。実際の誘発電位測定において理論値がそのままあてはまるわけではないが，アーチファクトの混入が多く，また誘発される電位が低下している場合，十分な加算平均を行わないと再現性ある記録を行うことができない。記録波形に再現性がない場合，加算回数の不足が最も疑われる。

　一方，加算回数の増加は検査時間の延長につながるため，できるだけ少ない加算回数で再現性ある誘発電位を記録するためには，いかにしてアーチファクトの混入を減らし，いかにして誘発電位の信号を大きくするかが重要である。

(3) アーチファクト対策をしっかり行う

① 筋電図の混入を小さくする

　筋電図混入は，検査に対する緊張感や不安，痛み，振戦などが原因としてあげられる。緊張や不安に対しては検査の目的や必要性の説明，検査室の調度品，室温の調節などで改善を試みるが，必要以上に力を抜くよう指示すると，かえって逆効果になることもある。筋電図混入の原因が四肢などに由来する痛みによる場合は，体位や四肢の位置を変えることで痛みが軽減できることもある。振戦による筋電図が原因の場合，意識的に停止させるのは困難である。いずれの場合も，短潜時の誘発電位が検査目的の場合のみに限り，睡眠導入剤や鎮静剤を使用して検査を行うことも可能である。筋電図の混入がどうしても検査の妨げになるようであれば使用を検討してみるのも1つの手段である。

② 交流雑音の混入を避ける

　交流雑音はその進入経路から，静電誘導・漏れ電流・電磁誘導に分類される（図4.1.2）。混入を避けるための対策方法は各々異なるが，被検者の周囲に多くの医療機器が存在しているベッドサイドや手術室などでは複数の経路で記録に交流雑音が混入してくる。交流雑音を抑制するための基本は，

- 皮膚の接触抵抗を十分に落とし，電極ごとの抵抗のバラツキを小さくする
- 必要のない電気製品や医療機器の電源ケーブルをコンセントから抜き，電池稼動が可能な機器については電池稼動に切り替える
- ベッド周囲で稼動している医療機器およびベッドをはじめとする金属類はすべてアースを取り，まとめて一点アースとする
- 記録電極はシールド電極を使用し，ループしないよう束ね，電源ケーブル，モニタ類，照明器具などの電気機器類からできるだけ離すことを基本とする

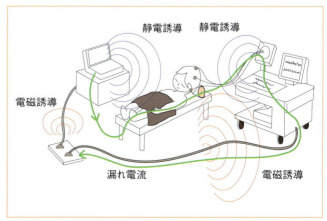

図4.1.2　交流雑音の侵入経路

- シールドシート（マット）を使用する
- 電極ケーブルの向きを変えてみる
- 電源コンセントの場所を変えてみる

などが効果的である。

アースを正確に取ることは，正確な記録につながるだけでなく医療安全上も重要である。周辺医療機器のアースが十分取れているにもかかわらず大きな交流雑音が混入してくる場合は，電極ケーブルの断線や故障機器の存在，アース設備の不備，MRIなど高圧電源の存在が原因となっていることもある。

(4) できるだけ大きな誘発電位を記録する

①刺激強度は最大上刺激が原則

短潜時の誘発電位は，刺激強度が増すと波形の振幅が増大し明瞭化する。波形の振幅を評価するため，またできるだけ少ない加算回数で検査を終了するためには，これ以上刺激強度を強くしても振幅が変化しない刺激強度（最大上刺激）で検査を行うことが原則である。また，目的によっては誘発電位が誘発できる最小の刺激強度（閾値）を評価する場合もある。

②電極と皮膚の接触抵抗（接触インピーダンス）を5kΩ以下にする

記録電極は生体内の電気エネルギーを検出するトランスデューサーであり，測定装置の一部である。どんなに測定装置の機能が向上しても，電極が正確に装着されていない状態では，正確な誘発電位の記録を行うことはできない。記録電極と皮膚の接触インピーダンスは，高くなるほど交流雑音の影響を受けやすく，また低周波成分が記録されにくくなる性質がある（図4.1.3）。また記録電極だけでなく，アース電極や刺激電極の接触インピーダンスも同様に下げることが重要である。

接触インピーダンスを下げるためには，研磨材や蒸しタオルなどを使用して，皮膚表面の角質層を十分に取り去り，電極用ペーストを塗り込む。電極は銀-塩化銀電極を用いることで，電極と生体間に生じる静止電位や分極電位を小さくし，安定した記録を行うことができる。

③電極の位置に注意する

誘発電位のうち，遠隔電場電位（far field potential）で構成される聴性脳幹反応（auditory brain-stem response；ABR）は，記録電極位置が少々ずれても波形の変化は少なく，電極位置についてそれほど神経質になる必要はない。一方，短潜時体性感覚誘発電位（short-latency somatosensory evoked potential；SSEP）の陰性電位や視覚誘発電位（visual evoked potential；VEP）は近位電場電位（near field potential）であり，記録電極の位置が変化すると記録される波形も大きく変化するため正確な位置に電極を装着することが重要である。

> **MEMO**
>
> **近位電場電位と遠隔電場電位**
>
> 電極から記録される電位は，「近位電場電位」と「遠隔電場電位」に大別される。近位電場電位は，大脳皮質電位など記録電極と電位の発生源が近い場合に記録される電位で，大きな誘発電位が記録できる反面，記録電極の位置が少しでもずれると振幅が小さくなってしまうため，正確な位置への電極装着が求められる。通常は陰性の電位として記録される。
>
> 遠隔電場電位は，脳幹部など電位の発生源と記録電極が離れている場合に記録される電位で，頭皮上の広い範囲から記録されるため，電極位置のずれによる影響は小さいが記録される電位は小さい。通常は陽性の電位として記録される。

(5) 分析時間を適切に設定する

分析に必要な時間は，目的とする誘発電位の発現時間（潜時）によって左右される。各誘発電位検査ごとに標準的な分析時間が設定されているが，脱髄性の疾患や低体温，高度の脳機能障害などが疑われる場合は，波形の潜時が正常例に比べて延長している可能性があり，標準的な分析時間の1.5～2倍に設定することで記録波形が明瞭になることもある。

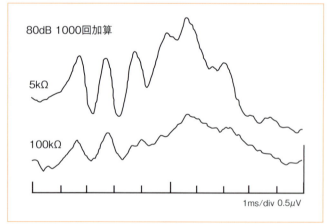

図4.1.3　接触抵抗の差による記録波形の違い

4.1.3 記録波形の読み方

● 1. 記録波形判読のポイント

誘発電位の波形は，「潜時」と「振幅」を評価する（図4.1.4）。

潜時は刺激開始点と波形の頂点を測定する「頂点潜時」（peak latency）と各波形の頂点間の時間差を計測する「頂点間潜時」（interpeak latency）がある。

頂点潜時は身長など神経路の長さや刺激強度などに影響を受けるが，頂点間潜時はこれら末梢神経の影響を受けにくいのが特徴である。

振幅は基線から波形の頂点を測定する「頂点振幅」と，となりあった頂点間の電位差を計測する「頂点間振幅」がある。波形を評価する場合，いずれも施設内で評価方法を統一しておくことが重要である。

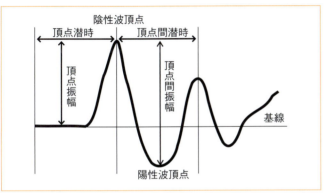

図4.1.4　波形の計測方法

● 2. 結果の判断

潜時の延長は脱髄性病変の存在や神経系への物理的な圧迫などを示唆し，振幅の低下は伝導ブロックや軸索切断，大脳皮質の機能低下などが示唆される。潜時の異常は基準値の2〜3SD以上を異常と判断するが，振幅は個人差が大きく，左右差で50％以上あるいは波形の消失を異常とする。また，モニタリング時は基準となる波形と比較して異常の判断を行う。低体温は潜時・振幅ともに低下するため，ベッドサイドや手術室においては検査と同時に直腸温など深部体温についても記録を残しておく必要がある

MEMO

ischemic penumbra
脳神経系に虚血が生じると時間とともに虚血中心部から細胞死に陥るが，その周辺部には細胞機能を停止しているものの細胞死には陥っていない領域（ischemic penumbra）があることが知られている。誘発波形の消失は脳神経系の機能の停止を示唆するが，早期の治療で血流が再開し神経細胞の障害がまだ可逆的な状態であれば，消失した誘発電位は再び出現する。虚血による細胞の障害がすでに不可逆的状態か，あるいはまだ可逆的状態であるのかは1回の誘発電位検査で判断することはできず，経時的な観察を行うことで予後の推定が可能である。

Q 他施設の誘発電位の基準値を用いて検査結果の判定を行うことは可能ですか？

A 他施設の基準値と比較することはできない。
誘発電位の波形は，刺激の強さ，刺激の頻度，測定装置の周波数帯域，機種間差，対象者の年齢などに影響を受けるため，他施設の基準値と比較することはできない。自施設の基準値は独自に設定する必要がある。

参考文献

1) 野上春雄：脳・神経のしくみ・働き辞典　西東社，東京，2012.
2) 医療情報科学研究所：病気がみえる＜vol7＞脳・神経　メディックメディア，東京，2011.
3) 桜林郁之介，他：患者さんに伝える臨床検査の説明マニュアル　医歯薬出版，東京，2003.
4) 中西孝雄，吉江信夫：臨床誘発電位診断学　南江堂，東京，1989.
5) 黒岩義之，園生雅弘：誘発電位ハンドブック　中外医学社，東京，1998.
6) 藤原哲治：筋電図・誘発電位マニュアル，金芳堂，京都，2004.
7) 上原昭浩，他：脳誘発電位測定ハンドブック　メディカルシステム研修所，東京，2011.
8) 橋本修司：臨床電気神経生理学の基本　診断と治療社，東京，2013.
9) 誘発電位の正常値に関する小委員会：誘発電位測定指針（1997年改訂）　脳波と筋電図，1997；25：1-16.

4.2 聴性脳幹反応

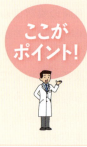

ここがポイント！
- 聴性脳幹反応に関係する神経路を理解する。
- 聴性脳幹反応の検査目的を理解する。
- 正確な記録を行うために必要な技術上の注意点を理解する。
- 正確な記録を行うために必要な記録条件を理解する。

4.2.1 聴性脳幹反応の特徴と目的

● 1. 聴性脳幹反応とは

音刺激によって聴覚の神経系に誘発される電位を，聴性脳幹反応（auditory brainstem response；ABR）とよぶ。蝸牛神経から脳幹部に起源をもつ電位で，記録の安定性や再現性，記録の容易さや反応閾値の低さに優れているのが特徴である。

MEMO

ABRとBAEP
　聴性脳幹反応はauditory brainstem response（ABR）だけでなくbrainstem auditory evoked potential（BAEP）とよばれることもある。日本ではABRのほうが一般的であるが，海外ではBAEPの表記も多く使用されており，論文検索ではABRだけでなくBAEPでの検索も有効である。

● 2. ABR検査の目的～なぜ医師はABR検査をオーダーするのか？～

ABRは内耳の蝸牛神経から脳幹部を経由する聴神経路とその周辺組織の機能を反映し，各波形の解剖学的起源がほぼ解明されている（図4.2.1）。また薬剤や眠気などの生理的意識レベルの変化にほとんど影響を受けないことから，

- 新生児や乳児の聴力評価や手術下での聴力監視
- 意識障害例の予後推定や脳死判定
- 脱髄などの神経炎や虚血，中毒に伴う聴神経機能の評価
- 腫瘍，出血，梗塞などの限局性脳幹部病変の障害部位と程度の把握

などに有用性が認められており，耳鼻科・小児科・神経内科・脳神経外科あるいは麻酔科などの広い分野で臨床応用されている。

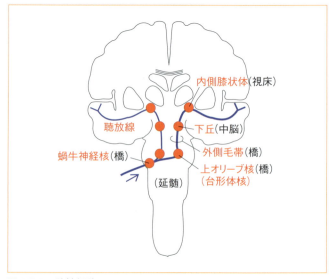

図4.2.1　聴神経路

4.2.2 記録方法

● 1. 正確な波形を記録するために注意すること

(1) 記録電極と電極配置

電極はCz，Ai（音刺激と同側耳朶）およびAc（音刺激と対側耳朶），FPzに設置する。通常は銀−塩化銀皿電極を用いるが，ABRに限り針電極を用いてもかまわない。

MEMO

針電極を使用する場合の注意点

皿電極を用いる場合，接触インピーダンスは5kΩ以下とするが，針電極を用いる場合は安全性ならびに電極の安定性が損なわれるため，接触インピーダンスを測定してはならない。また感染に対して十分配慮を行うこと。

(2) 導出モンタージュ

Cz-Ai，Cz-Acとし，接地電極はFPzとする。脳幹機能の把握が目的の場合は2チャンネル導出，聴力の評価を行う場合は刺激側の1チャンネル導出で評価を行う。

MEMO

電極位置について

ABRの電位は遠隔電場電位であり，新生児や術後などでCzへの電極装着が困難な場合，正中線上であれば電極を前後に移動しても波形への影響は小さい。

(3) 音刺激について

①クリック音

刺激にはクリック音を用いる。クリック音は広い周波数成分の音から構成された雑音である。多くの蝸牛神経を同時に興奮させることができることから大きな誘発電位が記録できる反面，周波数特異性に乏しいのが欠点である。とくに，低い周波数帯域の障害の有無が検出されにくく，ABRが無反応であっても全聾(ぜんろう)であるとは判断できない。

②音刺激の強さ

通常70〜80dB nHLで誘発電位は最大となるが，基準となる0dB nHLは周囲の騒音に影響を受けるため，同じ刺激装置であっても検査の場所によって被検者に対する相対的な刺激強度が変化する。とくに聴力検査を目的とする場合，0dB nHLの設定誤差は波形のピーク潜時や最低可聴値に無視できない影響を与えることもあり，機器の更新時や検査場所が変わった場合には，0dB nHLの設定が正しいかを確認し，必要に応じて音の出力を調整する必要がある。

MEMO

音の強さを表す単位について

音の強さを表す単位には，物理的な強さで表す音圧レベル（sound pressure level；SPL），正常聴力者の聴覚レベルを基準とした音圧レベル（normal hearing level；nHL），被検者自身の聴力レベルを基準とした感覚レベル（sensation level；SL）の3種類があり，使用している測定装置がどの単位を用いているのかは聴力の判定において非常に重要である。正常聴力者の場合，nHLとSLは等しい関係にあるが，難聴が存在すると一致しない。結果報告時は，被検者に対する刺激の強度がnHL単位なのか，あるいはSPL単位やSL単位なのかを必ず明記すること。

③マスキング

音刺激では，刺激音が骨導や気導を介して刺激反対側の耳にまで伝わり，目的としない反対側の蝸牛神経まで興奮させてしまう。とくに左右の聴力差が大きい場合，障害側のABRを過小評価してしまう原因となるため，片耳刺激のときは刺激対側の耳に刺激音に対して−30〜40dB程度のホワイトノイズを与えてマスクを行う必要がある。

(4) 記録条件

①刺激頻度

原則として10〜30Hz。刺激の頻度が早いほど検査時間は短縮できるが，各波形の分離が悪く，潜時の延長傾向が認められるようになる。ルーチン検査では，被検者の不快感を考慮して一般的に10Hz前後で刺激を行うが，20Hz以下の刺激頻度であれば10Hzと比較して波形に統計上有意な変化は現れない。緊急時や検査時間に制約がある場合に，刺激頻度を早くすることで検査時間の短縮を図ることができる。また，交流の周波数と同期しない刺激頻度（11Hz，13Hz，17Hz，19Hz，23Hzなど）を選択することによって，交流雑音の影響を小さくすることができる。

②加算回数

500〜2000回。アーチファクトの混入が多い，あるいは誘発される反応波形が小さいときは，2000回の加算回数でも不十分なことがある。

③フィルタ帯域

一般的には，低域遮断フィルタは30〜50Hz，高域遮断フィルタは2〜3kHzで検査を行う。交流雑音の除去を目的として低域遮断フィルタを100Hzまで上げる，あるいは筋電図や電磁信号など高周波成分を含む雑音除去を目的として，高域遮断フィルタを1.5kHz程度まで下げても記録は

可能であるが，フィルタ帯域を変更すると通常の基準値との比較ができなくなるため注意を要する。

④分析時間

通常，ABRの反応は10ms以内に収まるが，新生児や難聴者，高度脳機能障害例などでは潜時が延長していることも多く，分析時間を長めに設定したほうが波形の評価がしやすい。分析時間を15〜20msに延長することで誘発波形が明瞭になる場合もある。

4.2.3　ABRの正常波形と起源

1. 正常例

正常例のABR検査では，刺激同側の聴神経路から5つの陽性電位が記録され，潜時の順にⅠ〜Ⅴ波とよばれている（図4.2.2）。刺激対側からもⅡ〜Ⅴ波が記録されるが，刺激対側から記録されるⅡ波は刺激同側のⅡ波と同じ起源であり，Ⅲ波以降が評価の対象となる。Ⅱ波，Ⅳ波は正常例でも認められないことがあり，Ⅰ波やⅡ波の二峰性化，Ⅳ波がⅤ波より大きく記録されるのも正常バリエーションの1つである。

各波形の起源は単一ではなく複数の起源をもつ複合波であると推定されているが，障害部位の診断としては，

Ⅰ波：刺激同側の蝸牛神経
Ⅱ波：刺激同側の蝸牛神経核（延髄橋移行部）
Ⅲ波：両側の上オリーブ核（橋下部）
Ⅳ〜Ⅴ波：両側の外側毛帯（橋中央部）〜下丘（中脳）

と考えられている。

ABRの評価は安定して出現するⅠ，Ⅲ，Ⅴ波に注目し，刺激点から各反応波の頂点までの時間（peak latency）と，Ⅰ-Ⅴ波間，Ⅰ-Ⅲ波間，Ⅲ-Ⅴ波間の頂点間（interpeak latency；IPL）について評価する（図4.2.3）。振幅は個人差が大きいため，絶対値での比較は行われず，左右差を参考にする。

基準値は検査機器，周波数帯域，刺激頻度，刺激強度などの検査条件に依存するため，各施設ごとに基準範囲が必要である（表4.2.1）。また，各波の潜時は発達に伴って短縮し，3歳頃に成人の値に達した後，50歳前後からわずかな潜時の延長と振幅低下の傾向が出現してくる。とくに新生児から乳児期は発達に伴って波形の潜時が大きく異なるため，月齢・年齢ごとの正常値が必要である。また，早産児は修正月齢によって評価を行う。

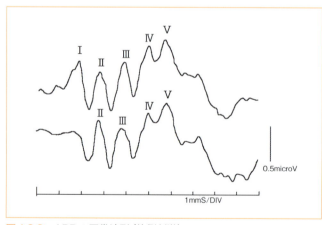

図4.2.2　ABRの正常波形（片側刺激）

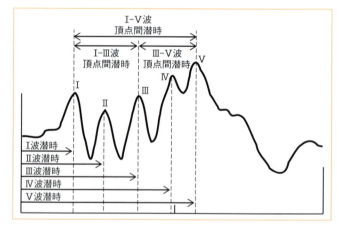

図4.2.3　ABRの計測方法

表4.2.1　基準範囲の一例

Ⅰ	Ⅱ	Ⅲ	Ⅳ	Ⅴ
1.6 ± 0.1	2.8 ± 0.1	3.8 ± 0.1	5.0 ± 0.2	5.8 ± 0.2
Ⅰ-Ⅲ	Ⅲ-Ⅴ	Ⅰ-Ⅴ	Ⅴ/Ⅰ振幅比	
2.2 ± 0.1	1.9 ± 0.1	4.1 ± 0.2	1.4 ± 0.1	

・記録電極　　　Cz, Fpz, Ai, Ac（Aiは刺激と同側耳朶，Acは刺激と対側耳朶）
・モンタージュ　Cz-Ai, Cz-Ac　接地電極はFpz
・感度　　　　　10〜20μV/DIV　　・分析時間　　10〜15ms
・周波数帯域　　50〜3000Hz　　　・加算回数　　500〜2000回
・刺激強度　　　80dBnHL（70dBSL）・マスキング　−40dB
・刺激音　　　　クリック（交互刺激）・刺激頻度　　10〜20Hz
・n=24

4.2.4　臨床応用

● 1. 他覚的聴力検査を目的とする場合

音圧の変化によってABRの潜時や振幅が変化することを利用して、他覚的聴力検査に利用される。Ⅴ波潜時の変化から伝音性難聴と感音性難聴の鑑別も可能であり、とくに純音聴力検査ができない乳幼児の聴力閾値や心因性難聴、詐聴などの客観的な評価に有用である。

(1) 検査方法
はじめに70〜90dB nHLの刺激を行い、順次音圧を10〜20dBずつ減少させてⅤ波が消失する音圧に注目する。Ⅴ波の変化をわかりやすくするため、分析時間は15〜20msとする。記録は刺激側の1チャンネル導出で行い、左右単耳刺激を行う。音圧が下がるほど振幅が小さくなるため、加算回数を増やしていく必要がある。

(2) 判定方法
Ⅴ波が出現する最小の閾値をABR閾値とし、ABR閾値マイナス10dBが聴力閾値に相当する。正常新生児の聴力は20dB nHL程度と成人とはあまり変わらないことから、30dB nHL以上の音圧でⅤ波の消失が認められた場合は難聴が疑われる(図4.2.4)。

伝音性難聴では、70〜90dB nHLの刺激で誘発されるABRのⅠ波潜時に延長が認められることが多いが、感音性難聴では大きな音での潜時延長は認められず、聴力閾値付近で突然Ⅴ波の潜時の延長や消失が起こるのが特徴である。

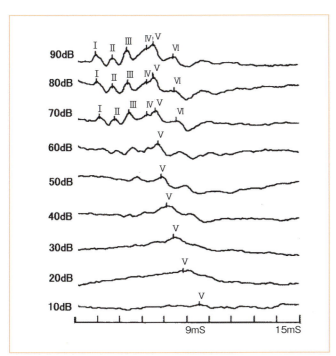

図4.2.4　音刺激の強度とABR波形の変化

(3) 検査のポイント
基準値となる0dB nHLは検査場所によって異なるため、各施設ごとに調整する必要がある。また周囲の雑音は検査の妨げになるため、測定はできるだけ静かな部屋で行い、ヘッドホンのずれや、すき間による音漏れが生じないよう検査中も注意する。

(4) 判定時の注意点
刺激に用いられるクリック音は幅広い周波数帯域の音を含んでいるため、オージオグラムのように、難聴の周波数特異性（とくに低音域）を知ることはできない。また、ABRは聴神経路の電気的興奮の状態を示すものであって、波形が正常であっても音の認識が正確に行われているか否かの判断はできない。

(5) 乳幼児に対する注意
生まれたばかりの新生児は、中耳内に水が存在するため伝音難聴となる可能性が高い。この水が外部に排出されるまでに数日かかることもあり、検査日の設定には配慮が必要である。

● 2. 脳幹機能の把握を目的とする場合

脳幹部（延髄-橋-中脳-間脳）には生命維持の高位中枢が存在し、各種の中枢神経系疾患において脳幹機能を把握することは、病態や予後、治療効果などを把握するうえで重要である。

(1) 検査方法
神経機能を評価するためには、難聴の影響をできるだけ小さくすることが望ましく、70〜80dB SL以上の刺激を原則とする。記録は刺激同側と反対側の2チャンネル導出とし、限局性病変の検索を行う場合は左右片側刺激を行うが、高度脳幹障害例では両側同時刺激も併用するとよい。

(2) 判定方法
ABRは聴神経腫瘍や橋病変に対して感度が高く、病変の部位や広がり、周辺組織への侵襲の程度によって各種のパターンを示す。
・無反応：手技の誤り、高度難聴、外耳道閉塞や内耳破壊、高度脳幹機能障害などが疑われる
・Ⅰ〜Ⅱ波のみ：高度脳幹障害、聴神経腫瘍疑い
・Ⅰ-Ⅲ波間延長、Ⅲ波の消失：小脳橋角部腫瘍など
・Ⅲ-Ⅴ波間延長、Ⅴ波消失：橋下部〜中脳間の障害など

4章 誘発電位検査

・V波消失：中脳病変，テント上病変による脳ヘルニアなど

(3) 検査のポイント

I波の振幅と潜時は，検査が正確に行われているかを知る指標となる。ABRが無反応の場合やI波の潜時延長，不明瞭なときは蝸牛神経の興奮が十分でない（音が小さい）ことが示唆され，手技に問題がないか，難聴や血栓・耳垢などによる外耳道の閉塞がないかなどを確認する。

(4) 判定時の注意点

高度の難聴例では検査ができない。頭蓋内出血などテント上病変による脳ヘルニアとABRの結果は予後と相関するが，橋や中脳などのテント下病変では相関しない。また，ABRに反映される脳幹機能は延髄橋移行部から中脳の間の一部の神経路についてのみであり，II波以降の消失が，延髄を含むすべての脳幹機能の消失を示しているわけではなく，脳死の否定はできるが肯定はできない。

Q 音刺激にヘッドホンとイヤホン（イヤチップ）を用いる場合では何か違いはありますか？

A 出力される音が異なる。

ヘッドホンとイヤホン（イヤチップ）では構造上の違いにより出力される音も異なる。イヤホン（イヤチップ）から出力される音はヘッドホンに比べ5dB程度小さく高音域の特性が劣るほか，記録される波形は0.3ms程度延長する。

Q 低出生体重児のABR検査で波形に異常が認められた場合，結果報告はどう考えたらよいですか？

A 満期出産日以降に記録した結果で判断する。

ABRの基準値は満期出産を基準としているため，脳幹部の発育が不十分な低出生体重児の場合，記録されるABRは基本的に異常になる。ABRが正常かあるいは異常かの判断は，予定されていた満期出産日以降に記録した結果で判断する。

Q 低体温療法中のABR検査で注意すべき点は？

A 体温の変化に注意する。

ABRは体温の変化に大きな影響を受け，36℃を下回ると潜時が延長してくる。体温低下が疑われる症例では，必ず検査時の深部体温を確認する。体温が30℃を下回るとABRは消失するが，低体温療法時の体温で波形が消失することはない。基準値との比較はできないが，脳幹部の反応の有無については評価することが可能である。

Q ABRが消失していたら脳死といえますか？

A ABR消失と脳幹機能の消失はイコールではないので，判定には注意が必要。

脳死の証明には脳幹部（中脳・橋・延髄）の機能消失を証明する必要があるが，ABRの神経路は延髄を含んでいないため，波形の消失と脳幹機能の消失はイコールではない。脳死判定におけるABR検査の目的は脳死の肯定ではなく否定が目的である。

▶参考情報

ABRの完全な消失は聴力の消失によっても起こるため，判定には注意が必要である。

Q ABRの波形から意識障害例の生命予後推定ができますか？

A 経時的な波形の変化から予後を推定する。

　意識障害は大脳皮質の広範囲な機能低下や脳幹網様体の機能低下によって出現する。ABRは低酸素や代謝性の昏睡には抵抗性を示すが，脳出血などに伴う脳ヘルニアには敏感に反応する。テント上病変（大脳など）にもかかわらずABRの波形に異常が認められた場合，生命予後は不良であることが多く，テント下病変（小脳・脳幹部など）の場合は，波形の異常と予後に相関は認められないことから，経時的な波形の変化から予後を推定する。

参考文献

1) 野上春雄：脳・神経のしくみ・働き辞典，西東社，東京，2012.
2) 医療情報科学研究所：病気がみえる＜vol7＞脳・神経，メディックメディア，2011.
3) 桜林 郁之介 他：患者さんに伝える臨床検査の説明マニュアル，医歯薬出版，2003.
4) 中西孝雄，吉江信夫：臨床誘発電位診断学　南江堂，東京，1989.
5) 黒岩義之，園生雅弘：誘発電位ハンドブック　中外医学社，東京，1998.
6) 藤原哲治：筋電図・誘発電位マニュアル　金芳堂，京都，2004.
7) 橋本修司：臨床電気神経生理学の基本　診断と治療社，東京，2013.
8) 上原昭浩，所司睦文ほか：脳誘発電位測定ハンドブック　メディカルシステム研修所，東京，2011.
9) 船坂宗太郎，大西信治：聴性脳幹反応－その基礎と臨床－　メジカルビュー，東京，1985.
10) 加我君孝：ABRハンドブック　金原出版，東京，1998.
11) 船坂宗太郎，他：必携 聴性脳幹反応ガイドブック　メジカルビュー，東京，2000.
12) 加我君孝：中枢性聴覚障害の基礎と臨床　金原出版，東京，2000.
13) 誘発電位の正常値に関する小委員会：誘発電位測定指針（1997年改訂）脳波と筋電図，1997；25：1-16.

4.3 短潜時体性感覚誘発電位

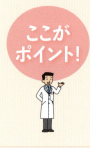

ここがポイント!
- 短潜時体性感覚誘発電位に関係する神経路を理解する。
- 短潜時体性感覚誘発電位の検査目的を理解する。
- 正確な記録を行うために必要な技術上の注意点を理解する。
- 正確な記録を行うために必要な記録条件を理解する。

4.3.1 短潜時体性感覚誘発電位の特徴と目的

1. 短潜時体性感覚誘発電位とは

上肢または下肢の感覚神経を電気刺激することによって誘発される電位を体性感覚誘発電位（SEP）とよび，とくに刺激後25～30ms以内（下肢の場合は50ms以内）に記録される電位を短潜時SEP（short latency SEP；SSEP）とよぶ。末梢神経から脊髄を経由して，脳幹，大脳皮質に至る長い感覚神経路に起源をもつ電位で，記録の安定性や再現性に優れているのが特徴である（図4.3.1）。

2. SSEP検査の目的 ～なぜ医師はSSEP検査をオーダーするのか？～

電気刺激によるSSEPは大径有髄線維による脊髄後索路（脊髄後索-内側毛帯系-視床-大脳皮質）の伝導状態を反映し，誘発される各波形の解剖学的起源がほぼ解明されている。またSSEPは薬剤や意識レベルの変化にほとんど影響を受けないことから，

- 末梢神経・頸髄病変の評価：しびれなどの感覚異常の程度と原因の特定など
- 脊髄機能の評価：潜在性，限局性病変の検出や術中モニタリングなど
- 脳幹部機能の評価：意識障害例の予後推定や脳死判定，術中モニタリングなど
- 大脳機能の評価：脳出血や脳梗塞による脳機能障害の広がりと程度など
- その他：変性疾患の予後推定，リハビリテーション効果の推定，脳内の血流量変化など

などに有用性が確認されている。また，一般的に筋萎縮性側索硬化症のような運動ニューロン性疾患においては異常が出現しないことも，疑患の鑑別において有用である。

> **MEMO**
>
> **体性感覚の種類と障害**
> 体性感覚は外受容器性感覚（皮膚感覚あるいは表在感覚）と固有受容器性感覚（深部感覚）に分けられ，それぞれ上行する神経路が異なる。SSEPが関与する脊髄後索路系が障害されると，関節の位置・運動感覚が消失し，手足の指などが曲がっているのか，伸ばしているかがわからなくなるなどの症状が出現する。

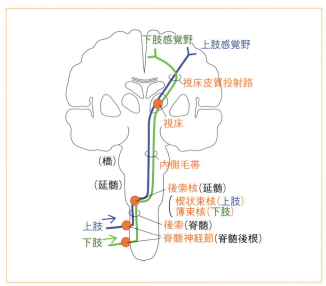

図4.3.1 深部感覚神経路

4.3.2 記録方法

● 1. 波形記録のポイント

(1) 電気刺激について

SSEPの刺激には電気刺激を用い，刺激電極として運動神経伝導速度測定用のサドル型電極を使用する。細胞の興奮は刺激電極の陰極直下で起こり，陽極の電極直下では興奮の抑制現象が起こるため，中枢に向かう神経の伝導を目的とするSSEPでは，近位部（頭側）を陰極とし陽極は遠位部（末梢側）に置く必要がある。

(2) 刺激強度

SSEPの振幅は刺激強度に伴って増大し，上下肢とも感覚閾値の3倍，あるいは感覚閾値＋運動閾値で皮質電位は最大となる。一般的には運動閾値の1.2～1.5倍を刺激の目安にするとよい。

(3) 記録条件

①刺激頻度

刺激頻度は分析時間と被検者の不快感によって決まり，上肢は3～5Hz，下肢は1～3Hzが推奨されている。また交流雑音の影響を小さくするため，交流の周波数と同調しない刺激頻度とする。

②加算回数

上肢刺激では500～1000回，誘発される電位がより小さい下肢刺激では2000～4000回が一般的である。アーチファクトの混入が多い，あるいは誘発される反応波形が小さいときは，加算回数をさらに増やすことも必要である。

③フィルタ帯域

低域遮断フィルタは10～30Hzとする。高域遮断フィルタは2～3kHzが望ましいが，筋電図などの影響が大きい場合は1.5kHz程度まで狭めてもよい。

④分析時間

分析時間は上肢の場合40～60ms，下肢の場合は60～80msとするが，脱髄性病変が存在すると通常の分析時間では波形が記録できないことがある。波形の消失や明らかな潜時の遅延が認められる場合は分析時間を適宜延長して再度検査を行う。

MEMO

刺激頻度について

高頻度刺激では痛みを伴うが，上肢の場合，刺激頻度が10Hzでも誘発される電位に差が認められないとする報告もあり，被検者の状態を考慮して頻度の調整は可能である。また被検者が電気刺激に対して不快感を示す場合，刺激強度を下げるのではなく，刺激の頻度を下げることで対応できることがある。どうしても刺激に耐えられない場合は，感覚閾値まで刺激強度を下げてもSSEPは記録できる。この場合，振幅は低下するが潜時は変化しない。

4.3.3 上肢刺激SSEP

● 1. 検査の目的

主に末梢神経系，脳幹部，大脳皮質の機能把握を目的として検査が行われる。

● 2. 刺激部位

通常は正中神経を手関節部で刺激する。正中神経の肘部刺激や尺骨神経刺激でも正中神経と同様のSSEPが誘発される。

● 3. 電極配置とモンタージュ

検査の目的に応じてモンタージュは異なってもよいが，一般的には以下の誘導が推奨される（図4.3.2）。

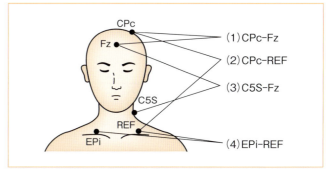

図4.3.2　SSEPの電極配置

・EPi-REF（EPi：刺激同側のErb点-REF：頭部外基準電極）
・C5S-Fz（第5頸椎棘突起-Fz）
・CPc-REF（CPc：刺激対側中心部（C）と頭頂部（P）の中間点-REF）

・CPc-Fz（CPc：刺激対側中心部（C）と頭頂部（P）の中間点-Fz）

> **MEMO**
>
> **電極位置の名称について**
>
> CPc，CPi，Fzは国際10-20法にもとづく頭皮上の位置で，CPは中心部（C）と頭頂部（P）の中間点，cとiはそれぞれ刺激対側と同側。すなわち左刺激の場合CPcはC4とP4の中間点，CPiはC3とP3の中間点となり，右刺激の場合はその逆となる。

● **4. 上肢刺激SSEPの正常波形**

上肢刺激SSEP検査では，刺激反対側の大脳皮質から誘発されるN18・N20成分，第5頸椎から記録されるN11・N13成分，刺激同側のErb点から記録されるN9成分を評価する。また，頭部外に基準電極を置くと，遠隔電場電位である陽性電位としてP9・P11・P13・P14成分が記録できる。

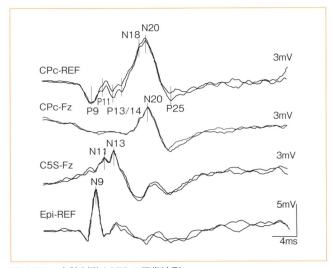

図4.3.3　上肢刺激SSEPの正常波形

SSEPの波形の名称は各頂点の極性と平均的な潜時の組み合わせである。ただし，日本人の場合は欧米人に比べ身長や上肢長が短いため，名称に対し上肢で1〜2ms程度潜時が短い（図4.3.3）。

● **5. 波形の起源**

SSEPの起源については諸説あるが，おおむね以下のとおり。

・N9（P9）：腕神経叢
・N11（P11）：脊髄後根あるいは脊髄後索
・N13：上向性頸髄後索電位あるいは頸髄後角
・P13/P14：下部脳幹部（延髄接合部，楔状束核）あるいは内側毛帯など
・N18：延髄〜上部脳幹部あるいは視床に至る神経路起源
・N20：視床皮質投射路あるいは大脳皮質感覚野

● **6. 検査のポイント**

N9振幅と潜時は，刺激が正確に行われているかを知る指標となる。Erb点の電極は左右対称に装着し，左右のN9電位が等しくなるように刺激を行う。N9電位の左右差が大きい場合は刺激強度の左右差が大きいことが示唆されるため，大脳機能の評価は慎重に行わなくてはならない。また，大脳皮質感覚野由来のN20成分は近位電場電位であることから電極位置がずれると波形の振幅が低下する。とくに感覚野の前方に位置する中心溝上に電極を装着すると，波形が記録できないのでとくに注意を必要とする。

● **7. 判定時の注意点**

各頂点潜時は上肢長や加齢に影響を受けるため，頂点間潜時と併せ異常の判定を行うこと。表4.3.1に基準範囲の一例を示す。

表4.3.1　基準範囲の一例
Peak Latency（平均ms±1SD）

刺激側	Erb N9	Spinal N13	P9	P11	P13/14	N18	N20
L.MED.N	9.3 ± 0.6	12.9 ± 0.7	8.4 ± 0.5	10.8 ± 0.7	13.0 ± 0.6	16.5 ± 0.8	18.8 ± 0.7
R.MED.N	9.4 ± 0.5	13.0 ± 0.6	8.5 ± 0.5	10.9 ± 0.6	13.0 ± 0.6	16.5 ± 0.8	18.8 ± 0.7

Interpeak Latency

刺激側	P9-P11	P11-P14	P14-N17	N17-N19	P9-P13/14	P9-N17	P9-N19	N13-N20
L.MED.N	2.1 ± 0.5	2.3 ± 0.6	3.7 ± 0.6	1.5 ± 0.4	4.3 ± 0.6	8.0 ± 0.5	9.6 ± 0.5	5.4 ± 0.5
R.MED.N	2.1 ± 0.4	2.5 ± 0.6	3.6 ± 0.6	1.5 ± 0.4	4.5 ± 0.6	8.1 ± 0.5	9.6 ± 0.6	5.3 ± 0.5

・感度　　　　10〜20μ/DIV　　・分析時間　　40ms
・周波数帯域　20〜3000Hz　　　・加算回数　　1024回〜
・刺激強度　　収縮閾値の30%強　・刺激種類　　定電流（単相性短波形）
・N=78

4.3.4　下肢刺激SSEP

1. 検査の目的

大脳皮質下肢感覚野領域や下部頸髄以下（胸髄，腰髄）の病変の把握を目的として検査が行われる。関与する神経路が長いため，とくに多発性硬化症のような脱髄性疾患の検索に有用である。

2. 刺激部位

通常は後脛骨神経を足関節部で電気刺激する。総腓骨神経を膝窩部で電気刺激しても同様の電位が誘発されるが，後脛骨神経刺激に比し筋収縮が大きく，被検者の不快感が大きい。

3. 電極配置とモンタージュ

検査の目的に応じてモンタージュは異なるが，一般的には以下の誘導が推奨される。

・T12S-REF（第12胸椎棘突起上－刺激対側腸骨稜）
・FPz-C5S（Fpz-第5頸椎棘突起上）
・CPz-FPz（CPz：正中中心部（C）と頭頂部（P）の中間点－FPz）
・CPi-FPz（CPi：刺激同側中心部（C）と頭頂部（P）の中間点－FPz）
★ICc-GTi（ICc：刺激対側腸骨稜－GTi：刺激同側大腿骨大転子）（坐骨神経が大坐骨孔に入る部分を起源とする電位が記録でき，必要に応じて加えてもよい）

> **MEMO**
>
> **下肢刺激SSEPの頭皮上記録電極の位置について**
>
> 下肢の体性感覚野は刺激対側の大脳皮質内側に位置するが，誘発される初期皮質電位（P37）は刺激と同側の頭皮上から頭頂部正中線上にかけて分布する（paradoxical lateralization）。そのため，大脳皮質電位の記録電極は頭頂部および刺激と同側の頭皮上に設置する。

4. 記録される波形

正常例の下肢刺激SSEP検査では，第12胸椎から誘発されるLP（N20），第5頸椎から記録されるP31，大脳皮質から誘発されるN34・P37成分を評価する（図4.3.4）。

5. 波形の起源

下肢刺激SSEPの起源については諸説あるが，おおむね以下のとおり。

・LP（N20）：脊髄後根（上肢刺激SSEPのN11成分に相当）
・P31：下部脳幹部（延髄接合部，楔状束核）あるいは内側毛帯など（上肢P13/P14に相当）
・N34：脳幹部あるいは脳幹部から視床近傍（上肢N18に相当）
・P37：視床皮質投射路あるいは第一次体性感覚野（上肢N20に相当）

6. 検査のポイント

上肢刺激SSEPに比べて低電位であることから，より多くの加算回数が必要である。また，刺激強度も末梢の電位をモニタリングできないため，検査中の刺激の強度が一定に保たれているか注意を必要とする。

7. 判定時の注意点

各頂点潜時は下肢長や加齢に大きな影響を受けるため，頂点間潜時と併せ異常の判定を行うこと。また，P31・N34成分は正常例でも記録が難しい症例もあり，これらの電位が不明瞭でも，P37大脳皮質電位が正常範囲内に出現していれば，異常とは判断できない。

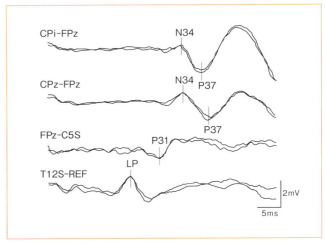

図4.3.4　下肢刺激SSEPの正常波形

4章 誘発電位検査

Q SSEPの記録に影響を与える因子は何がありますか？

A 身長（腕・足の長さ），年齢，体温など。

　生理的な因子として，身長（腕・足の長さ），年齢，体温があげられる。長身長，18歳以下あるいは60歳以上，低体温は潜時を延長させる。頂点潜時は影響を強く受けるが，頂点間潜時は影響を小さくすることができる。

［上原昭浩］

参考文献

1) 野上春雄：脳・神経のしくみ・働き辞典　西東社，東京，2012.
2) 医療情報科学研究所：病気がみえる＜vol7＞脳・神経　メディックメディア，東京，2011.
3) 桜林郁之介，他：患者さんに伝える臨床検査の説明マニュアル，医歯薬出版，東京，2003.
4) 中西孝雄，吉江信夫：臨床誘発電位診断学　南江堂，東京，1989.
5) 黒岩義之，園生雅弘：誘発電位ハンドブック　中外医学社，東京，1998.
6) 藤原哲治：筋電図・誘発電位マニュアル，金芳堂，京都，2004.
7) 橋本修司：臨床電気神経生理学の基本，診断と治療社，東京，2013.
8) 上原昭浩，他：脳誘発電位測定ハンドブック　メディカルシステム研修所，東京，2011.
9) 山田徹，栢森良二：体性感覚誘発電位−その臨床応用，西村書店，東京，1986.
10) 園生雅弘，馬場雅之：神経筋電気診断学の実際，星和書店，東京，2004.
11) 誘発電位の正常値に関する小委員会：誘発電位測定指針（1997年改訂）　脳波と筋電図，1997；25：1-16.

4.4 視覚誘発電位

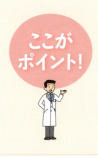

ここがポイント！

- 各検査室における環境や刺激条件などが一定になっていることを確認する。
- transient型パターンVEPにおけるP100の潜時や振幅が正常範囲内にあるかを確認する。
- 視交叉以降の病変を疑うときは、パターン半側視野刺激の波形を確認する。
- パターンVEPでは患者の協力が必須であり、検査中に画面を固視しているかを確認する。
- パターンVEP、フラッシュVEPともに眠気があると波形に変化がみられるため注意する。
- フラッシュVEPは波形の解釈が難しいため、パターン刺激が認識できない高度な視力障害を有する患者や乳幼児などで行う。

4.4.1 視覚誘発電位の概要

1. はじめに

視覚誘発電位（visual evoked potential；VEP）は、網膜から大脳皮質視覚領に至るまでの視覚伝導路の機能評価に有用な誘発電位検査である。眼に光刺激を与えると、網膜で光エネルギーが電気的信号に変換される。それが視神経、視交叉、外側膝状体、視放線を経由して大脳皮質の視覚野にまで伝えられて発生する電位を分析する[1〜3]。

VEPには、モニターやスクリーンに白黒の格子模様（チェッカーボード）を反転させるパターン反転刺激を用いるパターンVEP（図4.4.1）と、キセノン放電管型ストロボスコープやLEDゴーグルから出力される光を刺激として用いるフラッシュVEP（図4.4.2）があり、それぞれ得られる反応や適応症例が異なる。また、低頻度で刺激を行うtransient型VEPと、高頻度で刺激を行うsteady-state型VEPに区別される。transient型VEPでは刺激頻度を600ms以上（通常1Hz）、steady-state型VEPでは刺激頻度を200ms以下とする[1, 4]。transient型VEPでは刺激と刺激の間隔をあけることにより個々の反応が干渉しない波形を得られ、steady-state型VEPでは刺激頻度に対応した周波数をもつ正弦波様の反応が得られる。

2. transient型パターンVEP

パターン反転刺激は、フラッシュ刺激に比べ網膜や大脳皮質視覚野の受容野を至適に興奮させることが可能である[3]。とくにtransient型パターンVEP（図4.4.3）では正中後頭部優位に安定した反応波形が得られる特徴があり、N75、P100、N145とよばれるN-P-N（陰性-陽性-陰性）の三相波形が記録される。そのうちP100が最も高振幅で再現性がよく、個人差も少ないことから、P100の潜時や振幅が最も診断に有用となる。このため、一般的にルーチン検査ではtransient型パターンVEPが行われることが多い。

また、視交叉および視交叉後に病変が疑われる場合には

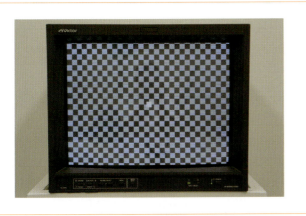

図4.4.1　モニターによるパターン反転刺激

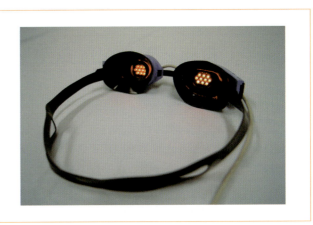

図4.4.2　LEDゴーグルによるフラッシュ刺激

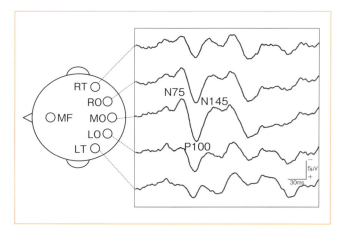

図4.4.3　transient型パターンVEPの正常例

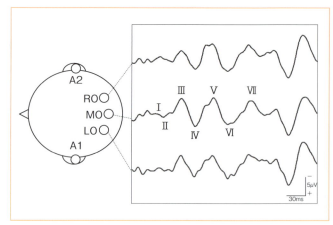

図4.4.4　transient型フラッシュVEPの正常例

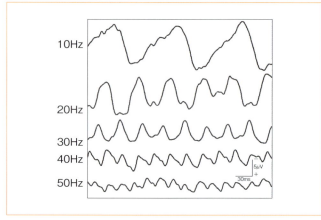

図4.4.5　steady-state型フラッシュVEPの正常例（MO-A1+A2）

モニターの刺激を左右半側に分けて刺激を行う半側視野刺激を用いる。半側視野刺激では正中後頭部から刺激同側後頭部に反応が認められる。この現象は一見解剖学的に矛盾しているように思われるため，paradoxical lateralizationとよばれる。これは黄斑部に対応する部位が後頭葉正中矢状面に面しているため，そこで生じた電流双極子の方向はむしろ刺激と同側後頭部を向くからであると説明されている[5, 6]。

● 3. transient型フラッシュVEP

パターン刺激を認識できない高度な視力障害を有する患者や，意識障害，認知症，新生児や乳児，術中モニタリングなどで，transient型フラッシュVEP（図4.4.4）を施行する。また，パターンVEPとは異なり，光が散乱するため，半視野刺激のように視野を選択して検査を行うことができない[1]。

刺激から250ms以内に5〜10個の波形（Ⅰ，Ⅱ，Ⅲ，Ⅳ，Ⅴ，Ⅵ，Ⅶまたは，N1，P1，N2，P2，N3，P3，N4）が出現する[7]。パターンVEPと比べ潜時，振幅，波形の形における個人差が大きく，再現性も乏しい。

● 4. steady-state型パターンVEP，steady-state型フラッシュVEP

刺激周波数に対応する正弦波様の反応が得られるが，刺激周波数を2〜5Hz間隔で増加させると，ある周波数以上では反応が得られなくなる。その周波数を臨界融合頻度（critical frequency of photic driving；CFPD）とよぶ。CFPDから視覚伝導系がどの程度まで高頻度刺激に追従することが可能であるかを，steady-state型パターンVEP，steady-state型フラッシュVEP（図4.4.5）で評価する[2]。

4.4.2　電極装着と記録条件

● 1. はじめに

電極は脳波用皿電極または誘発脳波用皿電極を用いて，電極接触抵抗は5kΩ以下とする。

活性電極として正中後頭結節より5cm上方に正中後頭電極（MO），MOより左右5cmの部位に左後頭部電極（LO）・右後頭部電極（RO），MOより左右10cmの部位に左側頭部電極（LT）・右側頭部電極（RT）を装着することが推奨されている。測定装置のアンプ数によってはLT，RTは省略する[7]。

基準電極は，パターンVEPでは鼻根部より上方12cmの正中前頭部電極（MF）に装着する。フラッシュVEPではMFは網膜電図（electroretinogram；ERG）や瞬目の影響を受けることがあるため，両耳朶に電極を装着し，両耳朶連

表4.4.1　モンタージュ例

パターンVEPの モンタージュ例	フラッシュVEPの モンタージュ例
LT-MF	LT-A1+A2
LO-MF	LO-A1+A2
MO-MF	MO-A1+A2
RO-MF	RO-A1+A2
RT-MF	RT-A1+A2

結電極（A1＋A2）を使用する。接地電極はCzに設置する（表4.4.1）。

2. 記録条件

- 加算回数：100〜200回
- 低域遮断フィルタ：0.2〜1Hz（−3dB）
- 高域遮断フィルタ：200〜300Hz（−3dB）
- 分析時間：250〜300ms

3. 刺激条件

(1) パターンVEPの刺激条件

刺激視野は，刺激の縦幅と横幅をある距離からみたときの視角で表される。刺激視野は大きいほうがよく，全視野刺激では8〜16度が適当で，とくに半視野刺激では10度以上が望ましい[2, 6]。また，個々の格子の視角は全視野刺激で15または30分，半視野刺激では30または60分が適切とされている。

MEMO

例：17インチモニターで刺激をする場合

　全視野刺激では，パターンピッチ32（個々の格子模様が11×11mm^2）とし，画面と被検眼距離を127cmとすると，刺激視野全体の視角は16度，格子模様の視角は30分となる。

　半視野刺激では，パターンピッチ32，画面と被検眼距離を63cmとすると，刺激視野全体の視角は16度，格子模様の視角は60分となる。

輝度やコントラストが低下すると潜時が延長することが報告されており[8]，各施設において一定の刺激条件下で検査を行うことが重要となる。

固視点は全視野刺激の場合は視野の中心とし，半視野刺激では刺激視野と非刺激視野の境界線の中点を非刺激側に1度（格子1つ分）ずらした点とする。小児などではシールで固視点を示すとわかりやすくてよい。また固視点と眼球が水平線上になるようにモニターの高さを調節する。

片眼ずつ検査を行い，非検眼を遮眼する必要がある。斜視や弱視の訓練に用いられる遮光眼帯（アイパッチ）などを用いるとよい。

検査室は完全な暗室でなくともよいが，できるだけ暗くし，座位で検査を行う。筋電図の混入を防ぐため，被検者ができるだけ力を抜いた状態で検査を行うことが重要となる。

検査室が暗く，刺激も単調であるため，眠気を催すこともあるが，覚醒状態を維持するように注意する。眠気がある状態で検査を継続すると，潜時，振幅に影響が出るため，その場合には検査を中断しなければならない。

また，画面を固視していることを確認しながら検査を行う必要がある。可能であればビデオカメラや鏡を用いて，患者の状況を確認しながら検査を行う。患者が画面を固視していなければ信頼できる検査結果は得られないため，協力が得られなければ，検査を中断する。

(2) フラッシュVEPの刺激条件

キセノン放電管型ストロボスコープを用いる際には，Ganzfeld型刺激装置が推奨されている。LEDゴーグルを用いる場合は，検査時の刺激状況が外見上わからないため，検査前後にLEDの発光状況や，左右刺激側の確認をしておく。

フラッシュVEPは座位または仰臥位で検査を行う。仰臥位で検査を行うと筋電図の混入が少なくなるが，いずれにおいてもパターンVEPと同様に眠気に注意する必要がある。

開眼，閉眼いずれの状態で記録してもよいが，左右同一条件で検査を行う。閉眼状態の方が，筋電図や瞬目のアーチファクトの混入が少ないが，視力障害が強い患者では開眼記録のほうが反応を検出しやすくなる。

キセノン放電管型ストロボスコープを用いる場合は，パターンVEPと同様に検査室を完全な暗室でなくともよいができるだけ暗くし，非検眼を遮眼する必要がある。

新生児や幼児などで，自然睡眠や鎮静下で検査を行う際には，可能な範囲で散瞳薬を使用し散瞳下で記録を行う。

4.4.3　臨床診断

基本的に反応の欠如，潜時延長，振幅低下，左右差，頭皮上分布の異常が証明された際に異常と判断する。必ず同条件で2回以上の検査を行うことで再現性を確認する。

1. transient型パターンVEP

前述したように，P100の潜時が最も評価に有用である。代表的な報告では，視角30分で刺激した際のP100潜時の平均値は104.2 ± 6.4ms（mean ± SD）とされる[1]。しかし，基準値は検査室の環境や刺激状況により影響を受けるため，各施設で設定する必要がある。P100潜時の正常平均値に2.5〜3.0SDを加えた値を超えた際に異常と判断するとよい[1,6]。また，正常ではP100潜時に左右差は認められない。左右で8ms以上の差が認められれば，潜時が正常範囲内であっても異常と判断する[6]。

P100振幅は5〜10μVのことが多い。潜時と比べると正常値の設定が難しいが，左右に7μV以上の差あるいは50%以上の差が認められれば，基本的には低振幅なほうを異常と判断する[3,6]。反応の欠如は最も高度な異常を示すことになる。

2. transient型フラッシュVEP

パターンVEPと異なり，潜時の評価は困難なことが多い。波形の欠如や明らかな左右差が認められる場合において異常と判断する。

新生児や幼児などで自然睡眠や鎮静下で記録する際には，睡眠深度によって波形が変化することに注意する。覚醒下の記録と比べ判読は困難であり，左右交互に検査を行うなど工夫しながら再現性の確認を重視する必要がある。

3. steady-state型パターンVEP，steady-state型フラッシュVEP

transient型VEPが正常であってもsteady-state型VEPにおけるCFPDに異常を示す症例がある。とくに高度な視覚障害のためにフラッシュVEPを行う際には，transient型VEPよりもsteady-state型VEPによるCFPDによって異常が示されることも多い[9]。

4.4.4　適応症状・疾患

1. 視力障害，視野欠損が認められるとき

球後視神経炎やLeber遺伝性視神経症などの視力障害では，P100潜時の延長や，振幅の低下が認められる（図4.4.6）。同名半盲や耳側半盲などの視野障害を認め，視交叉以降の病変が疑われる症例では，パターンVEPの半側視野刺激を用いることで振幅の低下や波形の欠如が検出されることがある。

2. 潜在的な視神経障害が疑われるとき

とくに多発性硬化症では，視力障害を示す症例ではもちろんであるが，自覚的に視力障害を認めない症例においても，約半数にP100潜時の延長が認められると報告されており，診断の際に重要である[10]。また，多発性硬化症などの脱髄疾患では潜時の延長のみが認められると思われるが，時間的分散（temporal dispersion）の影響などにより振幅の低下を示す症例も多い[6]。

3. 心因性視力障害・ヒステリー性障害・詐病が疑われるとき

患者が視力障害や視野欠損の症状を訴える際に，器質的障害を有するか否かを鑑別するうえで，他覚的な評価が可能となる。

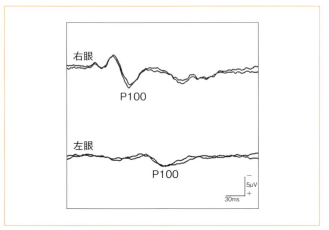

図4.4.6　左球後視神経炎患者のtransient型パターンVEP（MO-Fz）
右眼刺激時と比べ，左眼刺激時はP100の潜時延長と振幅低下を認める。

Q きれいな波形を記録するには？

A 電極装着と筋電図対策をしっかりと。

電極接触抵抗をしっかり下げることが肝要である。必要に応じて皮膚前処理剤を使用する。非常に小さな電位を記録するため，筋電図の混入は極力減らすように力を抜いた状態で検査を行う。疲労があれば，休憩を取るなどの配慮をする。

▶参考情報

筋電図の混入を減らすために，ひじかけのついたリラックスした姿勢をとれる椅子や，顎や頭位を固定する台を使用するとよい。

Q 性差はあるのですか？

A わずかにあるが，正常値を設定する際に考慮する必要はない。

男性より女性の方がtransient型パターンVEPにおけるP100潜時が速く，振幅も大きいことが報告されているが，その差は僅差であり，正常値を設定する際に考慮する必要はない。妊娠女性のほうが，非妊娠女性よりも潜時が速いことも報告されており，要因の1つとして，女性ホルモンによる影響が推定されている[1]。

Q 年齢差はあるのですか？

A 満5歳までにほぼ成人の値に達する。

transient型パターンVEPにおけるP100潜時は，生後の発達過程とともに短縮し，満5歳までにほぼ成人の値に達する[1]。また，加齢とともにP100潜時は延長し，老年者では若年者に比較しP100潜時が延長していることが報告されている[11]。

▶参考情報

transient型パターンVEPにおけるN145潜時は，満20歳頃まで短縮し続ける。

Q もともと視力が悪い人はどうするのですか？

A 矯正してから検査を行う。

パターンVEPでは，屈折異常がある被検者では矯正してから検査を行う必要がある。トライアルフレーム（試験枠）とテストレンズを用いてできるだけ正確に矯正する。持参の眼鏡やコンタクトレンズがあればそれを使用してもかまわないが，パターン反転刺激がしっかり認識できるように矯正してから検査を行うことが重要である。

Q 計測が難しいときはどうすればよい？

A 反応の再現性の有無を重視する。

複数回同一条件で検査を行い，反応の再現性の有無を重視する。また，パターンVEPでMO-A1＋A2を，フラッシュVEPでMO-MFをそれぞれ同時記録することで波形のピークが判読しやすくなることがある。

4章 誘発電位検査

Q 協力が得られずパターン反転刺激を注視しない患者ではどうすればよい？

A 依頼医に報告し，可能であればフラッシュVEPを行う。

モニターなどの刺激を注視しなければ，パターンVEPは信頼のおける検査結果は得られない。依頼医に報告し，可能であればフラッシュVEPを行い，反応の有無を確認する。

Q 網膜電図とは？

A 広義の視覚誘発電位に含まれる検査。

網膜電図（ERG）は広義の視覚誘発電位に含まれる検査である。パターン反転刺激やフラッシュ刺激を与えたときに網膜で発生する電位を記録する。点眼麻酔を使用し，角膜上にコンタクトレンズ型電極を装着して反応を記録する。さらにフラッシュ刺激で検査を行う際には散瞳薬を使用して，散瞳下で検査を行う必要がある。

［小野澤裕也］

参考文献

1) 黒岩義之：視覚誘発電位（VEP）の基礎と臨床，医学検査，2006；55：891-900.
2) 黒岩義之，G.G. Celesia：視覚誘発電位−その正常波形と臨床応用，西村書店，新潟，1989.
3) 後藤純信，飛松省三：視覚誘発電位（VEPs）基礎，臨床神経生理学，2008；36：257-266.
4) 柴田興一：視覚誘発電位（VEP）応用，臨床神経生理学，2008；36：267-277.
5) Barrett. G, et al：A paradox in the lateralisation of the visual evoked response. Nature 1976；261：253-255.
6) 柳澤信夫，柴崎浩：臨床神経生理学，医学書院，東京，2008.
7) 日本脳波・筋電図学会誘発電位検査法委員会：誘発電位測定指針，脳波と筋電図，1997；25：2-4.
8) 飛松省三：図形反転視覚誘発電位の正常波形，臨床脳波，1993；36：93-97.
9) 吉本紅子：VECPにおける時間周波数特性の臨床応用，脳波と筋電図，1991；19：238-246.
10) Shibasaki H, Kuroiwa Y：Pattern-reversal visual evoked potentials in Japanese patients with multiple sclerosis. Journal Neurology Neurosurgery and Psychiatry, 1982；45：1139-1143.
11) Halliday AM：Evoked potential in clinical testing. Churchill Livingstone, London, 1982.

4.5 事象関連電位

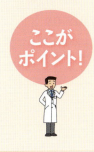

ここがポイント！
- P300は認知機能障害の評価に有用である。
- CNVは精神神経疾患の評価に有用である。
- 事象関連電位は，多くの心理的および生理的要因の影響を考慮する必要がある。
- P300は年齢による影響が大きいため，各年代ごとの正常値が必要である。

1. はじめに

わたしたちは音楽や言語，表情や身ぶりなどの聴覚的，視覚的コミュニケーション，短期的記憶，周囲から得られる刺激への注意，情報の獲得，判断あるいは決断といった一連の作業を絶えず無意識に，あるいは意識的に行っている。これらの大脳の機能を客観的に評価する方法の1つに事象関連電位（event-related potential；ERP）がある。

2. 事象関連電位とは

課題遂行中の脳波を刺激提示時点の一定の基準に揃えて加算平均すると，刺激や課題によって時間的に同期（time-locked）された電位が得られる。この電位は極性や潜時，頭皮上分布などによっていくつかの成分に分けられ，これらを総称して事象関連電位（ERP）とよぶ。誘発電位（evoked potential；EP）は，100ms付近を境に，短潜時の外因性成分と，長潜時の内因性成分に分類される。一般的によく知られている聴性脳幹反応（ABR），視覚誘発電位（VEP），体性感覚誘発電位（SEP）は，約100msより短潜時の外因性成分で，提示刺激の種類や提示時間などを変化させると潜時や振幅は変化するが，被検者自身の意識状態が変化してもほとんど影響を受けない。したがってこれらの刺激条件を一定にすることで，個体内，個体間でほぼ安定した波形が得られる。一方，内因性成分である長潜時波形は被検者の認知機能に深く関与し，高次脳機能である能動的な神経活動を反映している。しかし，精神活動は測定条件や測定環境によって変化し安定した潜時や振幅を得られないため，その評価は難しい[1, 2]。

近年P300，随伴陰性電位，運動関連電位などを中心に，脳の活動，とくに人の行動に伴う知覚，認知，注意，弁別などを担う中枢神経系の脳内処理過程を探り，さらにその電位の発生起源にも及んで研究が進められたことで，臨床応用がなされている。

3. ERP解析の留意点

ERP波形は多くの内因性成分が重畳し合って構成されている（図4.5.1）[3]。具体的には聴覚，視覚，触覚（体性感覚）などの感覚器をとおして与えられた刺激に対する脳波の微妙な変化を，加算平均することにより増幅し解析したものである。この電位を時間軸で捉えて考えてみると，まず感覚受容器が指示刺激によって興奮し，末梢神経に活動電位（インパルス）が生じ，電位は脊髄，脳幹を経由して大脳皮質に達する。一次感覚野に到達して，大脳で直列的，並列的に注意，知覚，認知，期待などの意思決定の回路に働き，最後に運動指令を下す。このように，通常，ERPは賦活されたいくつかの電位発生源からの電位の集合である。したがって，波形の各成分とその発生源は1対1ではなく，

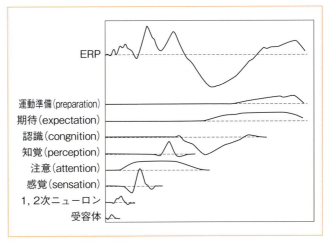

図4.5.1　ERP成分の構成
ERPは賦活されたいくつかの電位変化が重畳して波形を構成している。そのため各波形成分とその発生源は1対1ではない。

（下河内稔：事象関連電位，臨床脳波1984より引用）

1つの波の振幅や潜時の変化が，重畳するどの内因成分の変化に由来するのか判断が難しい。また，内因性成分は心理的条件によって刺激時点のtime-lockedが保証されないことや，出現時間のバラツキ（ジッタリング）が生じるなどの問題から加算波形が変化するため，波形のバラツキがみかけ上の変化なのか，波形そのものによる真の変化なのか評価が難しい。さらに，課題はくりかえすうちに慣れが生じて振幅が低下する。そのため加算をくりかえすうちに波形の同定が難しくなるため加算回数が制約され，脳波や眼球運動などの影響を取り除くことができない。検査では，これら多くの問題点を念頭におきながら波形成分の同定や解析を行う必要がある。

4. ERPに影響を及ぼす心理的要因

- 注意：被検者の課題遂行に対する集中の仕方
- 慣れ：課題をくりかえし行うことで刺激に慣れが生じ，波形が減衰する
- 予期：一定間隔で刺激がくりかえされると次の刺激が予測され随伴陰性変動が関与してしまう
- 準備：課題に合わせてボタン押しなどの運動を行わせると運動関連電位が関与してしまう

5. ERPに影響を及ぼす生理的要因

- 薬物，アルコール，煙草，コーヒーなどの嗜好品の影響
- 日内変動の影響：そのときの気分，意欲など[4]
- 加齢の影響（age-matchingは10年1単位）[5]
- 覚醒状態：眠気により振幅は低下する[6]
- その他：聴力，視力，性格，知能レベル

6. P300

P300は事象関連電位の中では最も臨床応用が進んでおり，高次脳機能，とくに認知機能障害の評価に極めて有用な検査法である

異なるいくつかの感覚刺激（聴覚刺激，視覚刺激，体性感覚刺激など）に対し，標的刺激となる刺激のみに注意を向け認知させるという課題を施行し，標的刺激と非標的刺激に出現する波形を比較すると，標的刺激にのみ300〜400msの陽性波として出現する。

(1) 測定条件

日本臨床神経生理学会誘発電位測定指針案（1997年）[7]に準拠する。

① 装置条件
- 測定感度（sensitivity）：50μV/DIV
- 高域フィルタ（high cut filter）：30Hz
- 低域フィルタ（low cut filter）：0.5Hz
- 分析時間：1000ms
- 加算回数：30〜40回

② 記録条件
- 標準刺激（target stimulus）呈示確率：0.2〜0.1　　2000Hz純音
- 偏奇刺激（rare stimules）呈示確率：0.8〜0.9　　1000Hz純音
- 持続時間：50〜100ms
- 音圧：60〜80dBHL
- 呈示順序：ランダム
- 頻度：0.5Hz

③ 電極および記録部位

銀-塩化銀電極を使用し，電極間インピーダンス（抵抗）は5kΩ以下にする。
- 導出電極：Fz, Cz, Pz（国際10-20電極法による）
- 基準電極：両耳朶連結（A1 + A2）
- 接地電極：前額部（FPz）
- EOG：（眼窩上縁と眼窩下縁）
※EOGは眼球運動の監視用として使用

④ 振幅の計測・基線

基線は惹起刺激提示前の一定期間の平均電位をゼロとして求める。

(2) 測定方法

① オドボール課題

2種類の感覚刺激を2対8程度の比率でランダムに提示し，標的刺激となる低頻度刺激の数を数えさせる計数課題や，標的課題に対し，すばやくボタンを押させる弁別反応課題などが一般的に用いられている。

② 加算回数

低頻度刺激,高頻度刺激に対する波形を別々に加算する。低頻度刺激は20〜50回の加算が必要である。

P300の測定は休憩をはさみながら数ブロックに分けて加算を行う。3〜4ブロックくりかえして行い，それぞれに得た加算波形を比較し再現性を確認したうえで，さらにそれらの加算波形を総加算してその波形から得られる各成分の振幅・潜時を計測する。この際，EOGが出現した波形を除いて再加算を行う。高頻度刺激に対する加算は，全高頻度刺激の波形を加算する方法と，低頻度刺激直前の高頻度刺激の波形だけを加算して低頻度刺激の加算回数と一致させる方法がある。

③ 教示・予備練習

教示の仕方やその内容によって検者の課題遂行は著しく左右されるため，十分な注意が必要である。被検者が課題を十分理解できるような工夫も必要である。さらに，課題

遂行中に出現するアーチファクト（体動，まばたき，眼球運動など）の混入を，極力減らすための被検者への説明や指示は必要である。しかし，必要以上に抑制や禁止を強要すると被検者が緊張し，課題に影響を与えてしまいかねない。途中に休憩を挟みながらリラックスして検査が受けられるような配慮が求められる。

(3) P300の波形成分（図4.5.2）

①N100（N1）とP200（P2）

頂点電位（vertex potential）とよばれ，感覚刺激を提示すると刺激のモダリティにかかわらず必ず誘発される。これらは選択的な注意によって誘発されるのではなく，すべての刺激に対して脳内に入力されたことを認識しただけで出現する波である。この電位は刺激強度が強いほど，また，刺激間隔が長いほど高振幅の波が得られる。しかしその一方で，刺激に対して慣れが起こりやすく，同じ刺激をくりかえすうちに，振幅が低下してくる。

②N200（N2）

N200は低頻度刺激にのみ出現する。N200は刺激に対して注意を向けたときに出現し，意識的な識別過程に関連して出現すると考えられている。

③P300

注意や弁別を要する課題により，能動的注意（active attention）を行うことで300〜400msに頭頂部優位の陽性電位が誘発される。この電位は被検者に課題を与えることで出現し，認知機能を反映している。P300は被検者の関心度，関与度の高い刺激に対し振幅の増大を示す。

(4) 正 常 値

振幅，潜時の正常値は刺激条件，記録装置，記録条件などによって変化するため，施設ごとで独自の正常値を設定する必要がある。とくにP300は年齢による影響が大きく，P300のピーク潜時は年齢とともに短縮し，15〜16歳で最短縮潜時となる。しかし，その後は加齢とともに潜時が延長する。40歳代以上の成人においては加齢の影響を強く受け，およそ1.6ms/年程度潜時が延長するため，各年代ごとの正常値を作成する必要がある。また，認知機能を評価する場合，個人差もある程度考慮した正常値幅を設定したほうがよい。

(5) P300の臨床応用

P300は精神疾患で広く臨床応用が進んでいる。統合失調症や認知症で起こる注意障害や認知機能の障害を探るマーカーとして，また治療効果の判定として有効な検査法である。

● 7. 随伴陰性電位

随伴陰性電位（contingent negative variation；CNV）は，事象関連電位の1つで，予告刺激（S1）と命令刺激（S2）の間に記録される緩徐な陰性電位である。CNVは予告刺激と命令刺激を一定の刺激間間隔（inter-stimulus interval；ISI）で呈示し，S2刺激後にボタン押しなどの運動を行う課題で前頭中心部優位に出現する。予告，命令という1対の刺激によってのみ出現するこの電位は，認知，注意，期待，準備といった高次脳機能を反映すると考えられている。

(1) 測定条件

日本臨床神経生理学会誘発電位測定指針案（1997年）[7]に準拠する。

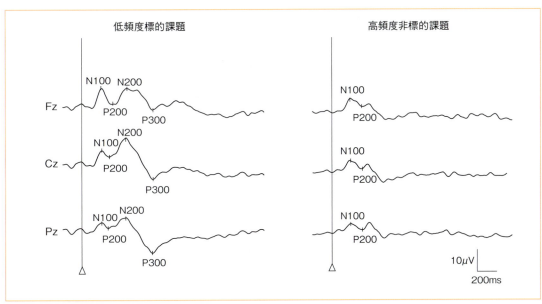

図4.5.2　P300の波形成分
N100，P200はすべての刺激に対し認識しただけで出現する。
N200，P300は注意や弁別を要求した課題に対する能動的注意によって誘発される。

① 装置条件
- 測定感度（seNsitivity）：30～50μV/DIV
- 高域フィルタ（high cut filter）：30～100Hz
- 低域フィルタ（low cut filter）：0.01～0.05Hz
- 分析時間：5sec
- 加算回数：20～30回

② 刺激装置

ⅰ）予告刺激（S1）
- 刺激頻度：0.1～0.2Hz
- 刺激種類（音刺激の場合）：音圧80dBHL　純音（10～100ms）あるいはクリック幅（duration）0.1ms

ⅱ）命令刺激（S2）
- 刺激種類（光刺激の場合）：LEDゴークルによるフラッシュまたはパターン刺激。応答用のボタンを押すことでS2刺激が終結する
- S1-S2間隔：2～3sec

刺激の方法は検査目的によってさまざまだが，一般的にはS1に聴覚刺激，S2にはS1とは異なるモダリティである視覚刺激が用いられている。

③ 電極および記録部位

銀-塩化銀電極を使用し，電極間インピーダンス（抵抗）は5kΩ以下にする。
- 導出電極：Fz，Cz，Pz（国際10-20法による）
- 基準電極：両耳朶連結（A1＋A2）
- 接地電極：前額部（FPz）
- EOG：眼窩上縁と眼窩下縁
- ※EOGは眼球運動の監視用として使用

(2) 測定方法

① 課題と教示方法

ⅰ）課題：予期的反応時間課題

予告刺激（S1）と命令刺激（S2）を一定間隔で呈示し，命令刺激（S2）に対してなるべく早く反応するように被検者に指示する。反応はボタン押しなどが用いられ，ボタンを押すことで刺激が終了するように設定する。ボタン押しは被検者の利き手で行わせる。

ⅱ）教示方法

CNVは被検者の心理的要因による影響が強いため，課題遂行のための説明を十分に行い，理解と協力を得ることが肝心である。そのためにはわかりやすい説明で，被検者自身がリラックスした状態で課題を遂行できるような工夫が必要である。被検者には開眼で一点を注視するように指示する。

(3) CNV波形の成分

図4.5.3に典型的なCNV波形を提示する。CNVは複合波であり，単一の現象を捉えた波ではない[8]。したがって前期成分と後期成分では頭皮上の分布も異なっており，それぞれの成分について評価する必要がある。

初期CNVはS1刺激後，約400～800msにFz優位に出現し，後期CNVはS2刺激前1000msからCz優位に緩除な陰性電位が認められる。

後期CNVはボタン押しによる準備電位（bereitschafts potential；BP）が一部関与しているが，CNVが外的刺激によって促される随意運動の準備状態を反映するのに対し，BPは自己のペースによる自発的随意運動の準備状態を反映するもので，両者は対照的であり，同一ではない。初期CNVがS1刺激に対する定位反応を反映し，後期CNVはS2刺激に対する注意，期待，反応課題に対する準備を反映している[9]。

(4) 計測方法および正常値
- 基線：S1前500～1000msの脳波平均振幅を用いる。
- 頂点振幅：CNVの最大振幅（正常値15～20μV）
- 平均振幅：S2前150ms間の平均振幅
- 面積計測法：S1後400～450msからS2までの面積（正常値3000～12000μV・ms

正常値は課題の設定や測定条件により異なるため，検査を行う際は必ず施設内で正常コントロールによる施設正常値を設定する必要がある。

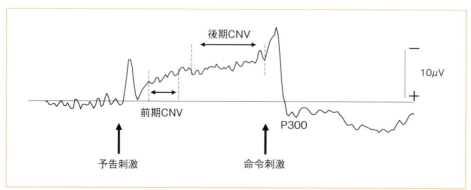

図4.5.3　CNVの波形成分
前期CNVは予告刺激後400～800ms，後期CNVは命令刺激前1000msに緩徐な電位として出現する。

(5) 年齢および性差の影響

CNVは注意を要する課題であり，小児に応用する場合，成人と同様の課題ではやや困難を伴う。しかし年齢に見合う興味深い課題を呈示することで，3歳前後から記録が可能である。小児期は加齢とともに振幅が増大しながら12歳頃に成人のCNVへと変化する。一方，加齢に伴い徐々にCNV振幅が低下し，老齢期には早期CNVが消失する[10]。また，性別では女性のほうがわずかにCNV振幅が増大する。

(6) CNV記録時の心理的要因

① 注意散乱
何らかの注意散乱を来す要因が加わることで，CNV振幅は減少する[11]。

② 不安，ストレスの影響
とくに後期CNVは情動に強く影響されており，不安，また過度のストレスによってCNV振幅は減少する。

③ 課題に対する慣れ
課題をくりかえすと慣れ現象が起こり，そのために徐々に振幅が低下する。

④ 覚醒度
覚醒レベルの低下はCNVを低下させる。

(7) CNVの臨床応用

CNVは精神神経疾患を中心に応用範囲が広く，多くの興味深い報告がなされている。以下に，代表的な疾患におけるCNVの特徴について簡単に触れる。

① 感情障害
軽躁状態でCNV振幅は増加するが，抑うつ状態，躁状態では減少する[12]。

② 不安障害
不安神経症ではCNVの発現が遅く不安定で，平均振幅は減少する[13]。一方，強迫神経症ではCNVは増大する。

③ ヒステリー
CNVの欠如あるいは減少する[14]。

④ 器質性疾患
認知症，脳血管障害，パーキンソン症候群でCNVは減少する[15]。

● 8. ERP波形に影響を与える因子とその除去方法

(1) 背景脳波の除去

① デジタル・スムージング

ERP波形のSN比改善を目的とした二次処理としてデジタル・スムージングがある。ERPは多くの心理的事象に関連した成分で構成されているため，記録時のアナログ・フィルタ（高域遮断フィルタ）によるSN比の改善は，観察すべき成分や未知の成分を減衰させてしまう可能性がある。そのためERP記録時のバンドパス・フィルタは幅広く設定しておき，加算後に得られたERP波形に対して二次処理としてスムージングすることが望ましい。一般的には移動平均法を用いて高周波成分を減衰させる。図4.5.4に，同一波形に対してスムージングの周波数を少しずつ変化させた波形を示す。周波数を低下させすぎると，波形の変形や振幅・潜時のずれが生じるため，評価したい成分に焦点をあてて，適正周波数でのスムージングを行う必要がある。

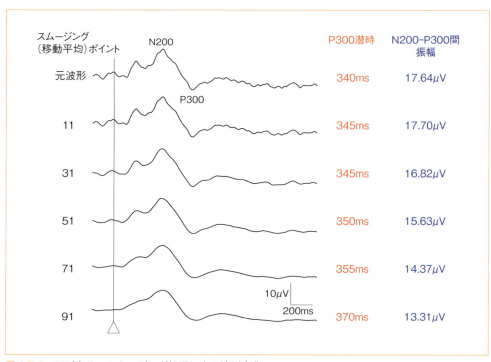

図4.5.4　デジタル・スムージング処理による波形変化
同一波形に対してスムージングポイントを変化させて記録すると，波形の変形や潜時・振幅にずれが生じる。

② 開眼記録

ERP 記録を開眼で行い，記録中はできるだけ一点を注視させることで，閉眼によって出現する α 波の出現を少なくする。

(2) 眼球運動の除去方法

① ERP 記録時に眼球運動を同時に記録し，一定の基準以上の眼球運動が出演した施行は加算から除外する（眼球運動除去基準は，頂点間振幅で 40〜150 μV が一般的に使用されている）。

② 脳波，眼球運動をそれぞれ加算し，その後で眼球運動の波形だけを引き算する。

(3) 筋電図，発汗，体動の除去方法

・筋電図，発汗による基線の動揺：バンドパス・フィルタの設定
・体動の影響：リジェクトレベルの設定

Q 検査装置に事象関連電位のソフトが装備されていません。どうしたらよいでしょうか？

A ソフトがなくても検査は可能。

施設の測定装置に事象関連電位のソフトが装備されていなくても，誘発電位の測定ができる装置であれば，測定条件の設定を行うことでP300の測定は可能である。

[長田美智子]

参考文献

1) 前川俊彦，他：早わかり誘発電位(4)事象関連電位とミスマッチ陰性電位　臨床脳波　2005；47(12)：775-787
2) 下河内稔：事象関連電位(I)，臨床脳波 1981；23(10)：683-690.
3) 下河内稔，他：事象関連電位，臨床脳波 1984；26(10)：617-618.
4) 前田義樹ほか：P300の日内変動，臨床脳波 1993；35(12)：787-791.
5) GoodiN DS, et al：Age-related variatioN iN evoked PoteNtials to auddditory stimuli iN Normal humaN subjects. ElectroeNcePhalogr. CliN. NeuroPhysio 1978；44：447-458.
6) 越野良文，他：ごく軽い眠気によるP300の変化，臨床脳波　1993；35(12)：792-796.
7) 誘発電位の正常値に関する小委員会：誘発電位測定指針案(1997改定).
8) Rohrbaugh JW, et al：BraiN wave comPoNeNts of the coNtiNgeNt Negative variatioN iN humaN；ScieNc, 191：1055-7, 1976.
9) Weerts TC, LoNg PJ：The effects of eye fixatioN aNd stimulus aNd resPoNse locatioN oN the coNtiNgeNt NegativevariatioN (CNV)；Biol Psychol, 1(1)：1-19, 1973.
10) Loveless NE, SaNfort AJ：Effects of age oN the coNtiNgeNt Negative variatioN aNd PreParatory set iN a reactioN-time task；J GeroNtol, 29(1)：52-63, 1974.
11) McCallum WC, Walter WG：The effects of atteNtioN aNd distractioN oN the coNtiNgeNt Negative variatioN iN Normal aNd Neurotic subjects；ElectroeNcePh CliN NeuroPhysiol, 25(4)：319-29, 1968.
12) Nakamura M, et al：MelaNcholia aNd excessive CNV recovery after NoNresPoNse coNditioN；Folia Psychiatr Neurol JP, 36(1)：81-8, 1982.
　　 Walter WG：ElectroPhysiologic coNtributioNs to Psychiatric theraPy；Curr Psychiatr Ther, 25：6-13, 1966.
13) 加我君孝，他：事象関連電位(ERP)マニュアル―P300を中心に―，篠原出版，東京，1995.
14) 丹羽真一，他：事象関連電位　事象関連電位と神経情報科学の発展，新興医学出版社，東京，1997.

4.6 交感神経皮膚反応

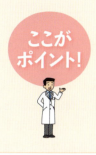

ここがポイント！

- 刺激の慣れ現象によるSSR波形の振幅低下に注意する。
- 交感神経皮膚反応は緩徐な電位変動のため、低域遮断周波数は0.1Hzを超えないようにする。
- 室温は24〜26℃に保ち、この温度環境に十分慣れさせる。
- リラックスしてもらえるように、検査者の態度や服装も含め、検査室環境に配慮する。
- 波形には多彩なバリエーションがあり、反応の左右差をみることは重要。

1. はじめに

身体の恒常性を維持する重要な働きの1つに自律神経機能がある。自律神経には交感神経と副交感神経があり、これら神経の二重支配により本人の意思とは関係なく生体各臓器は安定して機能し、生命を維持している。

自律神経機能の評価についてはさまざまな種類のもの[1,2]があるが、発汗・皮膚血管系自律神経機能検査の1つである交感神経皮膚反応（sympathetic skin response；SSR）は比較的簡便に筋電計で施行できる生理検査として、2005年頃より注目されている[3,4]。

2. 交感神経と副交感神経

交感神経はアドレナリン、ノルアドレナリン作動性で、「闘争と逃走の神経」ともよばれ緊張状態を維持する。具体的には心拍数や血圧は上昇し、汗が分泌され、瞳孔は散大し、呼吸は激しくなる。逆に副交感神経はアセチルコリン作動性神経で交感神経とは逆の状態で、睡眠時など体がゆったりとリラックスしているときに働く。

3. 発汗・皮膚血管系自律神経機能

人の皮膚と神経はともに外胚葉由来の細胞層からなり、両者は密接な関係にある。皮膚には知覚神経と、血管や汗腺、立毛筋などの働きを支配する自律神経がある。発汗は温熱性発汗と精神性発汗に分類され、皮膚や汗腺などの局所的な反応に加え脳幹や大脳など、より上位中枢の影響も受けている。

4. SSR

発汗を電気現象として捉える方法に、皮膚電気反射（galvanic skin response；GSR）がある。これは外因性刺激（痛み、深呼吸、音刺激など）や情動（急速に引き起こされ、その過程が一時的で急激な感情。怒り・恐れ・喜び・悲しみなど、状態と同時に顔色が変わる、呼吸や心拍数が変化するなどの生理的な生体変化が伴うもの）的な精神的動揺により皮膚抵抗が変化する様子を、電流や電圧の変化として測定する方法で、発汗が大きく関与している[2]。長年心理学領域で広く用いられ、うそ発見器などにも利用された。しかし、1984年Shahaniら[5]は電気刺激により手掌-手背、足底-足背間に生じる電位変化そのものを測定し、これを交感神経皮膚反応（SSR）として報告した。発汗に関する神経支配は主に交感神経であることから、自律神経機能の評価法として今日、SSRが臨床応用されている。

5. SSRの発生機序

SSRを発生させるための刺激は体性感覚、内臓感覚、聴覚、精神的動揺などで、求心路はそれぞれの刺激で異なる。体性感覚刺激の場合、求心路は皮膚表面の感覚神経、脊髄後根、視床に至り中枢に入力される。中枢の反射は大脳皮質前運動野、視床下部あたりで、遠心路として脊髄中間質外側核、節前交感神経線維、交感神経節、節後交感神経を通り手掌・足底の汗腺（エクリン腺）に至る多シナプス性交感神経反射と考えられている[2]。また、SSRの発生電位は汗が原汗部から皮膚表面に押し出されるときに発生するNaイオンの濃度勾配が主な要因であるといわれている[6]。

6. SSR検査の実際

(1) 刺激の種類

電気刺激，深呼吸，音刺激（拍手やアラーム音など），磁気刺激などで刺激が可能だが，開始が明瞭で短時間刺激ができる電気刺激が扱いやすく一般的に用いられる。電気刺激の場合，持続時間0.1～0.2ms，強度10～30mA（最大50mAまで）の陰性矩形波刺激を記録部位と対側の正中神経手関節部や前額部上眼窩神経（三叉神経第1枝）に与える[3]。深呼吸の場合，できるだけ速く大きい呼吸を行なう。そのほか，音刺激として背後から拍手をしたり，暗算負荷でも誘発される[2]。

(2) 刺激間隔

SSRの持続時間は40～50秒と長いため，刺激は60秒以上の間隔をあけるようにする。また，慣れ現象を防ぐため刺激周期をランダムにしたり，ときに電気刺激，深呼吸，音刺激を混ぜて実施する。いずれにせよ，あまりくりかえすと反応は抑制傾向になるため，刺激が新鮮なときを逃さず記録する。

(3) 検査室の環境

室温は24～26℃程度に設定し，できるだけ一定に保つようにする。暑すぎると温熱性発汗が促進するため，基線の動揺が激しく，SSR出現の判定が困難になる。逆に室温が低く，測定部位の皮膚温が下がっているとSSRは出現しにくい。冬場の外来患者などは検査室温に十分慣れさせ，皮膚温が30℃を下回ることがないようにして検査を実施する。また，被検者の無用な緊張を避けるため，できるだけリラックスできるように配慮するが，眠くなるなど意識レベルの低下はSSRを抑制してしまうので注意する。

(4) 測定機器

既存の筋電計や脳波計でも検査可能である。神経伝導検査など誘発筋電図が記録できる機器（とくに各刺激装置が付属しているもの）のほうが，設定が容易で検査しやすい。

(5) 増幅器の周波数帯域

SSRは非常に緩徐な数100μV～数mVの電位変動である。増幅器の低域遮断周波数（lower cut-off frequency；LCF）として理想はDC記録だが，基線が安定しないため，LCFを0.05～1Hz（時定数3.2～0.2秒）あたりで設定する。ただし，SSRの潜時や振幅を評価する場合，図4.6.1に示すように0.1Hzを超えるとpeak潜時の短縮，振幅の低下が著しくなることより，0.05Hzか0.1Hzが妥当であろう。また，高域遮断周波数（HCF）は臨床では100Hz程度あればよい。

(6) 電極装着部位

上肢は記録電極を手掌（−），基準電極を手背（＋）に，下肢は記録電極を足底（−），基準電極を足背（＋）に置く。

7. 健常人のSSR

(1) 波　形

左正中神経手関節部電気刺激による，右手掌-手背，右足底-足背記録のSSR波形を図4.6.2に示す。

電気刺激の場合，通常，陰性に触れた電位変動が，その後，緩やかに基線に戻る様子が記録される。ときに陰性相が2つになったり，陰陽二相性のこともあるが，約20秒前後で大方基線に戻る。その他の刺激では，立ち上がりが緩

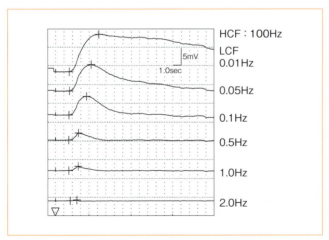

図4.6.1　低域遮断周波数の違いによるSSRの変化
正中神経手関節部電気刺激，手掌-手背記録

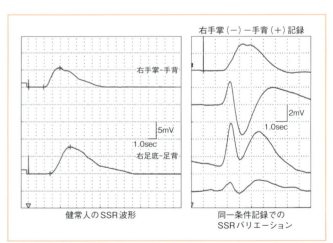

図4.6.2　健常人のSSR波形とバリエーション（44歳，男性）
【記録装置の設定】
HCF：100Hz，LCF：0.05Hz，記録感度：5mV/div，分析時間：20sec
【電気刺激の設定】
刺激強度：30mA　持続時間：0.2ms
刺激間隔：60秒以上ランダム　刺激部位：左正中神経手関節部
【記録電極装着部位】
1ch右手掌（−）-手背（＋）　2ch右足底（−）-足背（＋）

やかだったり，持続が長かったり，形にはバリエーションが多い。

(2) 潜　時

潜時の測定は電気刺激におけるSSRで行う。深呼吸などその他の刺激では刺激開始点がつかみにくく，測定は困難である。

刺激開始点を0として，陰性波の立ち上がりまでの時間を潜時とする。潜時は同一被検者におけるバラツキは少ないが身長の影響を受ける。しかし，年齢の影響はあまり受けない[2]。

(3) 振　幅

振幅は基線から陰性頂点の間で評価するのが一般的だが，バラツキが大きく，同一被検者でもなかなか安定しない。慣れや意識レベルの変動が主な原因と思われる。これらの影響を極力避けるために5～10回程度測定し，最も大きい波形を用いるか，再現性のある波形の平均値を用いてもよい。しかし，臨床的にはSSRが出るか出ないかが大事であり，研究目的以外で詳細な計測を行うことはまれである。

参考までに健常人の電気刺激によるSSRデータ報告例を表4.6.1に示す。

● 8. SSRの臨床応用 [1～3, 7]

求心路にある末梢神経（感覚神経）から脊髄，そして中枢神経および遠心路としての脊髄，節前節後交感神経線維，交感神経節，汗腺などに異常があればSSRは消失・低下する。

(1) 汗腺疾患

汗腺が障害される疾患として特発性後天性無汗症，Fabry病，Sjögren症候群に伴う汗腺障害などがある。特発性後天性無汗症において全身の温熱性発汗は障害されるが，しばしば精神性発汗は保たれる。

(2) 末梢神経疾患

糖尿病性ニューロパチーでは高頻度にSSRが消失する。アミロイドニューロパチー，尿毒症性ニューロパチー，アルコール性ニューロパチーなどでもSSRの障害が認められる。四肢遠位部での神経障害が強い多発ニューロパチーの自律神経障害を検出するのに適している。しかし，無髄線維が障害されにくい脱髄性ニューロパチーでは症状のわりにSSRの障害は軽度である。また，治療として行われる交感神経切除術によりSSRは消失するので，交感神経切除術の評価に用いることもできる。

(3) 脊髄疾患

脊髄損傷や脊髄炎，脊髄症でSSRが障害される。手を支配する交感神経節前線維はT2～T6高位にあるので，この部分か，それより上位で交感神経脊髄下行路が障害されると手のSSRは消失する。足を支配する交感神経節前線維はT10～T12高位にあるので，この部分か，それより上位で交感神経脊髄下行路が障害されると足のSSRは消失する。

(4) 大脳疾患

精神性発汗は両側扁桃体，両側帯状回前部，両側前頭前皮質背内側部，右頭頂葉，右大脳半球の障害などで異常を来すと報告されている。意識障害がある場合も，SSRは低下・消失する。

(5) 変性疾患

自律神経不全を呈する疾患の代表に多系統萎縮症と純粋自律神経不全症がある。前者の自律神経病変は主に中枢・節前性，後者は節後性と考えられており，いずれもSSRが障害される。パーキンソン病でもSSRが障害され，その責任病巣としては中枢・節前性，節後など複数の部位が推察されている。

自験例の38歳男性，交感神経機能不全が疑われる乏汗症例のSSR記録を図4.6.3に示す。正中神経手関節部を60秒以上の十分な間隔をあけ，強度20mAでランダムに電気刺激したが，手掌，足背ともにSSRは消失していた。患者の

表4.6.1　健常人の電気刺激によるSSRデータ報告例

| 手 | | 足 | | 周波数バンド (Hz) | 年齢 | 被検者数 | 報告者 |
潜時（秒）	振幅 (mV)	潜時（秒）	振幅 (mV)				
1.39 ± 0.07	0.81 ± 0.32	1.88 ± 0.11	0.64 ± 0.28	0.5～2,000	13～62	30	Shahani et al, 1984
1.52 ± 0.13	0.48 ± 0.11	2.07 ± 0.16	0.10 ± 0.04	2～5,000	21～64	30	Knezevic & Bajada, 1985
1.31 ± 0.18	0.79 ± 0.35	1.93 ± 0.17	0.39 ± 0.23	1.6～3,200	27～85	24	Soliven et al, 1987
1.34 ± 0.11	2.28 ± 1.03	—	—	2～4,000	22～64	45	Babe et al, 1988
1.51 ± 0.15	0.99 ± 0.30	2.04 ± 0.34	0.62 ± 0.24	0.32～3,200	27～74	20	Uncini et al, 1988
1.49 ± 0.07	2.90 ± 1.70	2.07 ± 0.12	1.40 ± 0.80	0.1～100	25～56	30	Elie & Guiheneuc, 1990
1.53 ± 0.24	0.47 ± 0.18	2.10 ± 0.25	0.16 ± 0.09	2～1,000	18～61	33	Valls-Sole et al, 1991
1.33 ± 0.11	0.52 ± 0.47	1.79 ± 0.20	0.03 ± 0.03	2～4,000	16～68	26	Raszewa et al, 1991
1.34 ± 0.10	5.53 ± 0.32	1.84 ± 0.28	1.64 ± 1.08	0.53～1,000	18～75	50	Yokota et al, 1991
1.47 ± 0.16	0.50 ± 0.43	1.92 ± 0.21	0.15 ± 0.12	0.16～3,200	20～91	100	Drory & Korczyn, 1993

（日本自律神経学会編：自律神経機能検査　第4版, 文光堂, 246, 2007より引用）

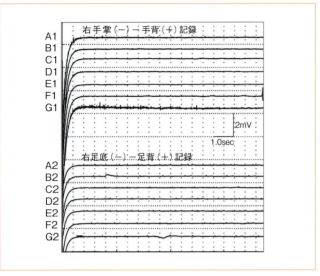

図4.6.3 38歳，男性，乏汗症，交感神経機能不全の疑い
刺激部位：左正中神経手関節部
刺激強度：20mA
刺激頻度：60秒以上の間隔ランダム7回施行

汗腺そのものに異常は認められず，身体の一部には発汗の保たれている部分も存在することより，発汗に関する交感神経機能障害と診断され，一般名：トフィソパム（製品名：グランダキシン）投与で加療中である。

●9. SSR記録上のコツと注意点

①記録電極装着部位はアルコール綿などで清拭し，十分に接触抵抗を下げたほうがきれいな記録ができる。しかし，アルコールは皮膚表面の温度を奪うため電極装着後，しばらく時間をおいてから検査する。また，精密記録の場合，手掌の電極位置は第2指付け根より2cm程度手掌よりに置き，基準電極は手掌より波及するSSRの影響を受けない親指爪に置くようにする。この場合，手背基準より電位はやや小さくなる[1]。

②増幅器のLCFは0.05Hzか0.1Hzの設定がよいが，SSR出現の有無のみが目的なら，より基線が安定する0.5Hzや1.0Hzの設定でも差し支えはない。

③室温は24〜26℃程度に設定し，測定部位の皮膚温はできれば32℃程度は確保したい。検査室温に十分慣れるまで待ってから検査に臨む。その間，記録部位はタオルなどで覆い，熱が逃げないよう配慮するが，カイロや温浴などで強制的に温めることは控える。温熱性発汗が優位になり，精神性発汗のSSRが正確に記録できなくなる恐れがあるためである。また，被検者のリラックスを促す目的で測定前に温かいお茶を飲んでもらうことも効果的である[4]。

④電気刺激だけでSSRを記録する場合，とくに刺激間隔に注意する。1分以上，十分に間隔をあけてランダムに行うが，検査者が押す刺激ボタンの操作音や押す動作を被検者に察知されてしまうと，刺激に新鮮味がなくなってしまいSSR反応が弱くなる。検査者は被検者と距離をとるなど，相応の工夫が必要である。

Q　SSRの可能性と今後の展望は？

A　積極的なルーチン検査導入を！

ルーチンに導入する生理検査は，手技に特別な技術が必要なく，患者に負担や危険を与えない方法が望まれる。SSRは汎用の筋電計や脳波計でも検査ができ，検査法としても患者の手に電極を装着するだけ，刺激は伝導検査でよく使う安全な電気刺激や，日常生活の中で遭遇する音刺激，または，深呼吸などを用いる。患者にかかる負担も少なく，くりかえし検査も可能で，臨床検査法として，積極的にルーチン検査に導入してほしい検査である。しかし，積極的に導入している検査室はそう多くないのも事実である。

▶参考情報

SSRとしての保険点数設定がなく，これが導入へのネックとなっているのかもしれない。

4.6 交感神経皮膚反応

Q 糖尿病の患者さんでときにSSR検査依頼が出ます。どのような意義がありますか？

A 糖尿病患者の自律神経機能を簡単に評価。

　糖尿病の初期状態でとくに自覚症状が乏しい場合でも，糖尿病性神経障害を合併している場合がある。このような状態では，神経伝導検査などの電気生理検査に異常を認めにくいが，このまま代謝異常が持続すると，温痛覚障害，振動覚障害，触覚の異常，腱反射低下・消失など，さまざまな異常が出現し，さらには手や足の先端優位，左右対称性（いわゆる手袋靴下型）に末梢神経障害が出現してくるのが特徴である。たとえば，手や足の指先がじんじんしたり，しびれや痛みを感じたり，虫が這っているような知覚異常，さらに進行すると運動神経にも障害が現れ筋力低下を来し，顔面神経麻痺や外眼筋（動眼神経や滑車神経）麻痺から物が二重に見えたりするようになる。こうなると神経障害は明らかで，検査も明らかな異常を示す。しかし，異常がはっきりしないときでも，小径線維（C線維）は障害を受けていることがあり，自律神経機能検査でも評価できる。つまり，糖尿病性神経障害の早期発見に役立つ。自律神経機能評価は①Valsalva法，②起立試験，③定量的軸索反射性発汗試験（QSART），④呼吸性心拍変動検査の4つの検査結果を点数化して評価，判定する総合的自律神経機能評価法（composite autonomic scoring scale；CASS）があるが，SSRでも代用できる。SSRは脊髄中間質外側核，節前交感神経線維，交感神経節，節後交感神経を通り，手掌・足底の汗腺（エクリン腺）に至る多シナプス性交感神経反射のため小径線維（C線維）のみの評価ではないが，CASSより比較的簡便に自律神経機能を評価できる方法として意義がある。

▶参考情報

CASSとは，以下4つの検査について，発汗指標，心臓迷走神経指標，交感神経指標に分けて点数化して評価する方法である。
① Valsalva法：呼吸時，胸腔内圧を15秒間，40mmHgに保ったときの1心拍ごとの血圧と心拍数の変化。
② 起立試験：起立負荷時の心拍数と血圧の変化。
③ QSART：アセチルコリン刺激による刺激部位と離れた部位の発汗量。
④ 呼吸性心拍変動検査：最大呼気および最大呼気時の最大心拍数と最小心拍数の差。

Q GSRとSSRの違いは？

A 通電法と電位法。

　GSRやSSRは自律神経によって支配されている手や足の汗腺活動（交感神経支配）を皮膚の電気現象として捉えたもので，皮膚電気活動（electro-dermal activity；EDA）と総称される。EDAには通電法と電位法がある。通電法は微弱な直流または交流電流を生体に流して皮膚の電気抵抗（skin resistance）を測定する方法で，歴史的には19世紀から約1世紀にわたりGSRとして心理学や精神科領域に利用されてきた。電位法はさまざまな感覚刺激に対して発生する皮膚表面の電気活動（skin potential）そのものを捉える方法で，SSRがそれにあたる。

［岡本年生］

参考文献

1) 松浦雅人（監修）：臨床神経生理検査の実際．新興医学出版社，東京，2007．
2) 日本自律神経学会（編）：自律神経機能検査．第4版．文光堂，東京，2007．
3) 黒岩義之他：交感神経皮膚反応．日本臨床神経生理学会　認定委員会（編）：モノグラフ脳機能計測法を基礎から学ぶ人のために．学会誌刊行センター，230-235，東京，2013．
4) 三谷博子：交感神経皮膚反応とその検査法．Lab Clin Pract，22(1)：25-29，2004．
5) Shahani BT et al：Sympathetic skin response—a method of assessing unmyelinated axon dysfunction in peripheral neuropathies. J Neurol Neurosurg Psychiat, 47：536-542, 1984.
6) Mitani H, et al：Equivalent current dipole estimated from SSR potential distribution over the human hand. Clin Neurophysiol, 114：233-238, 2003.
7) Asahina M et al：Cutaneous sympathetic function in patients with multiple system atrophy. Clin Auton Res, 13：91-95, 2003.

4.7 経頭蓋磁気刺激の基礎

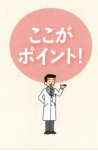

ここがポイント！
- 磁気刺激の原理を理解する。
- 適応を見極める。
- 禁忌症例を把握し，事故がないよう努める。

● 1. 磁気刺激について

一般的な検査室において，脳や脊髄など中枢の神経伝導状態を調べるためには，主に末梢神経を電気刺激して，頸部や頭部で電位を記録する「体性感覚誘発電位」という検査が用いられている。しかし，これは上行する感覚神経系の検査で，運動系の検査とは異なり，運動神経伝達路である皮質脊髄路から末梢運動神経を評価するためには，何らかの形で中枢神経刺激が必要になる。この運動系の検査として注目されている検査が「運動誘発電位 (motor evoked potential；MEP)」である。開頭する術中の記録を除き，一般の検査室でも施行されるのが経頭蓋磁気刺激で，本体と刺激コイルからなる「磁気刺激装置」が用いられる。1980年には，大脳皮質の運動野と思われる部分の，高電圧電気刺激による誘発筋電図が記録されていたが[1]，1985年にBarkerら[2]によって開発された磁気刺激装置が，刺激時に強い痛みを伴う電気刺激に代わって普及しはじめた。装置の簡単な構造を図4.7.1に示す。コンデンサに一定量充電が完了した後 (図4.7.1.a)，スイッチを切り替えるとコイル内に瞬時に電流が流れる仕組みである (図4.7.1.b)。コイルに電流が流れると右ねじの法則により，磁力線が図4.7.1.cの向きに発生し，磁力線によって生体内でコイルと逆向きの渦電流が流れ，これが神経系を刺激することになる[3]。すなわち，機器の名称は「磁気刺激装置」であるが，実際に生体を刺激するのは電気ということになる。磁気刺激の利点は，電気では刺激しにくい深部にある組織を刺激できることであり，逆に刺激部位が特定できないという欠点ももち合わせているため，臨床では電気刺激と磁気刺激，両方の利点を活かした利用法を考えるべきであるといえる。

● 2. 臨床における磁気刺激

磁気刺激装置開発の最も大きな功績は，中枢神経，とくに固い頭蓋骨に覆われた大脳皮質を刺激できるようになったことである。以下，近年臨床において増加傾向にある大脳皮質運動野の刺激法について簡単に解説する。

Penfieldらにより明らかにされた，大脳皮質上の機能分布において，上肢の運動野は中心前回の頭頂部からやや外耳孔よりの部分，下肢は大脳縦裂の溝の内側に位置する。運動野を効率よく刺激するためには，電流の向きが重要であることはすでに知られており，上肢では後ろから前 (図4.7.2.a)，下肢では頭頂部において，刺激する運動野

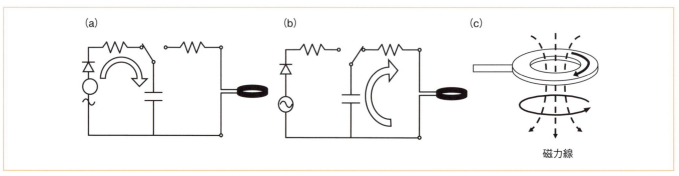

図4.7.1　磁気刺激の原理

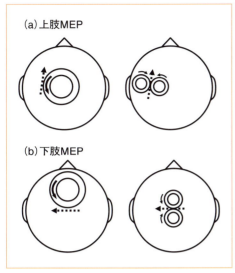

図4.7.2　刺激位置

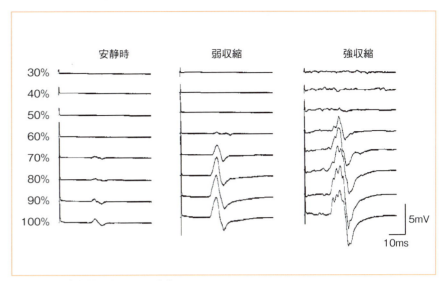

図4.7.3　随意収縮によるMEP変化

と反対側から同側に向けての刺激（図4.7.2.b）で，最大のMEPが得られるとされている。実際には異なった向きでも刺激はされているが，臨床で潜時などを評価する場合は，上記の刺激法が最も利用されている。また経頭蓋刺激の場合，標的筋を随意的に収縮させることによって，低閾値で高振幅のMEPが記録される（図4.7.3）。安静時と比べてやや潜時が早くなるが，MEPが誘発されにくい錐体路の高度障害例などでは，こういった促通法も必要となる。

　実際の検査において良好な記録波形を得るためには，記録用電極装着部の接触抵抗を極力低くすることはもちろん必要であるが，刺激用のコイルから発生する磁力線が一定の方向にはたいへん強いため，リード線の配置にも注意を払うことが重要である。記録されたMEPは，その潜時や振幅を測定する。潜時の遅延は錐体路の伝導障害を意味するが，振幅は健常者でも個人差が大きく，コイルの位置や角度によっても大きく変化するため，評価には細心の注意を要する。このほか運動野刺激とは別に，末梢近位部刺激によるMEPとの潜時差から中枢運動神経伝導時間（central motor conduction time：CMCT）を計測し，とくに脳，脊髄内の伝導障害を検索することも可能である。またF波潜時から末梢運動神経の伝導時間を算出し，運動野刺激MEP潜時から差し引くことでもCMCTが求められる。

3. おわりに

　磁気刺激法の確立により，これまで手術中に開頭して大脳皮質運動野を直接電気刺激するか，皮膚上からは高電圧の電気刺激で確認していた錐体路伝導状態の確認が，検査室レベルにおいても可能になった。開発後20年以上経過している現在では，単発刺激であれば問題ないとはされているが，これまでの生理検査と比較するとやや危険度が高い検査であるといえる。今後技術者が単独で検査を施行する機会も増加してくると思われ，起こり得る事故を極力避ける努力を怠らず，また不幸にして起きてしまった事故への対処法などを常に念頭においておく必要があると考える。

Q 磁気刺激施行時の被検者に対する注意点は？

A 被検者の安全が第一。

頭皮上から大脳皮質を刺激する「経頭蓋磁気刺激」では，刺激が単発の場合と高頻度連続刺激では安全性の問題がやや異なるが，一般の検査室において，患者を対象とした検査目的で高頻度刺激が施行されることはまれであると思われる。以下は単発の場合のみについての注意点になる。

現在まで単発刺激では重篤な副作用報告はないが，以下に示すような被検者の場合，注意して刺激するか，可能であれば避けることが望ましいとされている。
① てんかんの既往者
② 脳出血後などに磁性を有するclipを装着してある者
③ 頸椎の高度変形性病変を有する者
④ 心臓ペースメーカを装着する者

Q 機器を取扱ううえでの注意点は？

A 強い磁力線と加熱に注意。

強い磁力線を発生させる磁気刺激では，時計や携帯電話などの電子機器を破壊する恐れがあるため，刺激をする側もコイル近傍にそれらを近づけないよう注意する必要がある。また磁気刺激は，1回刺激するたびに強い電流がコイル内を流れるため，頻回に刺激を行うとコイルが加熱してきて，火傷などを引き起こす可能性もある。機器にはコイルの加熱を感知するセンサーが備えつけられているが，万が一センサーの不具合があった場合のことを想定して，コイルの温度変化に注意を払い，刺激の回数や頻度も抑えることが重要である。

▶参考情報

磁気刺激は強い衝撃を伴い気分不良を訴える被検者も少なくなく，複数回の刺激を必要とする場合は，頻回に状態をうかがい，続行困難なときは専門家の指示を仰ぎ，無理をしないことが重要である。詳細は日本臨床神経生理学会（旧 日本脳波・筋電図学会）および磁気刺激法の臨床応用と安全性に関する研究会が発行する刊行物[4]を参照されたい。

[片山雅史]

参考文献

1) Merton PA, Morton HB：Stimulation of the cerebral cortex in the intact human subject. Nature 1980；22：285.
2) Barker AT, et al：Non-invasive magnetic stimulation of human motor cortex. Lancet 1985；11：1106-1107.
3) 片山雅史：中枢神経磁気刺激による誘発筋電図，平成14年度生理検査部門研修会テキスト，2002，57-60.
4) 日本脳波・筋電図学会 磁気刺激法に関する委員会：磁気刺激のスタンダードな方法，脳波と筋電図 1994；22：218-219.
5) 日本脳波・筋電図学会 磁気刺激法に関する委員会：磁気刺激法の安全性に関する文献レビュー，脳波と筋電図 1996；24：229.

5章 神経伝導検査

章目次

5.1：神経伝導検査の基礎 …………… 150
- 5.1.1 神経伝導検査の基礎知識
- 5.1.2 検査の前に知っておきたい知識
- 5.1.3 検査の実際
- 5.1.4 神経の病態
- 5.1.5 検査時の留意点

5.2：上肢神経伝導検査 …………… 166
- 5.2.1 活動電位の生理的・技術的変化
- 5.2.2 腕神経叢の解剖
- 5.2.3 正中神経
- 5.2.4 尺骨神経
- 5.2.5 橈骨神経
- 5.2.6 その他の技術的応用
- 5.2.7 uncommon NCS

5.3：下肢神経伝導検査 …………… 180
- 5.3.1 脛骨神経
- 5.3.2 腓骨神経
- 5.3.3 腓腹神経

5.4：神経伝導検査の対象となる代表的疾患 …………… 187
- 5.4.1 手根管症候群
- 5.4.2 糖尿病

SUMMARY

神経伝導検査は，末梢神経を刺激することにより導出される活動電位による障害部位の検出と神経機能の客観的な評価を主な目的としている．ただし，検査の精度や信頼性は検者の知識と技術に大きく依存し，信頼性の高い結果を得るためには，検者の解剖学的知識，電気生理学的知識，工学的知識，病理学的知識が重要であり，これらの知識にもとづいた技術が必要となる．

本章では，精度と信頼性の高い神経伝導検査を実施するために必要な基本的知識とともに，臨床的に比較的検査される頻度が高い上・下肢の神経における具体的な刺激・導出部位と導出される電位波形，疾患や病態の鑑別と技術の確認に有用と思われる検査法について概説する．さらに，神経伝導検査が有用となる代表的な神経障害例とその波形変化について解説する．

5.1 神経伝導検査の基礎

ここがポイント！
- 末梢神経の構造や神経走行などの解剖学的知識を身につける。
- 電気刺激により誘発される活動電位の発生機序や伝達の仕組みを理解する。
- 検査装置の取扱いを含めた電気工学的知識を身につける。
- 電極の配置や刺激強度など，検査に必要な基本的手技を身につける。
- 記録した活動電位の持続時間・振幅・伝導速度などのパラメーターを解析し，末梢神経の病態が軸索変性主体であるか，脱髄主体であるかを判断する。
- 正しい結果を導き出すために必要な技術的ポイントと留意点を押さえる。

5.1.1 神経伝導検査の基礎知識

● 1. はじめに

神経伝導検査（nerve conduction study；NCS）とは，電気刺激を用いて人為的に末梢神経を興奮させ，神経や支配筋に生じた活動電位を体表面上から記録し，末梢神経の機能を客観的に評価する検査である。運動神経伝導検査と感覚神経伝導検査に大別され，末梢神経障害の有無や病変の部位，病態の鑑別，重症度などを調べ，臨床診断と治療に役立てることを目的としている。

● 2. 末梢神経について

（1）末梢神経の構造

神経はニューロンとよばれる最小単位で構成されている。ニューロンは1つの細胞体と樹状突起，軸索からなり，軸索の先端は，ほかのニューロンの細胞体や樹状突起，あるいは筋線維などに接合してシナプスを形成し，情報の伝達を行っている。軸索は，シュワン細胞がつくる管の中に存在し，軸索とそれを取り巻くシュワン細胞をまとめて神経線維とよぶ。この神経線維が多数集まり，1つの末梢神経が形成される（図5.1.1）。

（2）有髄線維と無髄線維

末梢神経には有髄線維と無髄線維があり，有髄線維は，シュワン細胞が軸索の周囲に幾重にも巻きついて，髄鞘を形成する。髄鞘と髄鞘の間にはランヴィエ絞輪とよばれる髄鞘が欠損する部分があり，軸索が露出している。髄鞘は絶縁体であるが，ランヴィエ絞輪部は非絶縁性のため，ランヴィエ絞輪の軸索に生じた活動電位が，局所電流によって隣接するランヴィエ絞輪の軸索で脱分極を起こし，次の絞輪部での活動電位を惹起させる。同様の過程をくりかえし，興奮は髄鞘を飛び越えて，絞輪部から絞輪部へと伝達されていく。この伝導様式は跳躍伝導とよばれ，有髄線維の特徴である。一方の無髄線維は髄鞘がないために，跳躍伝導は起こらない。

（3）運動神経と感覚神経

運動神経は脊髄前角に細胞体をもち，そこから伸びた軸索は末梢で枝分かれして数本〜数百本の筋線維を支配する。1個の脊髄前角細胞とそれに支配される筋線維群を運動単位（motor unit）とよぶ。軸索末端と筋線維が接する神経筋接合部ではシナプスが形成され，神経伝達物質のアセチルコリンの作用により，軸索から筋線維へと興奮が伝達される。1つの運動神経細胞に活動電位が発生すると，その軸索をインパルスが伝わり，支配されるすべての筋線維群に興奮が起こる。感覚神経の場合，細胞体は脊髄外の後根神経節の中にある。末梢側へ伸びた軸索は感覚終末をつくっ

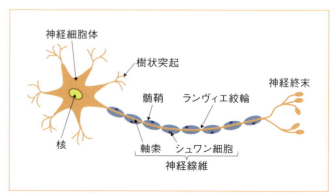

図5.1.1　末梢神経の構造

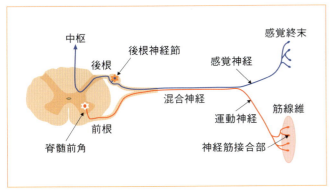

図5.1.2　運動神経と感覚神経の構造

表5.1.1　哺乳類の筋肉内における細胞内外のイオン濃度（Patton）

	細胞外液 （mmol/L）	細胞内液 （mmol/L）	平衡膜電位 （mV）
陽性イオン			
Na^+	145	12	66
K^+	4	155	−97
他	5	—	—
陰性イオン			
Cl^-	120	4	−90
HCO_3^-	27	8	−32
他	7	155	—
電位	0mV	−90mV	

（Patton HD：Special properties of nerve trunks and tracts. Ruch TC, Patton HD, Woodbury JW, et al（eds）：Neurophysiology. 2nd ed, pp73-94, WB Saunders, Philadelphia, 1965より引用）

て終わり，中枢側へ伸びた軸索は脊髄後根より入り脊髄内でシナプスを形成する（図5.1.2）[1]。

● 3．興奮と伝達の仕組み

(1) 静止膜電位

細胞膜の内外ではイオン組成が異なるため電位差が生じており，通常，細胞内は細胞外に比べて，K^+の濃度が高く，Na^+とCl^-の濃度が低い状態にある。安静状態での電位差は，細胞外の電位を0mVとした場合，細胞内の電位は約−90mVであり，この電位を静止膜電位とよぶ。静止膜電位は，細胞内外のイオン濃度とイオンの透過性によって規定され，主に細胞内外に分布するK^+が関与している（表5.1.1）。

(2) 活動電位の発生

活動電位は，刺激に応じて細胞膜に生じる一過性の膜電位変化のことで，細胞内膜電位がK^+平衡膜電位（−80～−90mV）からNa^+平衡膜電位（+50～+70mV）へと一時的に逆転する現象であり，発生にはNa^+チャネルが関与している。静止膜電位が上昇することを脱分極とよび，さらに膜電位が大きく上昇し興奮が発生する電位を閾値とよぶ。閾値を超えて興奮が起こると，刺激の強度に関係なく，同じ大きさの活動電位が生じる。以下に，活動電位の発生機序を述べる。

① 外部からの刺激で生じた脱分極が閾値に達すると，電位依存性Na^+チャネルが開いて，Na^+が急速に細胞内に流入し（内向き電流），活動電位が発生する。

② Na^+チャネルの変化から1ms遅れて電位依存性K^+チャネルが開き，K^+が細胞外へ流出する（外向き電流）。これと同時にNa^+チャネルは閉じ，Na^+の透過性は静止状態のレベルに戻る。なお，一度閉じたNa^+チャネルは，しばらくの間，次の刺激が起こっても開くことはできない。この時間は絶対不応期とよばれ，いかなる刺激が加わっても活動電位の発生は起こらない。

③ Na^+−K^+ポンプの作用により，細胞内に過剰に蓄積したNa^+は細胞外へ排出され，細胞外のK^+が細胞内へ取り込まれて，再び静止状態に戻る。

 MEMO

全か無かの法則
　刺激強度が閾値以下の場合には活動電位は発生しないが，閾値以上であれば，その刺激の強度や種類に関係なく常に一定の活動電位が発生する。これを「全か無かの法則（all or none law）」とよび，神経線維や筋線維でみられる現象である。

(3) 活動電位の伝導

安静時，静止膜電位は内側が陰性，外側が陽性になっているが，外から閾値以上の刺激が加わると，極性が逆転する。細胞内では興奮部より周囲の非興奮部に向けて，細胞外では非興奮部から興奮部に向けて電流が流れる。

脱分極が生じた位置で細胞内に入り，周囲の分極している部分より細胞外へ出る電流を局所電流とよび，これが隣接する非興奮部の脱分極をもたらす[2]。この脱分極が閾値に達すると新たな活動電位が発生し，興奮は両方向に伝達される（図5.1.3）。

 MEMO

刺激電極の陰極直下で神経が興奮する理由
　刺激を強めると，電流は陽極下で内向きに流れ軸索膜を通過し，軸索内を進んだ後，陰極下で軸索膜から外向きに流れる。この外向き電流が脱分極を引き起こすために，刺激電極の陰極直下で神経の興奮が始まる。一方の陽極下では過分極が起こり興奮性は低下する。

(4) 活動電位の記録と容積伝導

神経伝導検査は体表上に記録電極を配置して活動電位を記録するが，記録電極と神経との間には，筋肉，皮下脂肪，皮膚，間質液などが存在し，これらを容積導体という[3]。一

■5章　神経伝導検査

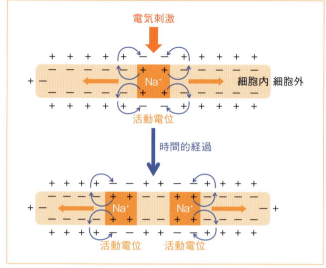

図5.1.3　活動電位の伝導
軸索の1カ所を刺激すると，両方向性に連続的に伝導が生じる
（栢森良二：神経伝導検査テキスト，医歯薬出版，2012より一部改変）

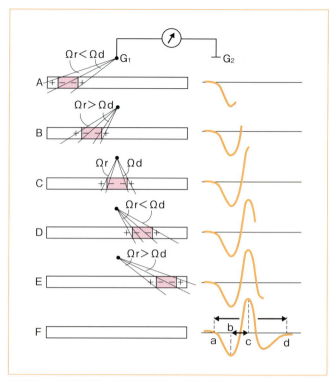

図5.1.4　容積伝導による誘発電位のなり立ち
（Kimura J：Electro-diagnosis in Diseases of Nerve and Muscle, Principles and Practice. FA Davis, Philadelphia, 1983より引用）

方，細胞外における容積導体の電気現象は容積伝導（volume conduction）とよばれ，神経伝導検査はこの電気現象を体表上に配置した電極から捉えて評価する方法である．以下に誘発電位の波形のなり立ちについて述べる（図5.1.4）．

①探査電極（図5.1.4-G1）と基準電極（図5.1.4-G2）が，活動電位が起こっていない非活性部にあると仮定する．刺激により発生した活動電位がG1電極に近づいてくる場合，電極からは陽極荷が近づくようにみえ，波形はプラス（下向き）に振れる（図5.1.4-A，B）．
②活動電位がG1電極の直下にきた場合，電極からは陰極荷のみがみえるため，波形は大きくマイナス（上向き）に振れる（図5.1.4-C）．
③活動電位がG1電極から遠ざかる場合，電極からは再び陽性荷がみえるため，波形はプラス（下向き）に振れる（図5.1.4-D，E）．

実際に運動神経伝導検査では，探査電極を活動電位が発生する筋腹中央に配置するため，マイナス（上向き）から始まる二相性の複合筋活動電位（compound muscle action potential；CMAP）が記録される．仮にCMAPの最初がプラス（下向き）から始まっていれば，探査電極の位置が筋腹上から外れている可能性が高く，電極を装着し直して，二相性のCMAPが記録できる場所を確認する必要がある．一方，感覚神経伝導検査（順行法記録）では，指から刺激を行い，手関節や肘部に配置した記録電極から容積伝導を捉えるため，複合神経活動電位（sensory nerve action potential；SNAP）は三相性となる．

●4.活動電位の導出原理

神経伝導検査では，目的とする末梢神経を電気刺激して，個々の神経線維に生じた活動電位の総和を，複合活動電位として体表上に配置した電極から記録している．運動神経を刺激して誘発された電位を複合筋活動電位（CMAP，またはM波），感覚神経を刺激して誘発された電位を複合神経活動電位（SNAP）とよぶ（図5.1.5）．

●5.活動電位から得られるパラメーター

神経伝導検査では，複合活動電位の潜時や振幅などの各パラメーターを解析することで神経機能を評価できる．
以下に計測方法と各パラメーターの意義を示す（図5.1.6）．

(1) 潜時（latency）
神経の興奮が，刺激部位から神経線維や筋線維へと伝達されるのに要する時間のことで，主に伝導に関与した髄鞘の状態を反映する．遠位部刺激での潜時は終末潜時（terminal latency）や遠位潜時（distal latency）ともよばれ，CMAPの場合，神経筋接合部での伝達および筋線維の興奮や伝導が含まれる．

(2) 持続時間（duration）
電気刺激によって誘発された各神経線維ごとの速度のバラツキ程度を反映する．伝導速度のバラツキが大きくなる

5.1 | 神経伝導検査の基礎

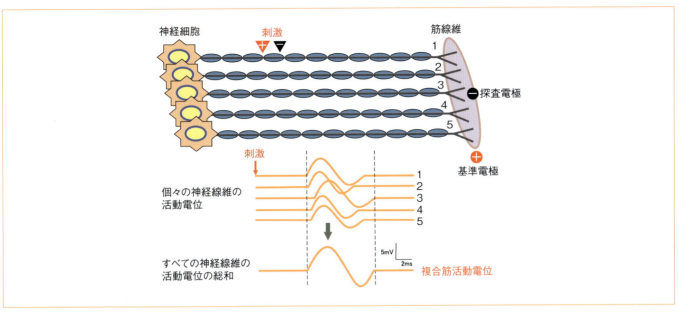

図5.1.5 運動神経の活動電位

（木村淳，幸原伸夫：神経伝導検査と筋電図を学ぶ人のために 第2版，医学書院，2010を参考に作成）

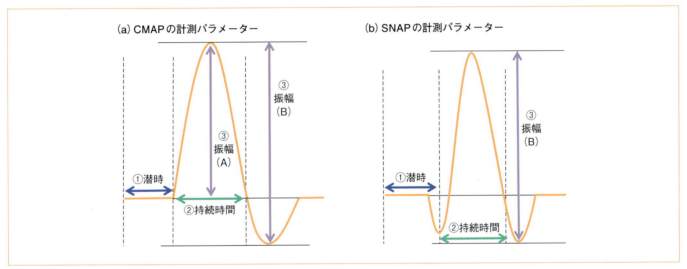

図5.1.6 活動電位のパラメーター

と複合活動電位の持続時間は延長する。

(3) 振幅（amplitude）
電気刺激によって誘発された筋線維や神経線維の数を反映する。筋線維や神経線維の数が減少すると振幅低下がみられる。振幅の計測は，基線〜陰性頂点間で求める方法（図5.1.6-振幅A）と，陰性頂点〜陽性頂点間で求める方法（図5.1.6-振幅B）の2つがある。運動神経の場合はAもしくはB，感覚神経の場合はBが用いられる。

153

5.1.2 検査の前に知っておきたい知識

● 1. 機器条件の設定について

神経伝導検査を行う際には，生体から得られる情報を正確に記録するために，検査目的に合わせた機器条件の設定が必要となる。具体的には，記録側と刺激装置側の設定を行う。以下に，一般的に用いられる設定条件（表5.1.2）と，その特徴を述べる。

表5.1.2 設定条件の一例

	運動神経伝導検査	感覚神経伝導検査
Low cut フィルタ	10～20Hz	10～20Hz
High cut フィルタ	3～5kHz	2～3kHz
感度	1～10mV/div	5～20μV/div
掃引時間	2～5ms/div	2ms/div
刺激時間	0.1～0.5ms	0.1ms
刺激頻度	1Hz	1Hz

(1) 記録装置の設定
①周波数フィルタの設定

さまざまな生体信号の中から目的とする情報のみを取り出すために，記録したい情報に合った周波数の上限（High cut）と下限（Low cut）を設定する。

ⅰ）高域遮断周波数フィルタ（High cut）

周波数の高い雑音成分を除去することができるが，フィルタを強くかける（周波数を低く設定する）と波形の潜時や振幅に歪みが生じる（図5.1.7.a）。

ⅱ）低域遮断周波数フィルタ（Low cut）

波形の揺れを抑えることができるが，フィルタをかけすぎる（周波数を高く設定する）と波形の振幅は実際よりも小さく記録されてしまう（図5.1.7.b）。

②ハムフィルタ

50Hzまたは60Hzの商用交流障害を取り除くハムフィルタを使用すると，記録される複合活動電位に歪みが生じ，実際よりも振幅は低下し，持続時間の短縮がみられる。周辺機器装置の接地が不十分な場合や，電気毛布やヒーターの使用などが原因となり得るが，記録電極のインピーダンスが高い場合や，電極が外れている場合にも交流障害が生じる。交流障害を認めた際は，安易にハムフィルタを使用するのではなく，障害の原因を探り，回避する必要がある。

③感度の設定

感度は表示画面の縦軸1目盛りあたりの振幅値を表したもので，単位はmV/divまたはμV/divである。誘発される波形全体が画面に表示されるように，波形の大きさに合わせて測定中に適宜調整する。進行した神経障害では，誘

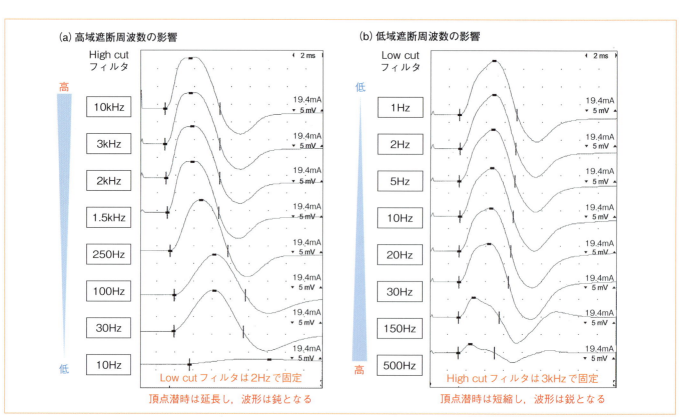

図5.1.7 周波数フィルタの違いによるCMAP
(a)は高域遮断周波数フィルタを，(b)は低域遮断周波数フィルタを変化させたときのCMAPの記録である。フィルタの違いによって波形が大きく変化することがわかる。

発電位の振幅が小さい場合もあるため，その際には高感度に変更して確認する。

④掃引時間の設定

掃引時間は表示画面の横軸1目盛りあたりの時間軸を表したもので，単位はms/divである。刺激から誘発電位が出現するまでの時間（潜時）と，その反応が持続する時間（持続時間）を考慮し設定する。手根管症候群や脱髄性疾患などでは，潜時や持続時間の延長により，全波形が画面に収まりきらない場合があるが，波形の形状そのものに診断的意義があるため，必ず波形全体が表示される掃引時間に変更して記録を行う。

(2) 刺激装置の設定

①刺激時間

電気刺激は，ある一定の電流が一定の時間流れる矩形波が用いられる。矩形波の持続時間の幅が刺激時間であり，刺激時間と刺激電流（または刺激電圧）の積で，刺激強度が決定する。神経障害による刺激部位の閾値上昇や，肥満で皮下組織が厚いなどの原因により，高い電流を必要とする場合は，刺激時間を長く設定することで，電流を上げすぎずに神経を興奮させることができる。実際には，通常使用する0.2msの刺激時間を，0.3msないし0.5msに変更するとよい。

②刺激頻度

通常の神経伝導検査の場合，0.5〜1.0Hzを用いることが多い。なお，重症筋無力症などの神経筋接合部疾患の診断目的の際には，3Hz，10Hz，20Hzなどの高頻度反復刺激が用いられる。

③刺激強度

刺激強度を少しずつ上昇させると，わずかな誘発電位が出現する。この刺激強度は閾値刺激とよばれ，ごく一部の神経線維のみ興奮が起こっている状態である。さらに刺激強度を上げることで誘発電位の振幅は大きくなっていくが，ある時点で振幅の変化は起こらなくなる。この時点の刺激強度を最大刺激（maximal stimulation）とよび，すべての神経線維が興奮している状態と考えられる。神経伝導検査では，刺激したすべての神経線維が確実に興奮した状態で記録を行う必要があるため，最大刺激からさらに20％強

> **MEMO**
>
> **カレントスプレッドとポテンシャルスプレッド**
>
> 刺激の強度を必要以上に強めると，刺激電流が広がり，目的の神経以外の神経をも刺激してしまうカレントスプレッドとよばれる現象や，記録電極が別の離れた電位を記録してしまうポテンシャルスプレッドなどを招く危険性がある。どちらも正確な結果が得られなくなるために注意する必要がある[4]。

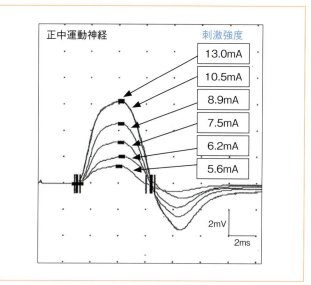

図5.1.8 刺激強度の違いによる正中神経CMAPの波形変化
刺激強度の増加に伴いCMAPの振幅は増大し，潜時は短縮する。
この症例の場合，刺激強度10.5mAと13.0mAでCMAPの振幅に変化は認めない。
したがって，10.5mAが最大刺激であり，20％強度を強めた12.6mA以上が最大上刺激となる。

い刺激強度が用いられている。この刺激強度を最大上刺激（supramaximal stimulation）とよび，神経伝導検査においては必須である（図5.1.8）。

● 2. 電極について

(1) 刺激電極

刺激電極は陰極（−）と陽極（＋）の探索棒状電極が，2〜3cmの間隔で固定されている双極電極が用いられる。フェルトタイプの刺激電極を使用する場合は，フェルトを水に浸して，余分な水分を切ってから使用する。

(2) 記録電極

記録電極は，通常皿電極（銀-塩化銀電極）を用いるが，感覚神経伝導検査ではリング型の電極を使用することもある。新品の皿電極は，電極面の分極が安定せずに，不規則な基線の揺れを招く恐れがあるため，使用する前にエージングを行う。また，リング電極はインピーダンスが高いため，皮膚に接触する内側部分にペーストを塗ってから使用する。ディスポーザブルタイプの電極も販売されており，とくに感染などが疑われる場合は，衛生面からもディスポーザブルタイプの電極の使用が望ましい。

(3) アース電極

金属プレート型や巻きつけ型のバンドタイプを必要に応じて用いる。プレートタイプは金属部分に薄くペーストを塗って貼りつけ，巻きつけ型のタイプは水で湿らせて使用する。

5.1.3 検査の実際

● 1. 運動神経伝導検査について

(1) 記録電極装着のポイント
運動神経伝導検査では，探査電極（－）は筋肉の中央部に配置し，基準電極（＋）は筋線維がなく電位が発生しない，腱上に配置する。この方法はBelly-Tendon法（筋腹-腱法）とよばれる。以下に正中運動神経を検査する際の記録電極の配置を示す（図5.1.9）。

(2) 複合筋活動電位（CMAP）の記録
運動神経の場合，神経筋接合部を介して筋線維からCMAPを記録しているために，神経線維以外にも，神経筋接合部の伝達および筋線維の興奮や伝導が含まれている。神経筋接合部や筋線維の伝導時間は遅く，目的の神経線維のみの伝導時間を算出するためには，同一神経上の異なる2点をそれぞれ刺激してCMAPを記録する。刺激は，至適刺激部位にて最大上刺激を用いることが原則である。至適部位を探す際は，刺激を行い若干でも誘発反応がみられたら，電流量を変えずに刺激電極を左右にずらして，最小の閾値で反応を認める部位を探し出すとよい。至適刺激部位が決まったら，検者の手で刺激装置をしっかりと固定し刺激電極がずれないように注意しながら，最大上刺激にて複合活動電位を記録する。

(3) 運動神経伝導速度（MCV）の算出
遠位部（S1）と近位部（S2）の2点間をそれぞれ刺激してCMAPを記録する（図5.1.10）。2点の刺激間距離（D）を近位潜時（L2）と遠位潜時（L1）の差で除することで，MCVが算出され，単位はm/sである。伝導速度（velocity）は評価パラメーターの1つであり，電気刺激によって誘発された各神経線維の中で，最も速度が速い神経線維のみを反映している。したがって，伝導速度では速度の遅い神経線維の状態は把握できないことを理解しておく。

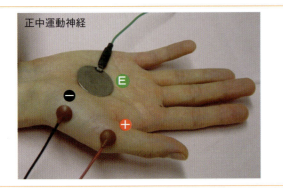

図5.1.9　正中運動神経を検査する際の記録電極の配置
Belly-Tendon法にて記録電極を配置。
探査電極（－）；短母指外転筋
基準電極（＋）；腱上
アース電極（E）

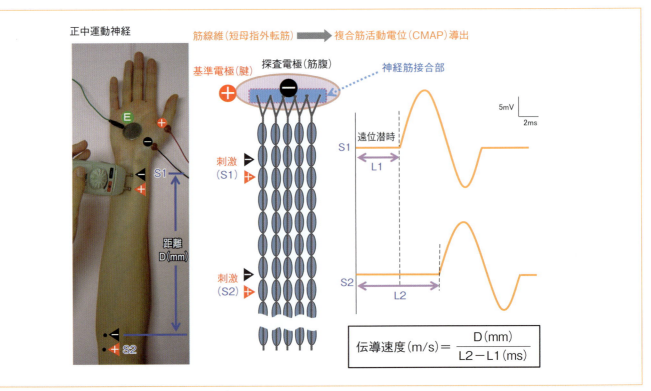

図5.1.10　運動神経伝導検査の実際（例：正中運動神経）
運動神経伝導速度を算出する際に，神経筋接合部や筋線維での伝導時間を省く必要があるため，遠位部（S1）と近位部（S2）の2点間の刺激が必要となる。

$$伝導速度(m/s) = \frac{D(mm)}{L2 - L1(ms)}$$

2. F波について

(1) F波とは
運動神経刺激による逆行性インパルスが脊髄前角細胞の運動ニューロンを興奮させ，それにより生じた遅発筋電位のことで，F波測定により末梢神経全長の評価が可能となる。

(2) F波の特徴
M波が，電気刺激によって賦活されたすべての神経線維の総和であるのに対して，F波はその数％の神経線維の興奮によって発生するために，F波の振幅は，M波の1ないし5％[2)]程度と非常に小さい電位である。さらに，再興奮する前角細胞が刺激ごとに変動するために，潜時や形の異なる波形が記録される特徴がある。

(3) F波記録の実際
F波測定は通常の運動神経伝導検査の後に続いて行われる。以下にF波測定時の設定条件と，正中神経におけるF波測定の実際を示す（図5.1.11）。
- 記録電極；通常の運動神経伝導検査と同様に配置する
- 刺激電極；陰極を近位側にして刺激を行う
- 刺激強度；通常のM波記録における最大刺激の120％の強度を用いる
- 周波数帯域；10Hz～5kHz（M波と同じ）
- 刺激頻度および刺激回数；1～2Hzで10～20回（最低でも10回以上の刺激が必要）
- 掃引時間；上肢5ms/div，下肢10ms/div
- 記録感度；前半（M波）2～5mV/div，後半（F波）200～500μV/div

(4) F波の解釈
F波測定では，潜時や振幅，出現率などを評価することで，刺激部位より近位側を含む末梢神経全長の神経障害の検索や脊髄前角細胞の興奮性から中枢神経障害の推定が可能となる。なおF波潜時の計測は，陰性波，陽性波にかかわらず波形の起始部とする。以下にF波測定から得られるパラメーターを示す。

①F波最小潜時
最も速度の速い神経線維を反映する。潜時は身長と正相関し，身長が高い人ほど潜時が延長するため，身長を加味した判読が必要となる。F波潜時は末梢神経全長の長い距離の伝導を反映するため，通常のMCVと比較し測定誤差が少なく，個々の経時的評価に適している。

②F波出現頻度
出現率は神経によって異なり，正中神経や尺骨神経では概ね40～50％以上，脛骨神経ではほぼ100％である[5)]。出現率は，脊髄前角細胞の興奮を反映しているが，伝導ブロックが生じた場合や運動単位数が減少している場合にも低下する。

③A　波
A波は通常M波とF波の間に認められ，F波と異なり潜

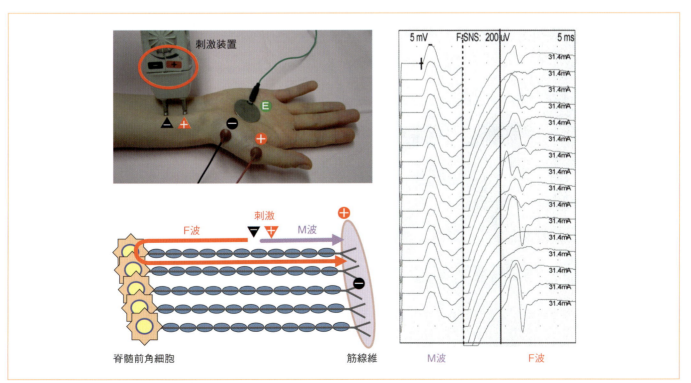

図5.1.11　F波測定（例：正中運動神経）
運動神経伝導検査の際の記録電極の配置はそのままで，刺激電極の極性のみを逆転させて刺激を行う。電気刺激によって発生した活動電位は両方向性に伝導する。中枢側へ向かい脊髄前角細胞を興奮させ，再び筋線維から記録された電位がF波である（図中の赤色矢印はF波の伝導経路を示す）。

5章 神経伝導検査

時や形状に変化がなく，ほぼ一定の波形である（図5.1.12）。正常でも脛骨神経ではときに認められる場合があるが，神経障害などの病的状態では軸索再生と関連して出現しやすい[2]。とくに糖尿病患者の脛骨神経F波検査では，約半数以上にA波が認められる[6]。

3.感覚神経伝導検査について

(1)記録電極装着のポイント

感覚神経伝導検査では，電気刺激を行う神経と同じ神経線維上に探査電極（−）と基準電極（＋）を配置して，SNAPを記録する。感覚神経の場合，探査電極と基準電極の両者に活動電位の発生がみられ，電極間距離が短いと記録され

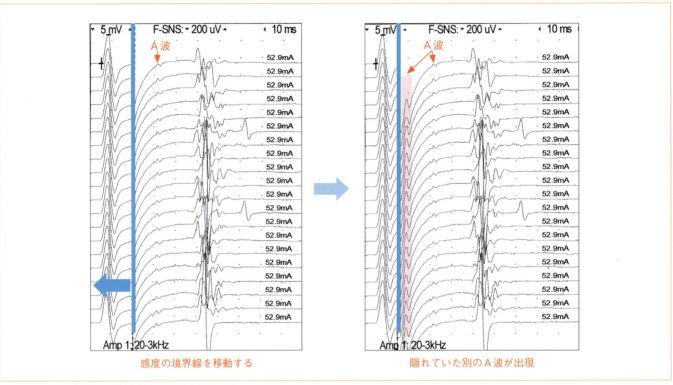

図5.1.12　脛骨神経のF波測定時に記録されたA波
M波感度とF波感度の境界線（図中の青線）を移動させることで，境界線付近に埋もれていたA波を確認できた症例。
境界線は測定の際に自動的に入るため，左右に移動させて確認する。

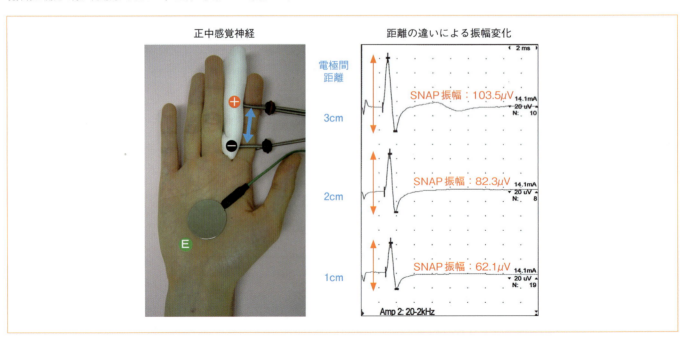

図5.1.13　正中感覚神経（逆行法記録の場合）を検査する際の記録電極の配置と，電極間距離の違いによるSNAP振幅の変化
正中感覚神経の逆行法記録（記録方法の詳細はP.159，「(2)複合神経活動電位（SNAP）の記録」を参照）では，通常，第Ⅱ指の中枢側に探査電極，末梢側に基準電極を配置してSNAPを導出する。右の波形では電極間距離の違いによりSNAPの振幅が変化しているが，電極間距離が短くなるに従い，振幅が次第に減衰していることがわかる。

るSNAPが実際の電位よりも小さくなるため，電極間の距離を3cm離して配置する．図5.1.13に正中感覚神経を検査する際の記録電極の配置を示す．

(2) 複合神経活動電位 (SNAP) の記録

感覚神経伝導検査は，両方向性伝導の性質を利用し，SNAPを刺激部位よりも近位側の神経上から記録する方法（順行法）と，刺激部位から遠位側の神経上から記録する方法（逆行法）がある．正中神経を例にあげて，記録方法を説明する．

①順行法記録（図5.1.14.a）

末梢側（主に第Ⅱ指）を刺激して中枢側（手関節や肘部）より記録する方法であり，感覚神経の生理的な伝導方向と同じであるため，順行法とよばれる．混合神経から分岐した感覚神経のみを刺激するためCMAPの混入が少ない．ただし，導出部位となる手関節や肘部は指先に比べ神経走行が深く，記録電極と神経との距離が離れるために，電位が減衰しSNAPの振幅は小さくなる．

②逆行法記録（図5.1.14.b）

中枢側（手関節や肘部）を刺激して末梢側（主に第Ⅱ指）より記録する方法である．指先は皮下組織が薄く，記録電極と神経との距離が近づくために，電位の減衰が生じにくく，高振幅のSNAPが記録できる．一方で，混合神経を刺激するために運動神経も賦活されてしまい，容積伝導によるCMAPの影響を受けやすい．

(3) 感覚神経伝導速度 (SCV) の算出

運動神経と異なり，刺激した神経直上から誘発電位を記録するため，1点の刺激からでも伝導速度を算出できる（図5.1.15）．また，同一神経幹上で2点のSNAP記録を行うと，その分節間での伝導速度の算出も可能となる．

● 4. 波形の解釈について

(1) 時間的分散 (temporal dispersion)

末梢神経はさまざまな太さをもつ複数の神経線維で構成されている．太い線維の速度は速く，細い線維は速度が遅いために，各神経線維ごとに伝導速度には時間的なバラツキが生じる．この時間的なバラツキによって複合活動電位の持続時間が延長することを時間的分散 (temporal dispersion) とよぶ．正常な場合でも，刺激点から記録電極までの距離が長くなるほど時間的分散は大きくなり，持続時間の延長や振幅の低下がみられる（図5.1.16.a）．

(2) 位相の相殺現象 (phase cancellation)

個々の神経線維から得られる波形の位相や持続時間が同期するほど，同位相が加算されて波形の振幅が大きくなり，位相がずれるほど互いに打ち消し合って振幅は低下する．これを位相の相殺 (phase cancellation) とよぶ（図5.1.16.b）．位相の相殺現象は生理的状態でも存在するが，単一波形の持続時間が短いSNAPは，phase cancellationの影響を受けやすく，波形の持続時間が長いCMAPでは影響を受けにくい．正常の場合，遠位部刺激の振幅を基準とした近位部刺激の振幅比は，CMAPは上肢で90%以上，下肢で60～70%程度であるが，SNAPはphase cancellationにより，上肢でも40～70%程度となる[4]．

> **MEMO**
>
> **加算平均法の利用**
>
> 目的とする誘発電位が非常に小さく，背景の雑音に埋もれてしまう場合には，加算平均法が用いられる．加算平均を行うと，刺激に同期せずランダムに出現する雑音成分は互いに打ち消されて小さくなり，刺激に同期する誘発電位は，刺激から一定の潜時で重なり合うため明瞭となる．加算回数が多いほど雑音は小さくなるが，刺激が増えると患者の負担も大きくなるため，誘発電位の判別が可能であれば，必要以上の加算は行わない．

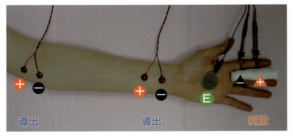
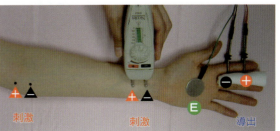

図5.1.14　正中感覚神経伝導検査における，順行法記録 (a) と逆行法記録 (b)

5章 神経伝導検査

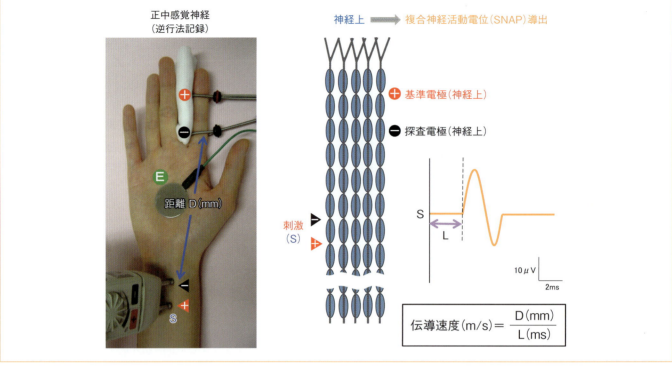

図5.1.15 正中感覚神経伝導検査（逆行法記録）の実際

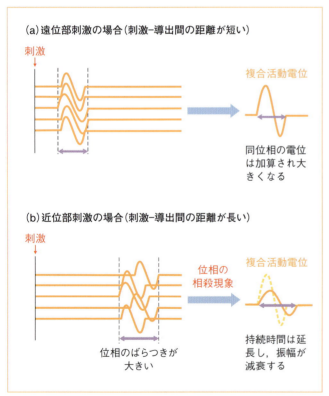

図5.1.16 健常者における刺激-導出間距離の違いによる波形の変化
複合活動電位は，遠位部刺激よりも近位部刺激で，持続時間が延長し振幅も減衰する。これは刺激-導出間距離が長くなるほど，神経線維ごとの伝導速度のばらつきや，位相のずれに伴うphase cancellationの影響を受けやすくなるためである。

MEMO

波形の形状や振幅のバランス

検査の際には，遠位部刺激と近位部刺激から記録した波形の形状や振幅のバランスをみることが重要である。正常であれば，両者から記録される波形は相似形となり，振幅は必ず，遠位部＞近位部となる。両者が相似形でない場合や，振幅比のバランスが崩れている場合は，局在性の神経障害や神経破格などが疑われるほかに，刺激強度の過不足などによる手技的エラーも要因としてあげられるため注意する必要がある（図5.1.17）。

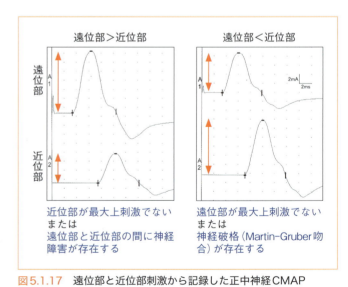

図5.1.17 遠位部と近位部刺激から記録した正中神経CMAP
記録した誘発電位の形状や振幅のバランスをみることで，末梢神経の病変や神経破格の存在などを診断できるほか，刺激強度の過不足など，技術的要因からのミスを回避できる。

5.1.4 神経の病態

1. 軸索変性

(1) ワーラー変性

外傷や虚血により軸索の連続性が失われると断裂部での伝導は遮断され，数日後に断裂部より末梢側の軸索全長が均等に変性を起こす。これはワーラー変性とよばれる。外傷の場合，障害直後の4〜10日間は切断された末梢側軸索の伝導性は消失していない[2]とされており，ワーラー変性が進む前に検査を実施した場合は，異常所見が得られない可能性があるので注意する。

(2) 遠位性軸索変性

脊髄前角細胞や後根神経節の細胞などの障害や，軸索の代謝異常により軸索構造を維持できなくなり，細胞体より最も遠い部分から近位に向けて求心性に進行する変性のことで，この進行過程はdying back変性とよばれる。

軸索変性を起こした神経線維に刺激を加えてもインパルスは伝達されないため，この神経線維に支配される筋線維や神経線維自体からの活動電位は発生しない。そのため複合活動電位の振幅は低下し，さらに障害が高度になれば誘発反応が消失することもある。複合活動電位の振幅低下は，筋線維や神経線維の数が減少していることを表す（図5.1.18）。

2. 脱髄

脱髄が生じると，薄く壊れた髄鞘部分では絶縁不良となり，電気容量が大きくなる。この結果，膜電位の脱分極が生じにくくなり，活動電位の発生が遅くなるために伝導遅延が起こる。さらに脱髄が高度となり，脱分極できなくなると神経伝導は停止し，伝導ブロックを生じる[7]。一般に，MCVは正常下限値の70％以下に低下する[8]。

伝導遅延や伝導ブロックを来した神経では，伝導速度にバラツキが生じるために，時間的分散が増大し，その結果，記録される複合活動電位は，持続時間が延長した多相性の波形となり，振幅は著しく低下する（図5.1.19）。

3. 病態と複合活動電位所見について

病態が軸索変性なのか，脱髄なのかを鑑別するためには，伝導速度や複合活動電位の振幅・形状などの総合的な評価が必要である。以下に軸索変性および脱髄の典型的なCMAP波形のパターンを示す。

①遠位部刺激と近位部刺激から記録したCMAP波形に変化を認めない（図5.1.20.a）。

刺激部位より末梢側の神経は正常であることを表す。

②遠位部刺激と近位部刺激において，潜時はほぼ正常であるが振幅の低下を認める（図5.1.20.b）。

神経をどの部位から刺激してもCMAP振幅の低下を認める場合は，軸索変性により活動電位を発生させる軸索数が減少していることを表す。病変部を挟まない遠位部刺激でも振幅低下がみられる点が，脱髄による伝導ブロッ

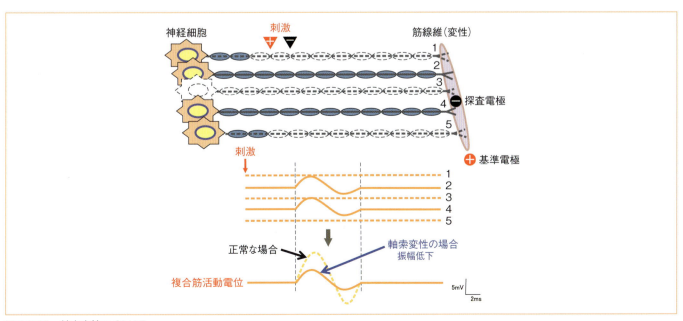

図5.1.18　軸索変性のCMAP
変性の起こっていない神経線維のみ活動電位が発生するため，記録される複合活動電位の振幅は低下する。速度の速い神経線維が残存していれば，伝導速度の低下は起こらない。

（木村淳，幸原伸夫：神経伝道検査と筋電図を学ぶ人のために 第2版，医学書院，2010を参考に作成）

5章 神経伝導検査

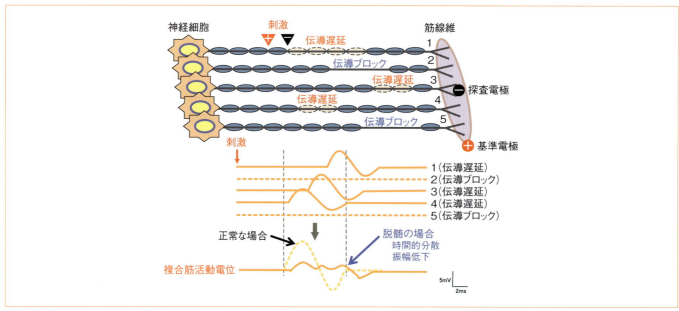

図5.1.19 脱髄のCMAP
各神経線維の伝導速度にバラツキが生じるために，記録される複合活動電位は，持続時間の延長，波形の多相性化，振幅低下がみられる。
（木村淳，幸原伸夫：神経伝道検査と筋電図を学ぶ人のために 第2版，医学書院，2010を参考に作成）

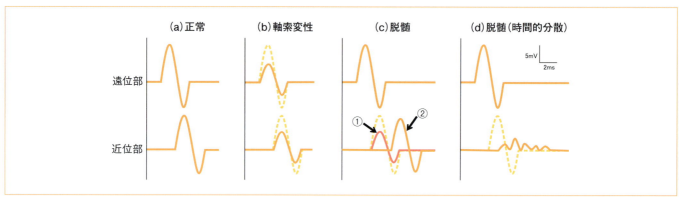

図5.1.20 病態によるCMAPの変化

クとの違いである。軸索変性が生じると，神経線維から筋線維への伝達は消失し，神経支配を失った筋線維に変性が起こるため，筋力低下を伴う場合がある。なお，純粋な軸索変性では伝導遅延は生じない。

③病変部を挟んだ近位部刺激において，振幅低下または潜時の延長を認める（図5.1.20.c）。

近位部刺激でのみ潜時の延長や振幅低下を認める場合は，局所的な脱髄により跳躍伝導が障害されていることを表す。潜時は正常だが振幅の低下がみられる場合（図5.1.20.c-①）は，一部の神経線維に局所的な伝導ブロックが生じていることが考えられる。一方，潜時は遅延しているが振幅は比較的保持される場合（図5.1.20. c-②）は，大部分の神経線維に同程度の脱髄が生じていることが示唆される。

④病変部を挟んだ近位部刺激において，振幅の低下や持続時間の延長を認める（図5.1.20.d）。

振幅低下や持続時間の延長，多相性の波形パターンは，脱髄により各神経線維の伝導速度にバラツキが生じていることを表す。伝導する距離が長くなるほど速度のバラツキは大きくなるため，近位部刺激で顕著となる。

MEMO

インチング法

病変が疑われる部位を挟んで，神経走行に沿って1〜2cm間隔で複数部位から電気刺激を行い，末梢神経障害の局在を明らかにする方法をインチング法という。複合活動電位を連続的に記録することで，潜時や振幅，波形の形状などのわずかな変化を捉えることができる。とくに，正中神経の絞扼障害である手根管症候群や，尺骨神経の絞扼障害である肘部管症候群などの絞扼性病変の局在診断に有用な検査法である。

5.1.5 検査時の留意点

● 1. 測定値への影響

(1) 年齢による影響

新生児における神経伝導速度は成人の約半分であり、神経の有髄化とともに伝導速度は急速に増大し、3歳から5歳の間でほぼ成人の値に達する。伝導速度は加齢変化により徐々に低下するが、80歳を超えてもその程度は10m/s以下といわれている[2, 7]。

(2) 皮膚温による影響

測定時の皮膚温は神経伝導検査の結果に大きな影響を与える因子の1つである。皮膚温が上昇すると伝導速度は直線的に増加し、29～38℃の間では1℃につき5%あるいは2.4m/sの変化するといわれている[2, 7]。また皮膚温が低下すると、複合活動電位の波形にも変化を来し、CMAPでは持続時間が延長し、SNAPでは振幅の増大がみられる。実際に検査時の皮膚温は、31～34℃の範囲にあるのが望ましく、低下を認めた場合には十分に温めてから検査を開始しなければならない。温める手段としては、お湯を張った容器の利用、赤外線ランプや湯たんぽの使用など施設によってさまざまであるが、適度に濡らしたタオル（水を絞りすぎない）をウォーマーで温め、ビニール袋に入れてから使用する方法も効果がある。さらに上からバスタオルやタオルケットをかけておくと、検査中の体温低下も防ぐことができる（図5.1.21）。

● 2. アーチファクトの対策

(1) 検査前の処理

電気刺激によって実際に誘発された活動電位は、装置のインピーダンス、使用する電極固有のインピーダンス、接触抵抗により、増幅器に入るまでに減衰する[9]。そのため、増幅器に入力される活動電位が最大となるように、皮膚研磨剤や医療用の紙やすりなどを用いて、記録電極やアース電極の装着部位の皮膚抵抗をできる限り下げておくことが重要である。実際には、研磨剤入りのクリームで皮膚を軽く擦ったあと、乾いたガーゼでクリームを拭き取る、あるいは医療用の紙やすりで皮膚を軽く2～3回擦るとよい。ただし、擦りすぎは皮膚を傷つけてしまうため十分な注意が必要である。

(2) 電極装着時の注意点

電極装着の際は、皮膚電極間インピーダンスを軽減させるために記録電極にペーストを塗り、皮膚との間に隙間ができないように密着させる。SNAP記録でリング電極を用いる場合は、皮膚との接触面にペーストを馴染ませてから使用し、電極間で短絡が起こらないように余分なペーストは拭き取る。また、電極を装着した指と隣の指の間にガーゼを挟むことで、指同士の接触によるノイズ混入を回避できる。さらに、探査電極と基準電極のリード線が離れているとアーチファクトが混入しやすいため、2つのリード線は束ねておくとよい。束ねたリード線は、途中でループを形成させないように注意する。アース電極は接触面積が大きいものを使用し、原則的に刺激電極と記録電極の間に配置する。

(3) 刺激時の注意点

棒状の刺激電極を用いる際は、先端の金属部分に少量のペーストを塗布し、フェルトタイプの刺激電極を用いる際は、フェルトの中まで水で十分に濡らしてから使用する。また、刺激電極は記録電極のリード線と重ならないように

(a) 皮膚温の測定

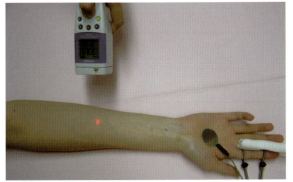

検査前に、刺激部位と記録電極の中央で測定する

(b) タオルウォーマーの活用

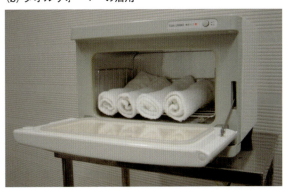

熱すぎない程度に冷ましてからビニール袋に入れて使用する

図5.1.21　皮膚温の管理
検査前に必ず皮膚温を測定し、低下を認めた場合は温めてから検査を開始する。

注意する．仮に刺激アーチファクトが混入した場合は，刺激電極の陰極をずれないように固定したまま，陽極のみをわずかに動かすと，基線が安定することも少なくないので試してみるとよい．ただし，画面から基線が振り切れるような大きな刺激アーチファクトが混入している場合は，再度皮膚抵抗の処理を行うほうが効果的である．

● 3. 患者への対応

　患者に不安を抱かせないようにするためには，わかりやすい言葉でていねいに検査説明を行うことが重要である．目に見えない神経の状態を調べるために，叩くような電気の刺激を用いて検査を行うこと，神経伝導検査で何を評価し，どのようなことがわかるかなどを説明して，診断を行ううえで必要な検査であることを十分理解してもらう．流す電流が体に害を及ぼさないことや，刺激する場所によって電流の強さを変化させるが必要以上の電流は流さないことなども事前に説明することも大切である．また，電流を流す前や刺激強度を強める際には，必ず声をかけてから刺激を行い，電気刺激に対する恐怖心や警戒心を少しでも取り除くように努める．検査中は，自覚症状など検査に必要な情報を聴取するだけでなく，何気ない世間話などで気を紛らわせるような会話を心がけると，患者に安心感を与えることができる．不安や不満を抱かせずに患者協力を得るためには，検者側の努力も不可欠である．

● 4. おわりに

　神経伝導検査は，末梢神経障害の機能的診断法として大変有用であるが，検者に知識不足や技術的な未熟さがあると測定誤差を生じやすく，また，電気刺激による苦痛や不快感を与えてしまう検査である．検査を正しく実施し，精度の高いデータを得るためには，対象となる神経走行や筋などの解剖学的・生理学的知識はもとより検査装置の取り扱いを含めた電気工学的知識の習得も重要である．神経伝導検査を担当する臨床検査技師は，本検査のこれら特性を十分に理解し，患者の不安を取り除くためのノウハウを身につけたうえで，検査に臨むべきである．

> **MEMO**
>
> **ペースメーカーなどを使用している患者の検査**
> 　ペースメーカーや除細動器などのデバイスを使用している患者の神経伝導検査は，デバイス本体に影響を及ぼし，誤作動を引き起こす可能性があるために，原則的には禁忌である．やむを得ず検査を行う場合には，誤作動時に備えて緊急時のバックアップ体制も考慮する必要がある．なお，中心静脈など心臓に近いところまでラインが挿入されている患者の場合は，外部からの電気刺激が心臓へ流れ込む危険性が非常に高いので厳重な注意を要する．
>
> **きれいな波形を記録するには**
> 　探査電極と基準電極の両者のインピーダンスの差をなくすことで，交流などの外部雑音を回避できる．また，刺激電極下の皮膚インピーダンスを下げることにより，刺激アーチファクトを軽減することが可能となる．検査前の皮膚抵抗処理をしっかり行うことにより，まっすぐな基線から明瞭に立ち上がる（SNAPの場合下向きに下がることもあり），きれいな波形が記録できる（図5.1.22）．

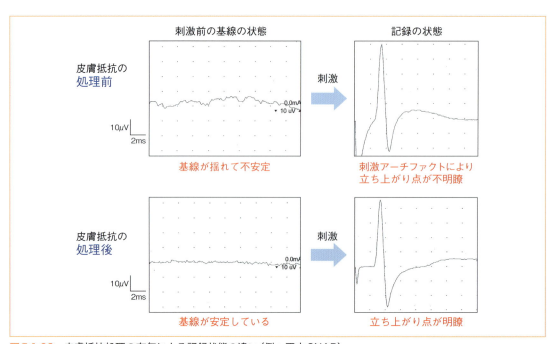

図5.1.22　皮膚抵抗処理の有無による記録状態の違い（例：正中SNAP）

［相原理恵子］

参考文献

1) 正門由久, 髙橋修：神経伝導検査ポケットマニュアル, 99-102, 医歯薬出版, 東京, 2012.
2) 木村淳, 幸原伸夫：神経伝導検査と筋電図を学ぶ人のために 第2版, 10-19, 62-83, 90-93, 101-104, 医学書院, 東京, 2010.
3) 栢森良二：神経伝導検査テキスト, 56-61, 医歯薬出版, 東京, 2012.
4) 山寺幸雄：神経伝導検査について (Nerve Conduction Study), 第6回東北臨床衛生検査技師会生理機能検査研究班研修会テキスト, 37-45.
5) 阿部達哉, 小森哲夫：モノグラフ 神経筋電気診断を基礎から学ぶ人のために, F波と他の後期成分, 35-50, 日本臨床神経生理学会, 東京, 2013.
6) 馬場正之：糖尿病性神経障害, 神経生理学診断学の進歩, Diabetes Frontier20, 40-45, 2009.
7) 幸原伸夫, 木村淳：神経伝導検査と筋電図検査の原理と実際, 第39回日本臨床神経生理学会学術集会テキスト, 201-211.
8) 木村淳：末梢神経脱髄疾患の電気生理学診断と治療, 平成7年度日本内科学会障害教育講演会テキスト, 73-76.
9) 今井忠彦, 向井照二：末梢神経伝導の検査法, 検査と技術 1998；26：868-869.

5.2 上肢神経伝導検査

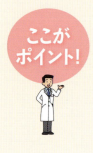

ここがポイント！

- 上肢の神経伝導検査 (nerve conduction study；NCS) において，刺激方法や導出電極設置などの検査技術とともに，腕神経叢 (brachial plexus) の構成，末梢神経の走行，神経支配などの解剖学的知識は，正確な検査結果を得るために重要な要因となる。
- 現在の神経伝導検査には，守るべきいくつかの決まり事はあるが，標準法とよばれる方法は確立されていない。
- 検査依頼の目的をできるだけ正確に把握したうえでその目的に応じた検査を実施することが大切。

5.2.1 活動電位の生理的・技術的変化

　神経伝導検査により導出される活動電位は，障害や病変以外にもいくつかの生理的および技術的要因によって変化する。運動神経を刺激して筋より導出される複合筋活動電位 (CMAP) は，原則として健常ではどの部位を刺激してもほぼ同形状となるが，その形状は導出筋の状態によっても変化するため，刺激時の四肢や手指の状態には注意が必要となる (図5.2.1.a)。感覚神経を刺激して導出される感覚神経活動電位 (SNAP) は，健常においても位相相殺 (phase cancellation) により，刺激-導出電極間距離の変化に伴い波形形状も変化するが，原則として系統性のある変化となる[1]。さらに振幅については，記録電極-基準電極間距離によっても変化する (図5.2.1.b) ため，左右差あるいは基準値との比較の際には，検査時の導出電極間距離を一定にすることが大切となる。また，逆行法では容積伝導 (volume conduction) によりCMAPが混入することもあるが，刺激方法や導出電極の設置などに対する技術的な対応により，ある程度の回避が可能な場合もある。

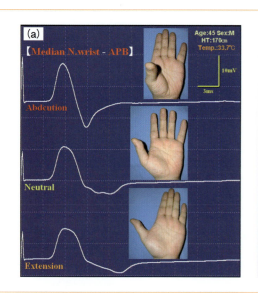
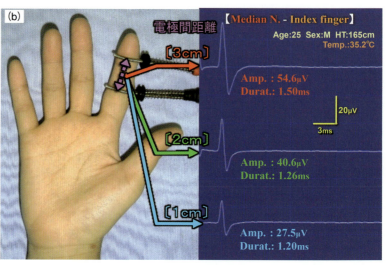

図5.2.1　活動電位の変化
(a)：正中神経 (Median N.) 手関節部 (wrist) 刺激による短母指外転筋 (APB) 導出CMAP変化の一例。筋の状態 (母指の位置) により振幅と持続時間は変化する。
(b)：正中神経手関節部刺激により示指 (Index finger) 導出SNAP変化の一例。導出電極間距離によって振幅と持続時間は変化する。

5.2.2 腕神経叢の解剖

図5.2.2に腕神経叢の解剖を示す。腕神経叢は，第5～8頚椎（C5-8）および第1胸椎（T1）より構成され，C5・C6神経根（root）より上神経幹（upper trunk），C7神経根より中神経幹（middle trunk），C8・T1神経根より下神経幹（lower trunk）が形成される。この3つの神経幹は，それぞれ前後の神経索（division）に分かれ，上・中神経幹の前索（anterior division）より外束（lateral cord），上・中・下神経幹の後索（posterior division）より後束（posterior cord），下神経幹の前索より内束（medial cord）が形成される。

その後，外束は筋皮神経（musculocutaneous nerve）と正中神経（median nerve）に分枝し，さらに筋皮神経の延長上には外側前腕皮神経（lateral antebrachial cutaneous nerve）が位置する。後束は，腋窩神経（axillary nerve）を分枝した後，橈骨神経（radial nerve）となる。内束は，内側前腕皮神経（medial antebrachial cutaneous nerve），正中神経を分枝した後，尺骨神経（ulnar nerve）となる[2]。

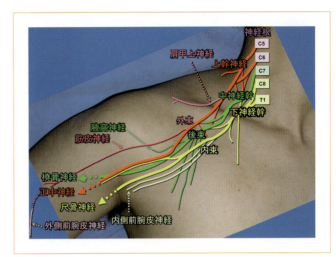

図5.2.2　腕神経叢

5.2.3 正中神経

● 1. 神経走行（図5.2.3）

正中神経（median nerve）はC6～8およびT1神経根に由来し，外束および内束を経由して肘関節近位部にて円回内筋に分枝した後，上腕動脈の内側を通り，前骨間神経を分枝して前腕部を下行，手関節遠位部にて横手根靱帯の下を通過して手掌内に入る。

● 2. 刺激部位（図5.2.4）

運動神経伝導検査（motor nerve conduction study；MCS）と感覚神経伝導検査（sensory nerve conduction study；SCS）の逆行法では，ほぼ同じ部位[3]が用いられる。

(1) 遠位部

手関節部で，記録電極より神経走行に沿って6～7cm中枢側の手根屈筋腱と長掌筋腱の間。

(2) 近位部

肘関節部で，上腕動脈内側。

一般的には2部位刺激[4]であるが，必要に応じて，手掌部，上腕部，Erb点なども用いられる[5]。

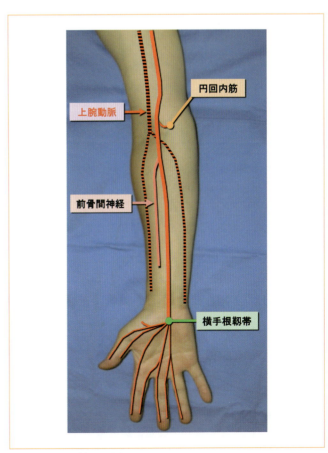

図5.2.3　正中神経の走行

5章 神経伝導検査

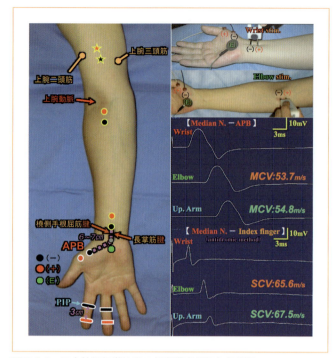

図5.2.4 正中神経伝導検査の刺激導出部位と健常例
☆は，必要に応じて用いられる上腕部刺激部位。
波形は，健常例（年齢：60歳，性別：男性，皮膚温：32.5℃）
APB：短母指外転筋，PIP：近位指節間関節，Index finger：示指，Wrist：手関節部，Elbow：肘関節部，Up.Arm：上腕部，MCV：運動神経伝導速度，SCV：感覚神経伝導速度

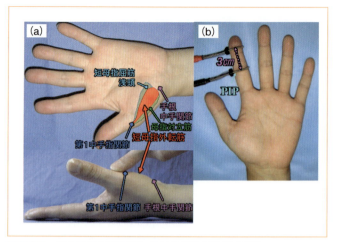

図5.2.5 正中神経伝導検査における活動電位導出部位
(a)：短母指外転筋（APB）の解剖と確認方法
(b)：示指におけるSNAP導出電極設置例

3. 導出部位：運動神経伝導検査

①記録電極（−）：短母指外転筋（abductor pollicis brevis；APB）の筋腹部
②基準電極（＋）：第1中手指関節（first metacarpophalangeal joint；MP-1）橈側
③接地電極（E）：記録電極と刺激電極の間

短母指外転筋（図5.2.5.a）は，第1中手指関節と手根中手関節（carpometacarpal joint；CMC）を掌側で結んだ直線上に位置する[6]。母指の運動は，屈曲・伸展・外転・内転・対立の5つにより構成[7]され，短母指外転筋の確認方法は，前腕を回外位，手関節を中間位に保ち，母指基節部外側に加えられた抵抗に抗して，母指を掌側面に対し垂直に上げさせる[8]。

4. 導出部位：感覚神経伝導検査（逆行法）

一般的には，示指（図5.2.5.b）あるいは中指が用いられる。
①記録電極（−）：近位指節間関節（proximal interphalangeal joint；PIP）
②基準電極（＋）：原則として，記録電極より3cm遠位部
③接地電極（E）：記録電極と刺激電極の間
必要に応じて，加算平均を用いる。

5. 検査のポイントと注意点

①運動神経伝導検査では，刺激による母指の外転運動の確認が大切である。
②短母指外転筋の確認の際には，隣接する母指対立筋や短母指屈筋浅頭との誤認に注意が必要となる。
③神経破格（Martin-Gruber吻合）による波形形状の変化には注意が必要である。

6. 主な検査適応疾患

手根管症候群，円回内筋症候群，前骨間神経症候群，胸郭出口症候群，糖尿病性神経障害など。

7. 技術的応用

(1) 手掌刺激

神経伝導検査では，できるだけ末梢部での刺激が病態の評価において有用となる。正中神経は，手関節遠位部にて手根管を通過後，手掌内で知覚枝と運動枝に分かれ，運動枝の一部は反回枝（recurrent branch）となって短母指外転筋に向かい，知覚枝は母指〜環指橈側に向かう。運動神経伝導検査では，刺激電極の陰極を近位部，陽極を遠位部に置いて，反回枝を刺激する（図5.2.6.a）。刺激の際には，短母指外転筋以外の筋が興奮することにより潜時や振幅が変化する[9]ため注意が必要である。感覚神経伝導検査の逆行法では，刺激電極の陰極を遠位部，陽極を近位部に置いて，記録電極と手関節部刺激電極陰極点との中点を目安に刺激する（図5.2.6.b）。

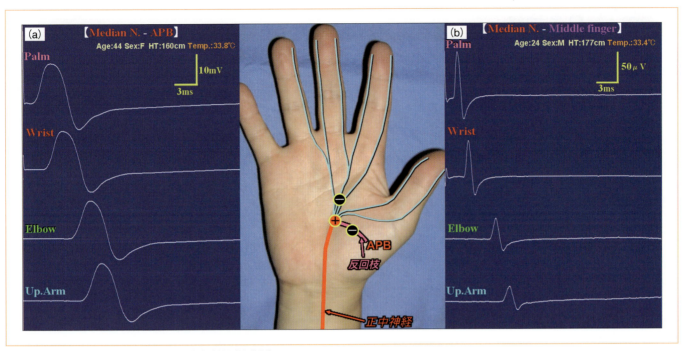

図5.2.6　正中神経伝導検査における手掌部刺激（健常例）
(a) 運動神経伝導検査：健常では，ほかの部位とほぼ同形状のCMAPが導出される。
(b) 感覚神経伝導検査（逆行法）：健常では，手関節部に比べ高振幅のSNAPが導出される。
Palm：手掌部，Wrist：手関節部，Elbow：肘関節部，Up.Arm：上腕部

(2) 前骨間神経伝導検査（方形回内筋導出）

正中神経は，前腕近位部にて前腕浅層筋群へ筋枝を出した直後に橈側背側より運動枝である前骨間神経（anterior interosseous nerve）を分枝して，方形回内筋（pronator quadratus；PQ）を支配する[7]。前骨間神経伝導検査では，記録電極を方形回内筋の筋腹部，基準電極を橈骨茎上突起（radial styloid process）に設置し，肘関節部および上腕部にて正中神経を刺激する。さらに，短母指外転筋と方形回内筋の同時導出（図5.2.7）は，正中神経の障害部位の鑑別に有用な場合がある。

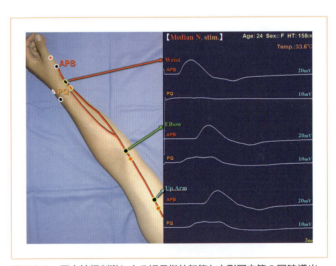

図5.2.7　正中神経刺激による短母指外転筋と方形回内筋の同時導出（健常例）

手関節部（Wrist）刺激は，前骨間神経分枝部より遠位であるため，APBよりCMAPは導出されるが，PQ導出に変化は認められない。肘関節部（Elbow）および上腕部（Up.Arm）刺激，前骨間神経分枝部より近位となるため，APBとPQの両方よりCMAPが導出される。

5.2.4　尺骨神経

● 1. 神経走行（図5.2.8）

　尺骨神経（ulnar nerve）は，C8およびT1神経根に由来し，内束を経由して，上腕三頭筋の前方を下行，尺骨神経溝，肘部管を通過して前腕遠位部にて背側枝（知覚神経）を出した後，Guyon管を通過して手掌内に入り，深枝（運動神経）と浅枝（知覚神経）に分かれる[3]。

● 2. 刺激部位（図5.2.9）

　運動神経伝導検査と感覚神経伝導検査の逆行法では，ほぼ同じ部位[3]が用いられる。

(1) 遠位部
　手関節部で，記録電極より神経走行に沿って6〜7cm中枢側の尺側手根屈筋腱上あるいはその内側。

(2) 近位部
　肘関節部で内側上顆（medial epicondyle；ME）を基準に2〜3cm末梢側と7〜8cm以上中枢側の2部位。
　一般的には3部位刺激であるが，必要に応じて，手掌部，腋窩部，Erb点なども用いられる[5]。

● 3. 導出部位：運動神経伝導検査

①記録電極（−）：小指外転筋（abductor digiti minimi；ADM）の筋腹部
②基準電極（＋）：第5中手指関節（fifth metacarpophalangeal joint；MP-5）の尺側
③接地電極（E）：記録電極と刺激電極の間
　小指外転筋（図5.2.10.a）の確認は，掌側面を上にした状態で，伸展した小指の尺側に加えられた抵抗に抗して小指を外転[8]させる。

● 4. 導出部位：感覚神経伝導検査（逆行法）

　一般的には，小指が用いられる（図5.2.10.b）。
①記録電極（−）：近位指節間関節（PIP）
②基準電極（＋）：原則として，記録電極より2〜3cm遠位部
③接地電極（E）：記録電極と刺激電極の間
　必要に応じて，加算平均を用いる。

● 5. 検査のポイントと注意点

①運動神経伝導検査では，刺激による小指の動きの確認が大切である。
②肘関節部での末梢側と中枢側の刺激では，原則として10cm以上の刺激間距離を確保する。
③肘の屈曲による尺骨神経の変化に伴い伝導速度が変動するため，肘関節部刺激時には肘関節の角度を可能な限り一定にすることが大切である。また，伝導距離の計測の際には，刺激時の角度を保持して分節ごとに直線的に計測（図5.2.11）する。
④小指外転筋の確認の際には，隣接する小指屈筋や小指対立筋との誤認に注意が必要となる。
⑤導出されるCMAPは，二峰性やnotch状の変化が認められる場合もある。
⑥感覚神経伝導検査における小指導出では，十分な導出電極間距離を確保できない場合もあるが，左右差の評価では，両側を同距離で検査することが大切である。

● 6. 主な検査適応疾患

　肘部管症候群，肘部尺骨神経障害，遅発性尺骨神経麻痺，変形性肘関節症，Guyon管症候群，胸郭出口症候群など。

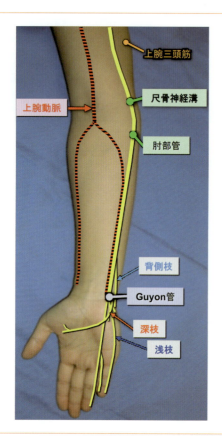

図5.2.8　尺骨神経の走行

5.2 | 上肢神経伝導検査

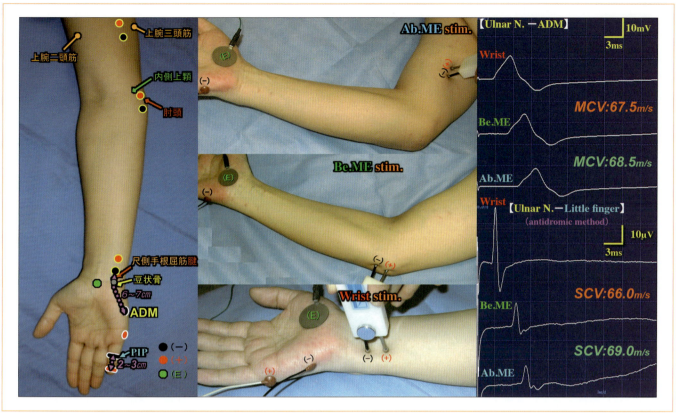

図5.2.9　尺骨神経伝導検査の刺激導出部位と健常例
運動神経伝導検査健常例〔右上段〕（51歳，女性，皮膚温34.5℃），感覚神経伝導検査逆行法健常例〔右下段〕（56歳，男性，皮膚温33.6℃）
ADM：小指外転筋，PIP：近位指節間関節，Little finger：小指，Wrist：手関節部，Be.ME：内側上顆末梢側，Ab.ME：内側上顆中枢側，MCV：運動神経伝導速度，SCV：感覚神経伝導速度

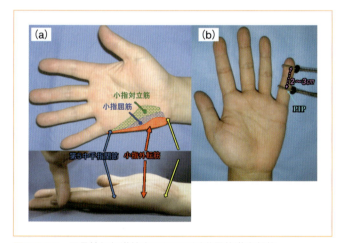

図5.2.10　尺骨神経伝導検査における活動電位導出部位
(a)：小指外転筋の解剖と確認方法
(b)：小指におけるSNAP導出電極設置例
PIP：近位指節間関節

● 7. 技術的応用

(1) 尺骨神経背側枝（ulnar nerve dorsal branch）刺激

尺骨神経背側枝は，尺骨神経が肘部管を通過後，前腕遠位部にて分枝する知覚枝であり，尺側手根屈筋と尺骨の間を走行して，尺骨茎上突起（ulnar styloid process）の先端を回って小指や環指内側半分の知覚を支配[10]する。

感覚神経伝導検査では，記録電極を第5中手骨に設置するKim法[11]（図5.2.12）と第4中手骨と第5中手骨とで形成

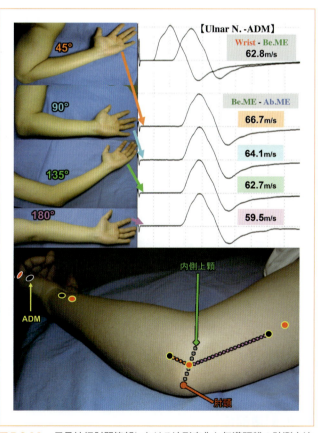

図5.2.11　尺骨神経肘関節部における波形変化と伝導距離の計測方法
尺骨神経刺激による肘関節部の神経伝導速度は，肘関節の角度が鋭角になると速くなり，鈍角になると遅くなる傾向にある（上段）。肘関節部における伝導距離の測定は，内側上顆と肘頭を結んだ中点を基準にして直線的に遠位部と近位部を計測して合計する（下段）。
Wrist：手関節部，Be.ME：内側上顆末梢側，Ab.ME：内側上顆中枢側

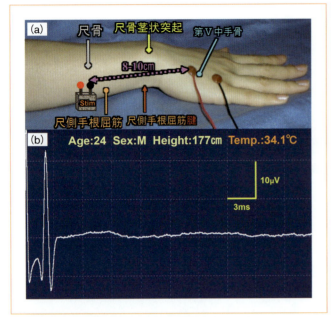

図5.2.12　尺骨神経背側枝の神経伝導検査（Kim法）
(a)：刺激導出部位
(b)：健常例

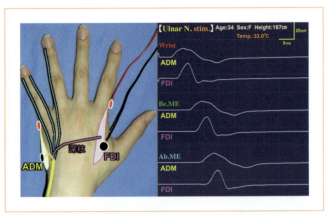

図5.2.13　尺骨神経刺激による小指外転筋と第1背側骨間筋の同時導出（健常例）
FDIのCMAP導出は，記録電極をFDI筋腹部，基準電極を示指基節骨橈側に設置をする。
Wrist：手関節部，Be.ME：内側上顆末梢側，Ab.ME：内側上顆中枢側

される「V」字形の頂点に設置するJabre法[12]がある。刺激は，記録電極より8～10cm中枢側で尺側手根屈筋と尺骨の間にて行われるが，刺激強度が強すぎるとCMAPが混入することもあり注意が必要となる。本神経は，Guyon管を通過しない尺骨神経由来の知覚枝であるため，尺骨神経手関節部での障害の鑑別には有用な方法であり，異常が認められた場合には，肘部あるいはその近位部に起因した尺骨神経障害が疑われることになる。

(2) 第1背側骨間筋（first dorsal interosseus；FDI）導出

第1背側骨間筋は，尺骨神経深枝（運動枝）が小指外転筋に分枝した後，掌面を橈側へ走行して支配する尺骨神経支配の最遠位筋である。筋の確認は，伸展した示指の橈側に加えた抵抗に抗して外転することにより，第2中手骨橈側に確認できる。本法は，尺骨神経深枝の評価および小指外転筋との同時導出（図5.2.13）によるsplit hand[13]の鑑別に有用である。

5.2.5　橈骨神経

● 1. 神経走行（図5.2.14）

橈骨神経（radial nerve）はC5～8神経根に由来し，後束を経由して，上腕にて橈骨神経溝（spiral groove）を回り込むように下行，橈骨管を通過後，浅枝（知覚枝）と後骨間神経（運動枝）に分かれる。後骨間神経（posterior interosseous nerve）は，frohse arcadeを通過して，示指伸筋（extensor indecis；EI）を支配する。浅枝（浅橈骨神経：superficial radial nerve）は，前腕橈側を下行して，前腕遠位部橈側より表在性となり手背に至る[5]。

● 2. 刺激部位（図5.2.15）

(1) 運動神経伝導検査
①遠位部：前腕部で記録電極より6～7cm中枢側の尺側手根伸筋橈側

②近位部：上腕部で上腕二頭筋と腕橈骨筋の間と腋窩部の2部位

一般的には3部位刺激であるが，必要に応じて，肘関節中央遠位部，上腕近位部，Erb点なども用いられる。

(2) 感覚神経伝導検査
浅枝を，前腕遠位部で記録電極より10～14cm中枢側の橈骨外側端にて刺激[9]する。必要に応じて，加算平均を用いる。

● 3. 導出部位：運動神経伝導検査

①記録電極（－）：示指伸筋の筋腹部
②基準電極（＋）：尺骨茎状突起橈側
③接地電極（E）：記録電極と刺激電極の間

示指伸筋は，前腕の尺骨遠位1/3～1/4で尺骨茎状突起より2～3横指近位部に位置する．確認方法は，前腕を回内位，手関節を中間位に保った状態で示指の背面に加えられた抵抗に対して示指を伸展[8]させる（図5.2.16）．

● 4. 導出部位：感覚神経伝導検査（逆行法）

(1) 手背部導出（図5.2.17.a）
① 記録電極（−）：解剖学的嗅ぎタバコ入れ（anatomic snuffbox）の尺側，第2中手骨の橈側で，長母指伸筋腱上
② 基準電極（+）：記録電極より3cm遠位部
③ 接地電極（E）：記録電極と刺激電極の間

(2) 母指導出（図5.2.17.b）
① 記録電極（−）：母指指節間関節（interphalangeal joint；IP）やや近位部
② 基準電極（+）：記録電極より1.5～2cm遠位部
③ 接地電極（E）：記録電極と刺激電極の間

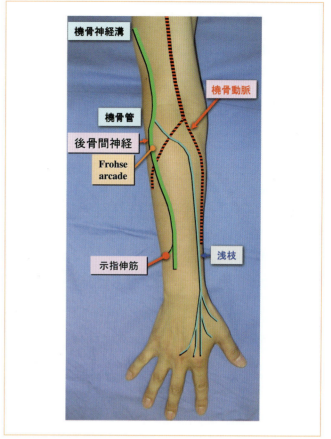

図5.2.14　橈骨神経の走行

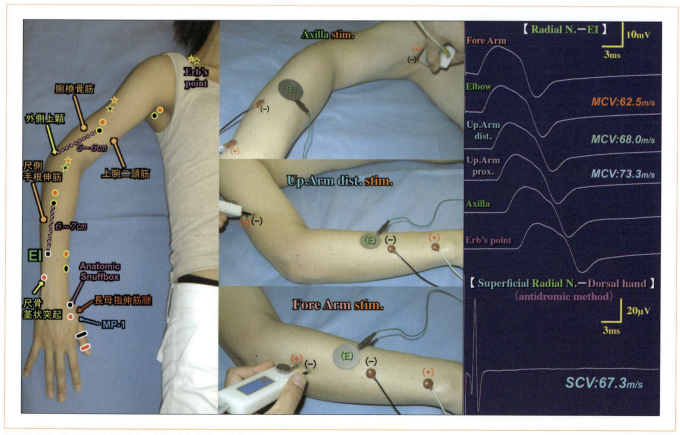

図5.2.15　橈骨神経伝導検査の刺激導出部位と健常例
☆は必要に応じて用いられる刺激部位．
運動神経伝導検査健常例（右上段）（79歳，男性，皮膚温：33.0℃），感覚神経伝導検査健常例（右下段）（24歳，男性，皮膚温：34.1℃）
EI：示指伸筋，Anatomic snuffbox：解剖学的嗅ぎタバコ入れ，Radial N.：橈骨神経，Superficial Radial N.：浅橈骨神経，Dorsal hand：手背部，Fore Arm：前腕部，Elbow：肘関節部，Up.Arm dist.：上腕遠位部，Up.Arm prox.：上腕近位部，Axilla：腋窩部，Erb's point：エルブ点，MCV：運動神経伝導速度，SCV：感覚神経伝導速度

● 5. 検査のポイントと注意点

① 示指伸筋の確認の際には，示指以外の手指を同時に伸展させることにより，総指伸筋（extensor digitorum communis；EDC）も収縮するため，誤認に注意が必要となる。

② 示指伸筋は，比較的細長い筋であるため，導出されるCMAPは，健常においても持続時間の長い波形となることが多い。

③ 示指伸筋では，運動点（motor point）が不明瞭であり，容積伝導（volume condcution）の影響を受けやすいことから，CMAPに初期陽性電位が認められる[5]こともある。

④ 上腕部では，回旋部を含めた伝導距離の正しい測定が難しい[14]ため，伝導速度の評価には注意が必要である。

⑤ 母指導出による感覚神経伝導検査では，刺激の際に正中神経への刺激の波及（current spread）に注意が必要である。

● 6. 主な検査適応疾患

橈骨神経麻痺，後骨間神経障害，handcuff neuropathyなど。

● 7. 技術的応用

(1) 衝突法（collision technique）

橈骨神経の運動神経伝導検査では，腋窩部あるいはErb点刺激が必要となる場合がある。ただし，これらの部位では神経の走行が隣接しているため，選択的な刺激が難しく，刺激の波及に伴う容積伝導により導出される電位波形が変化する場合がある。この波形変化の回避には，衝突法が有用となる（図5.2.18）。衝突法の詳細については，出版されている成書[9]を参照していただきたい。

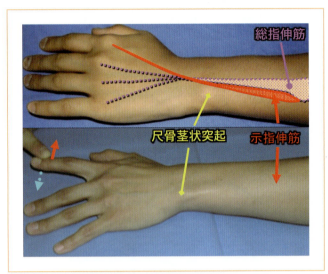

図5.2.16 示指伸筋の解剖と確認方法

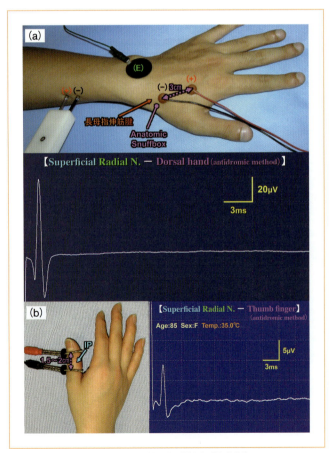

図5.2.17 浅橈骨神経の感覚神経伝導検査（健常例）
(a)：手背（Dorsal hand）部導出における刺激導出部位と健常例（24歳，男性，皮膚温 34.1℃）。
(b)：母指（Thunb finger）導出における導出部位と健常例（85歳，女性，皮膚温 35.0℃）。
導出されるSNAPは，母指導出に比べ手背部導出で高振幅である。

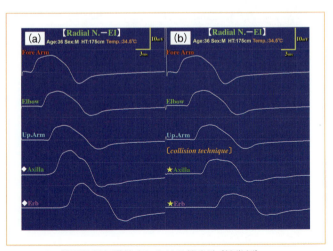

図5.2.18 橈骨神経伝導検査における衝突法（健常例）
通常の刺激方法による示指伸筋（EI）導出のCMAPは前腕（Fore Aem），肘関節（Elbow），上腕（Up.Arm）刺激と腋窩（Axilla）刺激（◇），Erb点刺激（◇）では形状が異なる(a)。衝突法（collision technique）を用いた腋窩（Axilla）刺激（★），Erb点刺激（★）では，ほかの部位とほぼ同様の形状となる(b)。

5.2.6　その他の技術的応用

● 1. インチング (inching) 法

インチング法は，神経走行に沿って，一定（1～2cm）の間隔で複数の部位を刺激して電位を導出する多点分節刺激法である．正中神経における手関節部，尺骨神経における肘関節部，橈骨神経における前腕部および上腕部は，絞扼性神経障害（entrapment neuropathy）の好発部位であり，これらの部位におけるインチングは伝導障害部位の局在の限定には有用な方法[15]となる．とくに肘部における尺骨神経絞扼性障害では，障害部位が内側上顆（ME）の近位部，後部，遠位部によって病変が異なる[16]ことから，臨床的にも重要な情報[17]となる（図5.2.19）．

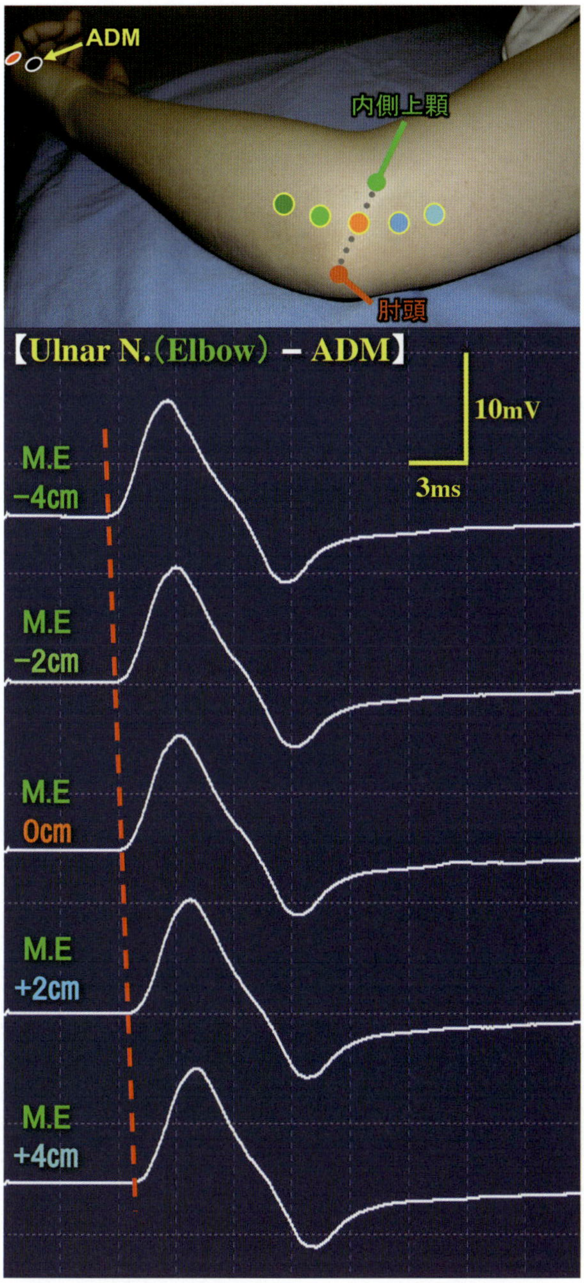

● 2. 短母指外転筋と小指外転筋同時導出

神経伝導検査において最大上刺激（supramaximal stimulation）は，重要な要因の1つである．しかし，不必要な刺激強度や不適切な刺激部位での刺激手技による刺激の波及により，導出される電位波形が変化する場合がある（図5.2.20）．これは，目的筋以外の筋活動の肉眼的観察や刺激に対する被検者の感覚の確認により，ある程度の鑑別は可能であるが，確実ではなく不明瞭な場合もある．そのため，複数部位からの同時導出による活動電位の観察は，検査の信頼性を確保する上で有用となる．また，本法は上肢の代表的な神経破格である前腕にて正中神経から前骨間神経を介して尺骨神経支配筋へ運動枝（破格線維）を短絡

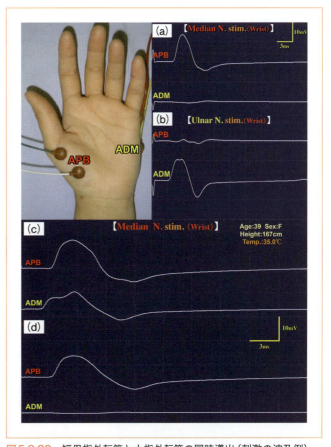

図5.2.20　短母指外転筋と小指外転筋の同時導出（刺激の波及例）
適切な正中神経刺激では，APBよりCMAPが導出されるが，ADMに明らかな変化は認められない（a）．適切な尺骨神経刺激では，ADMよりCMAPが導出され，APBでは容積伝導に伴う変化が認められる（b）．不適切な正中神経刺激にて刺激の波及が生じるとAPBとともにADMからも明瞭なCMAPが導出される（c）が，適切な正中神経刺激では，ADMよりCMAPは導出されず（d），刺激の波及の可能性は低いことが推測できる．

図5.2.19　肘部における尺骨神経インチング法（健常例）
立ち上がり潜時はほぼ直線的に変化するが，振幅，持続時間に明らかな変化は認められない．
M.E：内側上顆

5章 神経伝導検査

するMartin-Gruber吻合（MGA）の検出にも有用な方法となる（図5.2.21）。

3. 虫様筋-骨間筋（2L-INT）法：運動神経比較導出

正中神経支配である第2虫様筋（second lumbricalis；

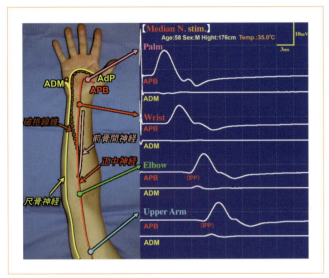

図5.2.21　短母指外転筋と小指外転筋の同時導出（Martin-Gruben吻合例）
Martin-Gruber吻合の正中神経刺激では、短絡部位より遠位である手掌部（Palm），手関節部（Wrist）刺激にてAPBよりCMAPが導出されるが，同時導出したADMに明らかな変化は認められない。短絡部位より近位である肘関節部（Elbow），上腕部（Upper Arm）刺激では，APBより導出されるCMAPに初期陽性電位（IPP）が認められ，同時導出したADMからも低振幅のCMAPが導出される。

2L）と尺骨神経支配である第1掌側骨間筋（first palmar interosseus；INT）は，手掌にて解剖学的に重なるように隣接しているため，手掌部に設置した同一電極より，正中神経刺激と尺骨神経刺激にてそれぞれのCMAPを個別に導出することが可能[18]となる（図5.2.22.a，b）。本法は，運動神経の障害に対する限局性の評価に有用であり，同一個体の異なる神経の伝導による活動電位を同一電極より導出することから，個人差や生理的変動の軽減などにも有効である。また，本法の応用によるmultichannel recording（図5.2.22.c，d）では，正中神経知覚枝が関与するとされるPMP（premotor potential）[19]の評価や病態の把握，検査手技の確認[20]などにも有用となる。

4. 母指法・環指法：感覚神経比較導出

手指の知覚支配は，母指（Thumb finger）が正中神経と浅橈骨神経，環指（Ring finger）の70〜80％が正中神経と尺骨神経の二重支配と報告[7]されている。この解剖学的特徴にもとづき，母指と環指では，同一部位に設置した同一電極より異なる神経のSNAPの導出が可能[21]となる（図5.2.23.a，b）。本法は，感覚神経の障害に対する限局性の評価に有用であり，さらに生理的変動や個体差，導出電極の設置に伴う技術的過誤などの軽減にも有効となる。ただし，知覚神経支配には，いくつかの変異の報告[7]もあることから，波形の評価には注意が必要である。

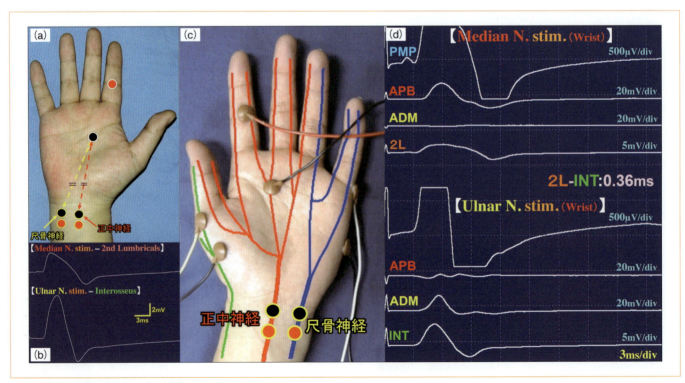

図5.2.22　虫様筋-骨間筋法（健常例）
(a)：刺激・導出部位．手関節部にて，正中神経および尺骨神経を記録電極より同一距離にて，個々に刺激する．
(b)：健常例（44歳，女性，皮膚温33.8℃）
(c)：multichannel recording（4チャンネル導出）電極配置例（当院の方法）
(d)：multichannel recording（4チャンネル導出）健常例（35歳，男性，皮膚温33.2℃）

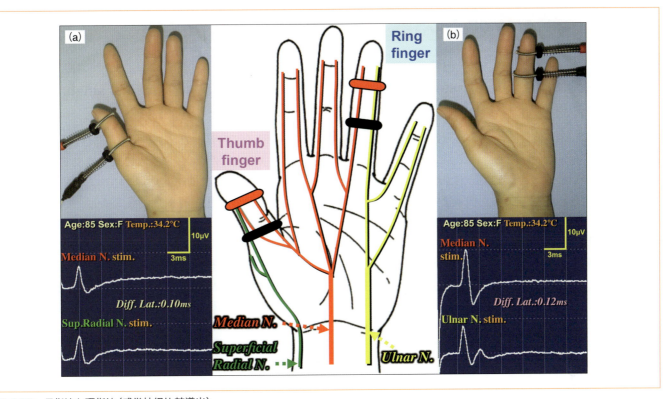

図5.2.23　母指法と環指法（感覚神経比較導出）
(a)：母指法では，母指（Thumb finger）に設置した記録電極より同一距離にて，正中神経（Median N.）と浅橈骨神経（Sup.Radial N.）を個々に刺激して導出したSNAPを比較する。
(b)：環指法では，環指（Ring finger）に設置した記録電極より同一距離にて，正中神経（Median N.）と尺骨神経（Ulnar N.）を個々に刺激して導出したSNAPを比較する。

5.2.7　uncommon NCS

● 1. 外側前腕皮神経 (lateral antebrachial cutaneous nerve ; LACN)

　C5, 6神経根に由来し，上神経幹から外束を経由して筋皮神経が上腕で烏口腕筋，上腕二頭筋，上腕筋に筋枝を出した後の純知覚枝[7]であり，肘関節近位部の上腕二頭筋腱外縁で表在性となり，前腕から手関節までの外側掌側面の知覚を支配する。神経伝導検査では，上腕二頭筋腱外側と橈骨茎状突起を結んだ直線上で上腕二頭筋腱外側より12cm末梢側に記録電極，さらにその3cm遠位部に基準電極を設置[10]して，上腕二頭筋腱外側を刺激する。本検査は，腕神経叢における上神経幹や外束の障害の評価に用いられる。ただし，刺激の際には，浅橈骨神経への刺激の波及に注意が必要となるため，母指あるいは手背部でのSNAPの観察が有用[22]となる場合もある (図5.2.24)。

● 2. 内側前腕皮神経 (medial antebrachial cutaneous nerve ; MACN)

　C8およびT1神経根に由来し，下神経幹から内束を経由して，前腕内側の知覚を支配する純知覚枝である。神経伝導検査では，上腕二頭筋腱内縁と内側上顆を結んだ直線上の中点と尺骨茎状突起を結んだ直線上[10]で8〜10cm末梢側に記録電極，さらにその3cm遠位部に基準電極を設置して，記録電極より12〜15cm近位部で上腕二頭筋内側縁を刺激する。本神経は，肘部管およびGuyon管を通過しないため，本検査は尺骨神経障害部位の鑑別には有用である。ただし，刺激の際には，尺骨神経への刺激の波及に注意が必要となるため，小指でのSNAPの観察が有用となる場合もある (図5.2.25)。

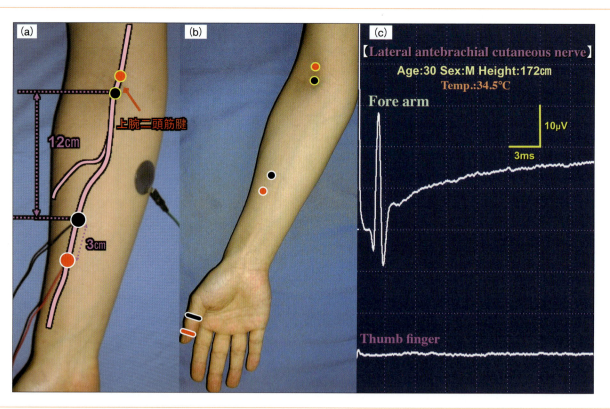

図5.2.24　外側前腕皮神経伝導検査 (健常例)
(a)：刺激・導出部位，(b)：母指同時導出の電極配置例，(c)：健常例
外側前腕皮神経 (Lateral antebrachial cutaneous nerve) の適切な刺激では，前腕部 (Fore Arm) よりSNAPが導出されるが，同時導出した母指 (Thumb finger) に変化は認められない。

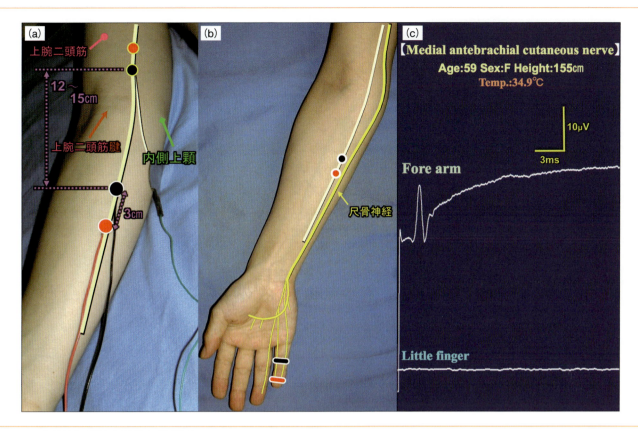

図5.2.25　内側前腕皮神経伝導検査（健常例）
(a)：刺激・導出部位，(b)：小指同時導出の電極配置例，(c)：健常例
内側前腕皮神経（Medial antebrachial cutaneous nerve）の適切な刺激では，前腕部（Fore Arm）よりSNAPが導出されるが，同時導出した小指（Little finger）に変化は認められない。

[山内孝治]

参考文献

1) 山内孝治：誌上実習神経伝導検査3.検査の実際1）上肢の検査のポイント，Medical Technology　2015；43；126-138.
2) 堀内行雄：上肢，末梢神経損傷診療マニュアル，73-75，中西兼一郎，金原出版，東京，1997.
3) 山内孝治：知っておきたい神経伝導検査　基本的な検査法とその注意点，Medical Technology　2002；30：532-538.
4) 山内孝治：運動神経伝導検査，神経伝導検査ポケットマニュアル，41-56，正門由久・高橋修，医歯薬出版，東京，2013.
5) 山内孝治：神経伝導検査（上肢編），臨床神経生理検査の実際，262-268，松浦雅人，新興医学出版社，東京，2007.
6) Edward F. Delagi, Aldo Perotto：手，筋電図のための解剖学ガイド　四肢，4-41，田島達也・栢森良二，西村書店，新潟，1985.
7) 上羽康夫：表面解剖学，深部解剖学，手その機能と解剖，57-60，196-208，228-230，金芳堂，京都，1999.
8) 上田敏監訳，大川弥生訳：正中神経，尺骨神経，末梢神経の診かた　写真でみる診断マニュアル，23-29，HBJ出版局，東京，1994.
9) Jun Kimura：神経伝導検査，神経・筋疾患の電気診断学　原理と実際，94-98，101-106，124-127，西村書店，新潟，1989.
10) Dong M. Ma, Jay A. Liveson：腕神経叢，神経伝導検査ハンドブック，73-75，172-175，211-213，柏森良二（訳），西村書店，新潟，1992.
11) Kim DJ et al：Dorsal cutaneous ulnar nerve conduction diagnostic aid in ulnar neuropathy, Arch Neurol 1981；38：321-322.
12) Jabre J.：Ulnar nerve lesion at the wrist new technique for recording form the sensory dorsal branch of the ulnar nerve, Neurology 1980；30：873-876.
13) Wilbourn AJ：The split hand syndrome, Muscle Nerve 2000；23：138.
14) 馬場正之：圧迫性・絞扼性神経障害の電気診断，神経電気診断の実際，187-191，園生雅弘，馬場正之，星和書店，東京，2004.
15) 木村淳，幸原伸夫：神経伝導検査の実際，神経伝導検査と筋電図を学ぶ人のために　第2版，108-109，116-122，医学書院，東京，2010.
16) 栢森良二，三上真弘：上肢の絞扼性神経障害の電気診断学，臨床神経生理学　2003；31巻1号：55-57.
17) 山内孝治：臨床検査Q&A 尺骨神経絞扼障害に対する神経伝導検査の手順，Medical Technology 2005；Vol.33 No.3：323-325.
18) Perston D.C., Logigian E.U.：Lumbrical and interossei recording in carpal tunnel syndrome. Muscle Nerve, 15；1253-1257, 1992.
19) Yoshihisa Masakado et al：The origin of the premotor potential recording from the second lumbrical muscle in normal man, Clinical Neurophysiology 2011；122：2089-2092.
20) 山内孝治：末梢神経伝導検査，第38回日本臨床神経生理学会技術講習会テキスト，207-209，第31回日本神経生理学会学術大会事務局，東京，2001.
21) Jackson DA, Clifford JC：Electrodiagnosis of mild carpal tunnel syndrome. Arch Phys Med Rehabil. 70；199-204, 1989.
22) 園生雅弘：神経伝導検査における刺激の波及（current spread）現象，臨床神経生理学　2014；42（1）：21-30.

5.3 下肢神経伝導検査

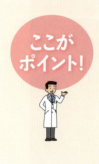

ここがポイント！

- 脛骨神経は健常者でも強い刺激が必要。最大上刺激であるか十分確認する。
- 脛骨神経は遠位刺激でinitial positive（初期陽性波）が出る場合，記録電極の位置を筋腹上で調整する。
- 腓骨神経で近位部CMAPが遠位部よりも大きく導出された場合は，副深腓骨神経の存在を考える。
- 腓骨神経の近位部刺激は，刺激の拡散（current spread）に注意，波形の形状や足先の動きをよく確認する。
- 腓腹神経は，記録部位・刺激部位・アースの接触抵抗をしっかり下げる。
- 腓腹神経は基線に刺激アーチファクトが入りやすいので，刺激電極の陽極側を左右に回転させ基線をフラットに近づける。

5.3.1 脛骨神経

● 1. 解 剖

　脛骨神経（tibial nerve）は腰仙骨神経叢から始まる坐骨神経の分枝で，L4，L5，S1，S2，S3神経根由来である。坐骨神経は膝窩部上角にて2本に分岐する。脛骨神経はそのうちの径の太い神経（総腓骨神経の約2倍）で，膝窩動静脈とともに膝窩の中央を垂直に走行し，ヒラメ筋腱弓を通って下腿後面を下行していく。足関節では内顆後方，アキレス腱の前方を走行し，屈筋支帯（足根管）の下を通って足底に至り母趾外転筋などを支配する。また，内果上方では内側踵骨枝，内果付近で外側足底枝および内側足底枝に分枝し，足の底面を支配している（図5.3.1，5.3.2）。

　主な支配筋は，大腿屈筋（大腿二頭筋長頭・半腱様筋・半膜様筋），下腿後方の筋群（腓腹筋・足底筋・ヒラメ筋・後脛骨筋・長趾屈筋・長母趾屈筋・小趾外転筋など）が含まれる。

● 2. 検 査 法

(1) 被検者の体位
① 仰 臥 位
　刺激電極をしっかり押しつける。
② 腹 臥 位
　膝窩部の位置が確認でき電極もしっかり押しつけること

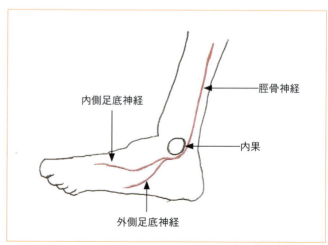

図5.3.1　脛骨神経の走行

図5.3.2　脛骨神経から内側，外側足底神経の走行

ができるが，妊婦など体位変換困難な患者には不可。

(2) 記録筋
母趾外転筋（abductor hallucis；AH）。踵骨内側隆起から母趾基節骨までの足内側面（図5.3.3）にあり，目安は舟状骨の約1cm下（手指1本分下）。

> **MEMO**
>
> **舟状骨とは**
> 舟状骨（naviculare）とは，内果と母趾基節骨の間にある突起した骨。

(3) 記録部位
①記録電極（−）：母趾外転筋の筋腹上
②基準電極（＋）：母趾基節骨
③接地電極（E）：記録電極と刺激電極の間

(4) 刺激部位（図5.3.4，5.3.5）
①遠位：記録電極より70〜100mm中枢側で足関節部内果下方
②近位：膝窩部中央やや外側

● 3. 健常人波形（図5.3.6）

(1) 足関節部刺激（遠位刺激）
①潜時：3.4ms

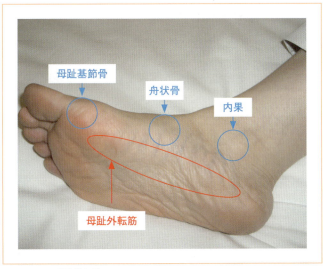

図5.3.3　母趾外転筋
踵骨内側隆起から母趾基節骨までの足内側面。舟状骨より指1本分下に位置する。

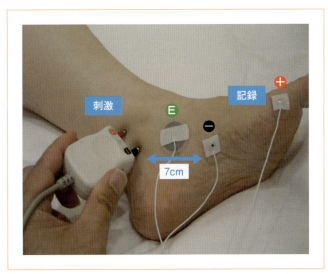

図5.3.4　脛骨神経：運動神経伝導検査記録の電極位置と遠位部の刺激位置

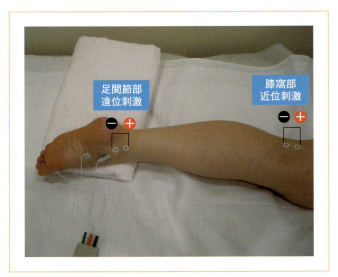

図5.3.5　脛骨神経：運動神経伝導検査の遠位部，近位部刺激位置

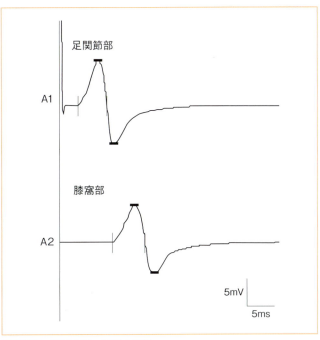

図5.3.6　脛骨神経：健常人波形

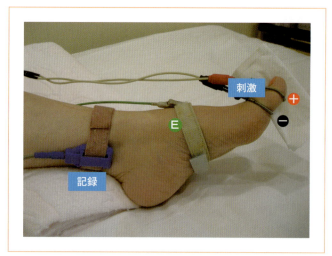

図 5.3.7　内側足底神経：感覚神経伝導検査
記録電極と刺激電極の位置（順行性）。逆行性の場合は記録と刺激の電極位置が反対になる。指と指の間にはガーゼなどを挟んで電極がほかと触れないようにする。

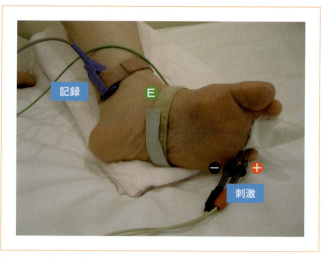

図 5.3.8　外側足底神経：感覚神経伝導検査
内側足底神経と同様。

②振幅：15.52mV
③距離（刺激電極から記録電極）：70mm

(2) 膝窩部刺激（近位刺激）
①潜時：10.0ms
②振幅：12.49mV
③距離（近位部から遠位部までの2点間）：355mm

(3) 運動神経伝導速度
　　MCV＝355／(10.0－3.4)＝53.7m/s

● 4. 応　用

(1) 特殊な圧迫性ニューロパチー：足根管症候群（tarsal tunnel syndrome）

　足関節部内果の下で屈筋支帯によって絞扼されて起こる圧迫性ニューロパチー。評価法としては，臨床症状をよく確認し，神経伝導検査では足関節刺激での遠位潜時延長，さらに内側・外側足底神経伝導検査を追加し，左右差の有無を確認してみる。臨床症状は，足裏のしびれや痛みなどであるが，足の甲にはしびれがない。

(2) 内側足底神経：感覚神経伝導検査（図5.3.7）
①順行性
　母趾をリング電極で刺激し，内果直下で電位を記録。
②逆行性
　脛骨神経を内果とアキレス腱の間で刺激し，母趾で電位を記録。

(3) 外側足底神経：感覚神経伝導検査（図5.3.8）
①順行性
　小趾をリング電極で刺激し，内果直下で電位を記録。
②逆行性
　脛骨神経を内果とアキレス腱の間で刺激し，小趾で電位を記録。

MEMO
内側・外側いずれも電位が小さくアーチファクトも混入しやすいため，健常者でも導出が難しい。

5.3.2 腓骨神経

● 1. 解 剖

総腓骨神経(common peroneal nerve)は坐骨神経の分枝の1つであり，L4，L5，S1，S2神経根由来で膝窩部上角で脛骨枝と分枝している。分枝後は膝窩外側部を走行していき，大腿二頭筋と腓腹筋外側頭との間を下行し，腓骨頭を巻くように走行している。さらに総腓骨神経は，長腓骨筋の深部を通過し，浅枝と深枝に分かれ足背に至る。

深腓骨神経(deep peroneal nerve)は，内側を走行し長趾伸筋の深部に入り，前脛骨筋との間を下行していく。足関節では前足根管を通過し終末枝として内側枝(知覚)と外側枝(運動)に分かれている。内側枝は足背部を走行し，第Ⅰと第Ⅱ趾の間に終末する。外側枝は短趾伸筋を支配している。浅腓骨神経(superficial peroneal nerve)は総腓骨神経の1分枝で，運動神経は，長・短腓骨筋に運動枝を出し知覚神経となり，下腿遠位部で表在性になり下腿前外側および足背の大部分の皮膚を支配している (図5.3.9)。

主な支配筋は足の背屈と外反をする筋群で，前脛骨筋・長母趾伸筋・長腓骨筋・短腓骨筋・短趾伸筋などを支配する。

● 2. 検 査 法

(1) 被検者の体位
仰臥位または側臥位。被検者の状態でどちらかを選択する。

(2) 記 録 筋
短趾伸筋(extensor digitorum brevis；EDB)。足趾を背屈させたときに外果前方に盛り上がる筋肉。目安は外果中央と第Ⅲ趾MP関節までの直線上約1/3の部位 (図5.3.10)。

(3) 記録部位
①記録電極(-)：短趾伸筋の筋腹上
②基準電極(+)：小趾基部
③接地電極(E)：足背の記録電極と刺激電極の間

(4) 刺激部位 (図5.3.11，5.3.12)
①遠位：足関節内果と外果の中央
②近位1：腓骨頭下部
③近位2：膝窩部

● 3. 健常人波形 (図5.3.13)

(1) 足関節部刺激 (遠位刺激)
①潜時：4.0ms
②振幅：7.24mV
③距離(刺激電極から記録電極)：60mm

(2) 腓骨頭刺激 (近位刺激)
①潜時：9.2ms
②振幅：6.36mV
③距離(足関節部から腓骨頭までの2点間)：280mm

(3) 膝窩部刺激 (近位刺激)
①潜時：10.3ms
②振幅：5.81mV

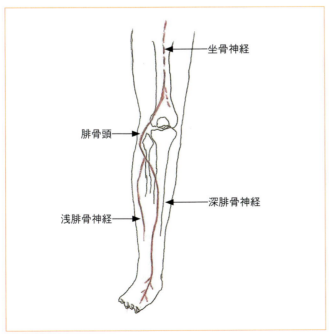

図5.3.9　総腓骨神経の走行

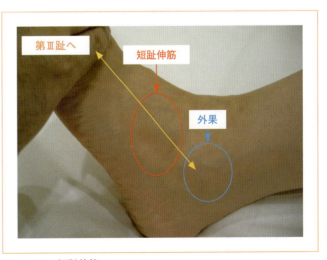

図5.3.10　短趾伸筋
外果中央と第Ⅲ趾MP関節までの直線上約1/3の部分で外果寄り。

5章　神経伝導検査

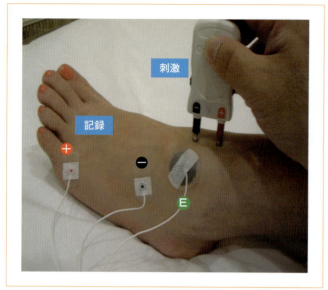

図5.3.11　腓骨神経：運動神経伝導検査の記録電極位置と遠位部の刺激位置

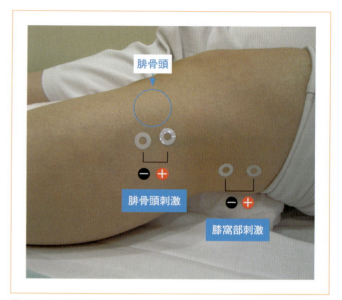

図5.3.12　腓骨神経：運動神経伝導検査の腓骨頭下と膝窩部の刺激位置

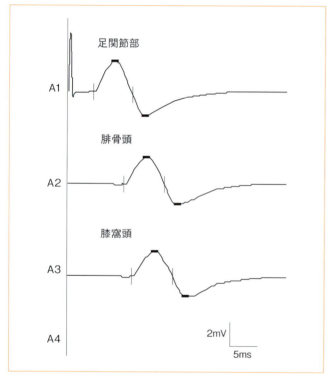

図5.3.13　腓骨神経：健常人波形

③距離（足関節部から膝窩部までの2点間）：350mm

(4) 運動神経伝導速度
① 腓骨頭までの MCV = 280／(9.2 − 4.0) = 53.8m/s
② 膝窩部までの MCV = 380／(11.7 − 4.5) = 55.5m/s

● 4. 応　用

(1) 短趾伸筋の萎縮
　健常人でも短趾伸筋が萎縮して電位がとれない場合がある（とくに高齢者）。そこで前脛骨筋を記録筋として，腓

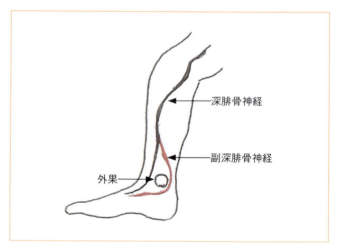

図5.3.14　副深腓骨神経の走行

骨頭下部と膝窩部で刺激を行えば，深腓骨神経の伝導検査ができる。

(2) 副深腓骨神経 (accessory deep peroneal nerve) の存在
　腓骨頭および膝窩部刺激のCMAP振幅が足関節部刺激のCMAP振幅よりも大きい場合，副深腓骨神経の存在を疑う。健常人でも20～28％でみられる深腓骨神経の運動枝が浅腓骨神経を経由する変則支配で，下腿外側を下行し外果後方を通り前方へ向かい，短趾伸筋の外側部を支配する（図5.3.14）。
① 記録部位：通常の腓骨神経と同じ
② 刺激部位：外果後方（図5.3.15）
③ 波形：図5.3.16

(3) 浅腓骨神経 (superficial peroneal nerve) の測定
　足背面の広い感覚障害がある場合などで施行する。感覚神経電位の振幅はかなり小さいので，加算平均法を用いて

5.3 下肢神経伝導検査

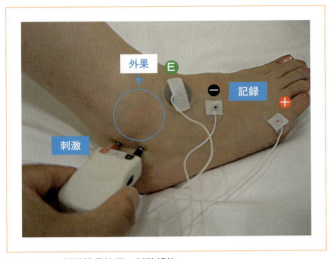

図5.3.15　副深腓骨神経：刺激部位
記録電極と刺激電極の位置。外果後方を回り込んで短趾伸筋を支配する。

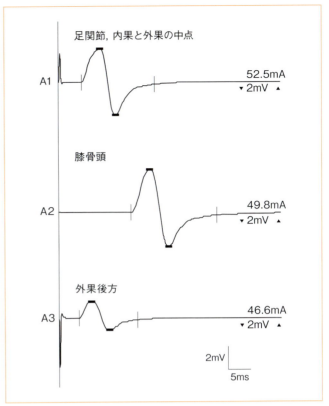

図5.3.16　副深腓骨神経波形
足関節刺激のCMAPは腓骨頭刺激のCMAPよりも小さく，波形の形状も若干変わっている。外果後方で刺激を行いCMAPが導出された，深腓骨神経の変則枝が考えられる。

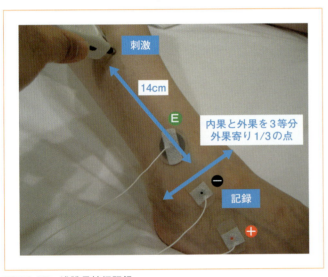

図5.3.17　浅腓骨神経記録
電極と刺激電極の位置。刺激は多少ずらして最適位置を探す。

検査を行うが，刺激アーチファクトが混入したり，浮腫が強い場合など導出困難な場合が多い。

①記録部位
　ⅰ）記録電極（−）：内果と外果を3等分し外果寄り1/3の点
　ⅱ）基準電極（＋）：記録電極より遠位に約3cm
②刺激部位：記録電極から約14cm上方の下腿遠位部（図5.3.17）
③波形：図5.3.18

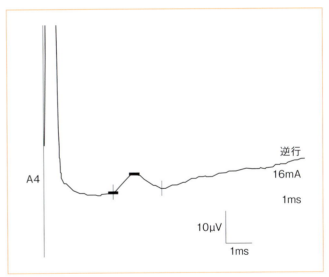

図5.3.18　浅腓骨神経波形
電位導出には加算が必要。健常人でも導出困難な場合がある。
潜時：2.65ms，振幅：5.6μV，距離：14cm，感覚神経伝導速度：52.8m/s

5.3.3 腓腹神経

● 1. 解 剖

腓腹神経(sural nerve)は第1仙骨神経S1に由来し，坐骨神経を下行し，脛骨神経分枝(内側腓腹皮神経)と総腓骨神経分枝(外側腓腹皮神経)が合わさった神経で，下腿遠位部やや外側を下行し外果後方を通り，外側足背皮神経となり第5趾の背外側に至る。また，2～3本の外側踵骨枝が出て外果付近の皮膚に分布する。感覚支配領域は下腿遠位部後外側と足の外側部分から小趾の皮膚である(図5.3.19)。

● 2. 検 査 法

(1) 被検者の体位
脛骨神経と同じく腹臥位または仰臥位。

(2) 記録部位
①記録電極(－)：外果後下方
②基準電極(＋)：記録電極より神経走行に沿って3cm遠位部
③接地電極(E)：記録電極と刺激電極の間

(3) 刺激部位
記録電極より12～14cm近位部で，ふくらはぎ中央やや外側近辺を刺激する(図5.3.20)。

● 3. 健常人波形 (図5.3.21)

(1) 足関節部刺激
①潜時：2.8ms
②振幅：11.18μV
③距離(刺激電極から記録電極)：140mm

(2) 感覚神経伝導速度
SCV＝140／2.8＝49.2m/s

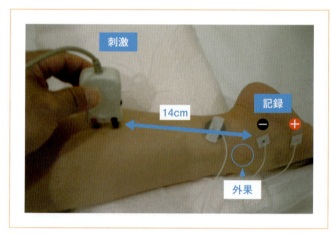

図5.3.20　腓腹神経：感覚神経伝導検査

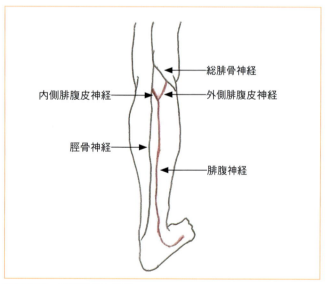

図5.3.19　腓腹神経の走行

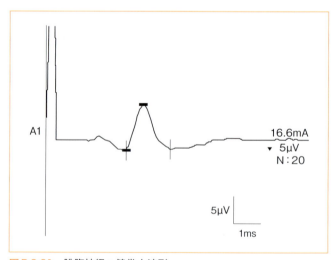

図5.3.21　腓腹神経：健常人波形

[木崎直人]

📖 参考文献

1) 木村淳，幸原伸夫：神経伝導検査と筋電図を学ぶ人のために，126-30，医学書院，東京，2010．
2) 正門由久，高橋修：神経伝導検査ポケットマニュアル，57-64，医歯薬出版，東京，2013．
3) Dong M. Ma, Jay A. Liveson：神経伝導検査ハンドブック，242-331，栢森良二(訳)，西村書店，東京，1992．
4) 栗原照幸，他：症例で学ぶ神経生理検査，27-29，中外医学社，東京，1988．
5) 久野みゆき，他：人体の正常構造と機能IX　神経系(2)，18-19，日本医事新報社，東京，2005．

5.4 神経伝導検査の対象となる代表的疾患

5.4.1 手根管症候群

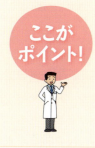

ここがポイント！

- 手根管症候群は，最も頻度の高い絞扼性末梢神経障害。
- 正中神経領域（母指〜環指橈側）のしびれや疼痛，早朝覚醒時の手指のしびれ，手のこわばりなどの症状がある。
- 女性に多い（男女比は5：1程度，妊娠出産期，更年期にピーク）。
- 同一肢の他神経との比較も重要。

1. はじめに

手根管症候群（carpal tunnel syndrome；CTS）は，最も頻度の高い絞扼性末梢神経障害であり，正中神経が横手根靱帯と手根骨からなる手根管で圧迫されたときに発症する。典型例の症状は正中神経支配領域（第1-3指の掌側と第4指の橈側）のしびれや疼痛である。手の頻回使用による症状の増悪や就寝時のしびれ，また安静や手を振ることによる症状の改善はCTSを示唆するとの報告もある[1]。

CTSの原因として，骨折や外傷，ガングリオンなどの腫瘍性病変，腱鞘炎などがあげられるが，特発性のものが多い。また，女性や中高年に発症が多く，妊娠時にも起こりやすい。

2. 神経伝導検査

臨床的にCTSが疑われる症例では，正中神経における運動・感覚神経伝導検査に加え，正中神経のみの異常を証明するため，同一肢のほかの神経の伝導検査（通常は尺骨神経）も推奨される[2]。

CTSでは正中神経が手根管部で障害されるため，典型例では正中神経の運動神経伝導検査において終末潜時の延長を認める。しかし，手首-肘部の伝導速度（MCV）は正常範囲である。同様に感覚神経伝導検査においては指-手首の伝導速度（SCV）は遅延するが，手首-肘部のSCVは正常範囲である（図5.4.1）。しかし，現実には前腕部の伝導速度が遅延する例も存在する。

高度な異常のCTSでは筋萎縮を認めることも多く，複合筋活動電位（CMAP）の潜時延長と振幅低下が著明となる。また，感覚神経活動電位（SNAP）が識別不能となる場合も少なくない。

3. その他の導出法

(1) 虫様筋-骨間筋（2L-INT）法（図5.4.2）

運動神経の検査である2L-INT法は，導出電極直下の手掌側には正中神経支配筋である第2虫様筋，手背側には尺骨神経支配筋である第1掌側骨間筋が位置しており，手関節部において導出電極から同一距離にて正中神経と尺骨神経を各々刺激し，同一電極にて導出される異なった筋のCMAPを導出し評価を行っている[3]。つまり，手根管内を通過する正中神経と通過しない尺骨神経のCMAPを比較することで，手根管に限局した異常が明確となる。筆者の所属する施設では潜時差0.5ms以上で異常値としている。

高度なCTSでSNAPが識別不能の場合には，SNAPを用いた比較法は不可能となるが，本法は短母指外転筋に著明な筋萎縮があるような高度なCTSにおいても，虫様筋

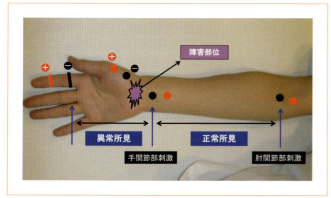

図5.4.1　CTSにおける障害部位と正中神経NCSの電極位置

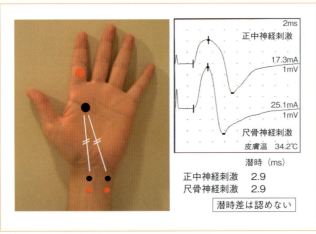

図5.4.2 2L-INT法の測定例（健常者）

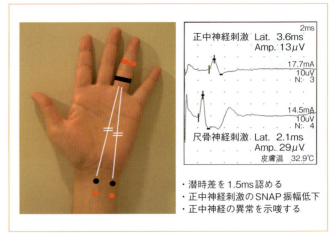

図5.4.3 環指法の測定例（CTS）

由来のCMAPが明瞭に導出されることが多く有用である。

(2) 環指法 (図5.4.3)

感覚神経の検査である環指法は一般的に環指の橈側は正中神経支配，尺側は尺骨神経支配であることを利用している。記録電極を環指に装着し，同一距離から正中神経と尺骨神経を刺激し，導出されたSNAPの潜時差などを評価する。筆者の所属する施設では潜時差0.5ms以上で異常値としている。しかし，高度なCTSの場合はSNAPが識別不能となり，本法での評価が困難となる。また，尺骨神経支配に変異があることもあり，評価には注意が必要である。

注意点として，環指法も2L-INT法も，尺骨神経が正常であることが前提となっており，Guyon管症候群の存在や全身性の神経障害が存在する場合には，結果の解釈に注意が必要である。

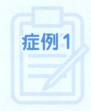 **症例1**

50歳代，女性，身長158cm，体重62kg
主　訴：右手のしびれ　　既往歴：特記事項なし
現病歴：数カ月前より右手に違和感があり，右手母指・示指にしびれが出現することもあった。最近では夜間に疼痛が増強することが多い。深部腱反射は正常，血液生化学検査は特記事項なし。

解説

右正中神経の運動神経伝導検査（MCS）において，終末潜時5.6msと延長を認める。MCVとCMAP振幅は正常範囲。感覚神経伝導検査（SCS）では，示指-手首間のSCVは33m/sと遅延，しかし手首-肘部間でのSCVは68m/sと正常範囲。SNAPは振幅の軽度低下を認める。

右尺骨神経の神経伝導検査では明らかな異常所見は認めない。2L-INT法において，正中神経と尺骨神経の潜時差は2.0msであり，潜時差を認める (図5.4.4)。

以上から，正中神経の手根部に限局した伝導障害を認め，症状，理学所見，神経伝導検査の結果などからCTSと診断された。

 MEMO

注意点

①皮膚温
　皮膚温は非常に重要な影響因子である。指先など遠位部が冷えていると，容易にCTSと誤認される波形を記録することもあり，注意が必要である。

②他疾患との合併例も存在する
　手がしびれる患者の検査を行いCTSが疑われる所見であったとしても，症状はCTSのみが原因とは限らない。頸部疾患や脳疾患が合併している場合も考えられるため，SSEPや針筋電図などの検査が必要な場合も少なくない。

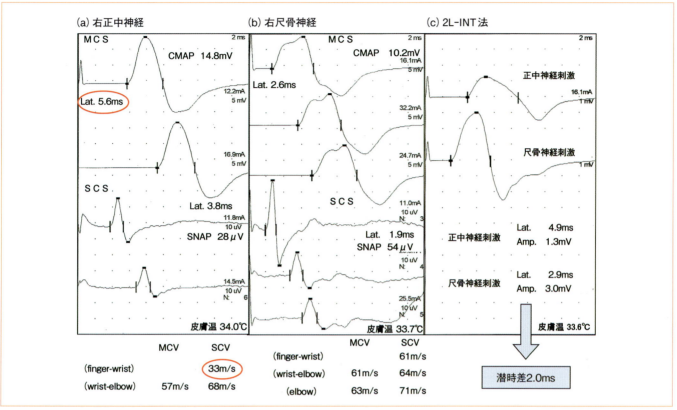

図5.4.4　右CTS症例

5.4.2　糖尿病

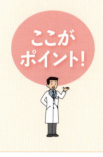

ここが
ポイント！

- 糖尿病神経障害は，三大合併症の中で早期に出現し，無症状に進行する例も多い。
- 広汎性神経障害の検出には，長い伝導距離を評価できるF波は有用である。
- 皮膚温低下や浮腫などの影響因子は，報告時にコメントする。

1. はじめに

　糖尿病神経障害は，網膜症，腎症とならび糖尿病三大合併症の1つであり，最も早期に出現する。神経障害の症状としては手足のしびれや疼痛，紙が貼りついているような知覚異常，感覚鈍麻，立ちくらみ，便秘や下痢のくりかえしなど全身に多彩な症状を引き起こすが，症状や原因により末梢神経障害と自律神経障害に大別される。神経障害の発生機序は，高血糖持続に伴うポリオール経路の異常による代謝障害と，血管内皮障害にもとづく細小血管障害などの要因が密接に関連し発症する。この中で代表的な糖尿病性多発神経障害（diabetic polyneuropathy；DPN）の多くは，対称性，遠位部優位の末梢神経障害（手袋・靴下型）であり，一般的に神経の走行距離が長い下肢での伝導検査やF波が有用である。

2. DPNと神経伝導検査

　最近の有病率調査[4]によると，臨床的レベルのDPN有病率は糖尿病患者の30～40％であり，本邦のDPN患者数は数百万人に達すると推定されるが，半数以上は何ら症状を訴えないまま進行する。神経伝導検査（NCS）はDPNの早期診断，経過観察や重症度の評価，ほかの神経障害との鑑別について有用である。典型的なDPNは，左右対称で四肢

の遠位優位の軸索変性を主体とした障害である。さらに、複合的な病因により伝導速度の遅延を認めることも多く、下肢の腓腹神経は有用な指標となる。

● 3. F波について

運動神経の刺激によって発生した双方向のインパルスのうち、中枢側に向かって逆行性に伝導したインパルスが脊髄前角細胞を興奮させる。発生した順行性インパルスによる支配筋の興奮を導出したものがF波である。F波は近位部を含む長距離を伝導したインパルスによる電位であり、全般性の伝導障害（代謝性神経障害、免疫性神経障害など）

や近位部の伝導障害（神経根症、上位運動ニューロン障害など）が評価対象となる。F波の評価として、最小潜時や潜時のばらつき、F/M振幅比、出現率などが用いられる。なお潜時に関しては四肢長（身長）の影響を受けるため、最小潜時を身長で除した数値（身長165cmなら1.65で除する）を身長補正値として報告している。筆者の所属する施設では、上肢17ms、下肢30msを超えるものを異常値としている。

広汎性の神経障害であるDPNでは、F波潜時が最も初期から異常が認められるとの報告もあり[5]、下肢で長い伝導距離を評価できる脛骨神経F波は有用な指標の1つである。また、腓骨神経については、個人差が大きいので評価には注意が必要である。

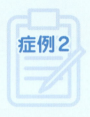
症例2
60歳代、女性、身長159cm、体重62kg
主　訴：足裏の違和感
現病歴：約20年前に2型糖尿病を指摘。現在加療中であるが、血糖コントロール不良。合併症検索目的にて検査施行。

NCS

正中神経、尺骨神経ともに、NCVの遅延とSNAP振幅低下を認める（図5.4.5, 5.4.6）。脛骨神経ではMCV 35m/s、CMAP振幅3.7mVと低下を認める。腓腹神経ではSCV 43m/sと軽度の低下、SNAP振幅は3μVと著明な低下を認める（図5.4.7）。

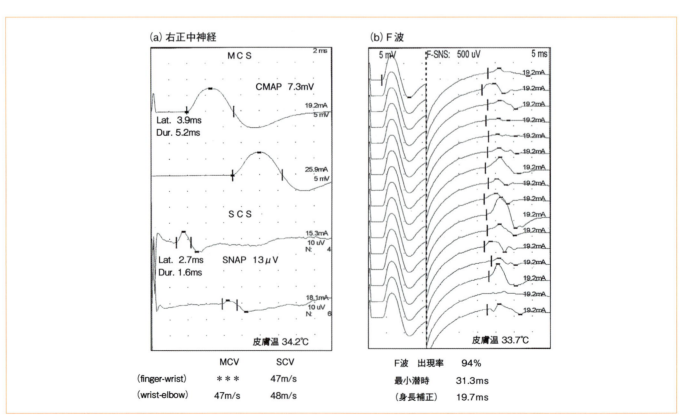

図5.4.5　右正中神経NCS, F波

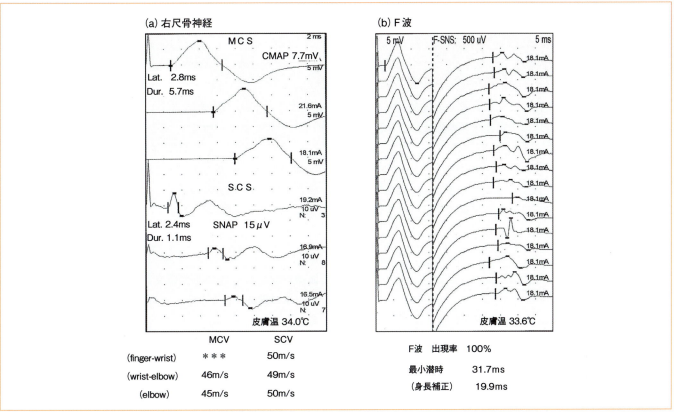

図5.4.6　右尺骨神経NCS，F波

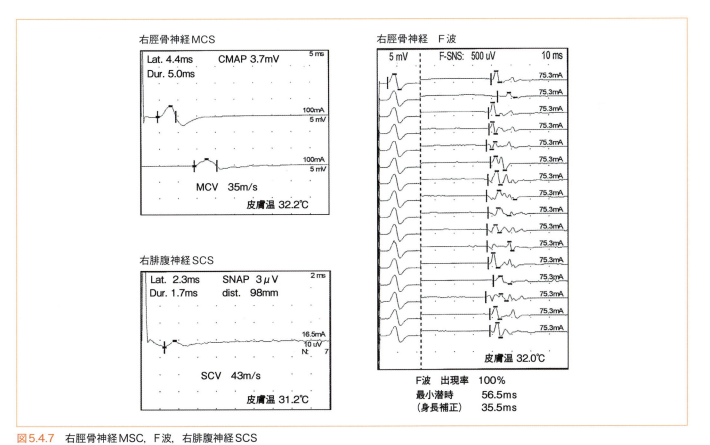

図5.4.7　右脛骨神経MSC，F波，右腓腹神経SCS
右脛骨神経では，MCVの遅延とCMAP振幅低下，F最小潜時の延長を認める。
右腓腹神経では，SCVの遅延とSNAP振幅低下を認める。

> **Q 糖尿病患者におけるNCSの注意点は？**
>
> **A 肥満や浮腫，高血糖，低血糖などに注意。**
>
> 糖尿病患者は，痩せ，肥満，浮腫など種々の状態が存在する。下肢に浮腫が存在する場合には腓腹神経の振幅は低く計測されるため，報告時にはその旨を記載するとよい。
>
> 高血糖により伝導速度は軽度低下するため，ある程度血糖コントロールができた状態で評価するほうが望ましい。高血糖で入院，すぐにNCSにてDPNの評価を行う場合は結果の解釈に注意が必要である。

▶参考情報

一般的な注意点であるが，当院での外来患者の場合，NCS以外にもほかの検査や採血，他診療科の受診などが予定され時間がかかる場合も少なくない。このため場合によっては低血糖を引き起こす可能性を念頭におき，検査を行う必要がある。

● 4. おわりに

われわれ臨床検査技師は，単に検査を行うだけでなく，検査中に患者と会話することにより，糖尿病の基礎知識や血糖コントロールの重要性を説明し，良好な血糖コントロールの動機づけとなるよう努力することも必要と思われる。

［坂下文康］

参考文献

1) Bland JD：Carpal tunnel syndrome. BMJ, 2007；335；343-346.
2) 日本神経治療学会治療指針作成委員会：標準的神経治療：手根管症候群　神経治療，2008；25：65-84.
3) Preston DC, Logigian EL：Lumbrical and interossei recording in carpal tunnel syndrome. Muscle Nerve, 1992；15：1253-1257.
4) 佐藤 譲，他：糖尿病性神経障害の発生頻度と臨床診断におけるアキレス腱反射の意義糖尿病，2007；50：799-806.
5) Andersen H, stalberg E, Falck B：F-wave latency, the most sensitive nerve conduction parameter in patients with diabetes mellitus. Muscle Nerve, 1997；20：1296-1302.

6章 針筋電図検査

章目次

6.1：針筋電図検査の基礎と実際……194
- 6.1.1 針筋電図検査の基礎知識
- 6.1.2 針筋電図検査の使用機器と設定
- 6.1.3 針筋電図検査の実際

SUMMARY

　従来，神経生理学的検査といえば，中枢神経系では脳波が，末梢神経系では針筋電図がその代表的なものであり，おのおの別々の検査として発展を遂げてきた。
　神経生理学においては，運動そのものの解析手段・方法と，運動単位の解析手段・方法との両面から筋電図が利用されてきた。すなわち，運動解析のためには表面筋電図が，運動単位の解析のためには針筋電図を用いた評価が施行されてきた。このうち神経筋障害の診断のために日常臨床で役立つのは針筋電図検査であり，とくに神経伝導検査と同時に施行することにより，末梢神経ならびに筋肉に関する貴重な情報を得ることができる。本章では，針筋電図検査の基礎から実践までを解説する。

6.1 針筋電図検査の基礎と実際

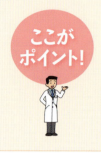

ここがポイント!

- 神経生理学的検査は，神経筋疾患の診断において不可欠である。
- 最近の神経生理学検査では，中枢神経から末梢神経まで総合的に検査が行われている。
- 針筋電図検査は，神経伝導検査とともに末梢神経の状態を調べるために必要な検査である。
- 針筋電図検査によって，運動単位における異常の有無を調べることができる。
- 実際の針筋電図検査は，刺入時および安静時と随意収縮時（弱収縮と強収縮）に分けられる。
- 針筋電図検査は侵襲的であり，十分に注意して行う必要があり，最小の刺入筋で最大の所見を得ることが必要である。

6.1.1 針筋電図検査の基礎知識

● 1. はじめに

検査を行う前に，まずは針筋電図検査の目的と基礎知識が必要である。つまり末梢神経系の解剖を十分に知っておかねばならない。末梢神経は，脊髄前角より出る遠心性の運動神経線維と，皮膚などからの感覚を求心性に伝える感覚神経線維とに分けられるが，皮下表在性の末梢神経のほとんどは，運動および感覚神経の両者からなる混合線維として走行している。

図6.1.1は，針筋電図の検査対象となる運動単位（motor unit；MU）の模式図である[1]。運動単位とは，前角細胞（anterior horn cell），軸索（axon）または運動神経線維（motor nerve fiber），神経終板（motor endplate），およびその前角細胞の支配筋線維（muscle fibers）より構成される生理学的単位である。同じ運動単位に含まれる筋線維は，筋肉内で散在し，近接していることはほとんどなく（図6.1.2）[2]，筋横断面で直径約5～10mmの範囲に分布する。このような分布は，記録される活動電位がなぜそのように記録されるのかを考える場合にとても重要である。1つの運動単位の発射は，それに属するすべての筋線維の発射をもたらすが，針電極近辺にある何本かの筋線維の電位が針電極に記録される。これが運動単位電位（motor unit potential；MUP）である。

針筋電図検査では，この運動単位の異常の有無を，筋細胞膜に生ずる電位変化により測定する。すなわち，筋電図は下位運動ニューロンと筋肉を対象とした検査であり，中枢神経疾患に対しては鑑別診断としての役割は別として，直接の診断的価値はない。

神経伝導検査と針筋電図検査は，それぞれ単独の検査として得られる情報には限りがあり，末梢神経系を評価するためには，両者の結果を併せて，さらにはほかの電気生理学的検査の情報も加味し，総合的に判断する必要がある。それゆえに，針筋電図検査の前に神経伝導検査（運動，感覚，F波など）を行うのが一般的である。

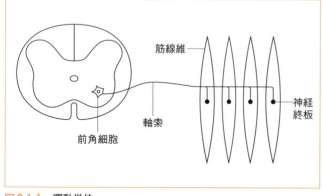

図6.1.1 運動単位
運動単位は，前角細胞，軸索，神経終板およびその支配する筋線維よりなる。
（千野直一，正門由久，他：臨床筋電図・電気診断学入門 第3版，医学書院，1997より引用）

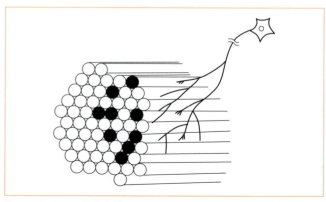

図6.1.2 1つの運動単位に属する筋線維の筋束内における分布
一群とならずに分散している。
（柳沢信夫，柴崎浩：神経生理を学ぶ人のために，医学書院，東京，1990より引用）

6.1.2　針筋電図検査の使用機器と設定

1. 筋電図検査機器

図6.1.3に，現在市販されている筋電図検査機器を示す。どの機器でも，神経伝導検査や針筋電図検査などに必要な装置には，電極，増幅器，刺激装置，A/D変換器，マイクロプロセッサ，モニター，スピーカーなどが備えられている[3]。筋電図検査機器は，通常これらが一体となっており，すぐに検査できるようにそれぞれの検査に合わせた増幅度や周波数帯域の設定がプログラムされている。さらに波形はコンピュータにデジタル信号として保存され，その後の解析もできるようになっている。しかしながら，機器のなり立ちや，それぞれの検査における設定などを知らなければ，何を記録したいのか，何を記録しているのか，なぜこのような電位や波形が記録されているのか，などを理解することはできない[4]。

2. 各種針電極(同芯針電極，双極針電極など)

針電極には，それぞれの目的に応じて，同心針電極，双極針電極，単極針電極，シングルファイバー針電極，シングルファイバーマクロ電極などが用いられている。以前は針電極を滅菌消毒して再利用していたが，感染などの問題があり，最近ではほとんどがディスポーザブルである。そのうち安価で作成でき，実際に用いられているのは，ディスポーザブルの同心針電極のみである(図6.1.4)[5]。

3. 針筋電図検査の設定

針筋電図検査の周波数応答については，刺入時電位測定の際に10-20Hz～10kHzに設定し，通常の検査の際には2-5Hz～10kHzで記録する。

これは，針電極の刺入による動きの影響を少なくするためである[4]。

4. 針筋電図検査の禁忌

針筋電図検査を避けたほうがよいと思われる場合には次のようなものがある[6]。

① ワーファリンなどの抗凝固剤を服用している場合などや各種出血性素因がある被検者では，事前にINRや末梢血などを測定する必要がある。
② 感染の危険性も問題になる。クロイツフェルト・ヤコブ病(Creutzfeldt-Jakob disease；CJD)に感染している場合は禁忌である。肝炎などでは，検査後にディスポーザブル針電極を処分する。

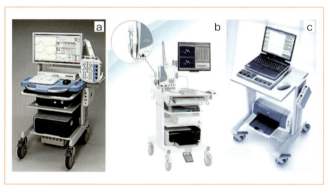

図6.1.3　筋電図検査装置

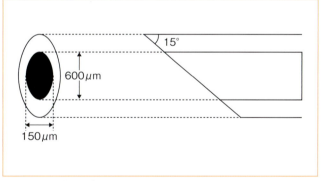

図6.1.4　同心針電極
短軸150μm×長軸600μmの楕円形。面積は$7\times10^4\mu m^2$の中心電極をもち，先端は約15度の角度である。
(正門由久，千野直一：神経筋疾患と筋電図(1)，臨床脳波，1997より引用)

6.1.3　針筋電図検査の実際

1. はじめに

針筋電図検査は，通常では神経伝導検査の後に，目的に応じて疾患の鑑別やその進行程度，回復程度などを考え，どの筋肉に対して検査をすべきかを決定する。鑑別疾患を常に考え，その目的を遂行するために適切な筋肉はどれかを考えることは大変重要である。運動単位における異常の有無を調べることが針筋電図検査の目的であることは先に

6章 針筋電図検査

述べたとおりであるが，実際の針筋電図検査は，刺入時および安静時と随意収縮時（弱収縮と強収縮）の検査に大きく分けられる。刺入時および安静時検査では，針電極を被検筋に刺入した後，まず刺入時活動を観察し，被検者に十分に安静をとるように求める。後述する線維自発電位や陽性鋭波などの異常波形の有無，線維束自発電位（fasciculation potential）などの有無を観察する。随意収縮時の検査では，まず被検筋をわずかに収縮させて個々の運動単位活動電位の波形・振幅・持続時間・相などの測定を行う。その後に被検筋に徐々に力を入れてもらい，運動単位の動員を観察し，最終的には最大収縮をさせて干渉波の観察を行う。これが針筋電図検査の手順である。

通常の針筋電図では前角細胞や軸索，さらに筋肉の病変で異常がみられるが，神経終板の病変をとらえることは難しい。神経終板の電気診断としては，単線維筋電図や疲労検査が役立つ。

● 2. 刺入時および安静時の筋電図

まず針電極刺入時の活動をチェックする。正常の刺入時活動（insertional activity）は，100～200ms以内で収まる。その持続は針の動きと関係し，正常では針電極の動きを止めると同時に消失する（図6.1.5）[5]。

針筋電図検査は電極の内筒と外筒の電位差を測定することであり，運動単位に異常のない場合，安静時には筋電図上，何ら電位変化を観察することはできない。これは電気的静止（electrical silence）とよばれる状態で，モニター画面の基線にも何の変化も生じない（図6.1.6）[5]。

しかしながら正常でも，針電極が終板付近にある場合，終板棘波（end-plate spike）と終板雑音（end-plate noise）という2種類の終板電位が記録されることがある。end plate spike（終板棘波）は，初期相陰性の二相性活動電位で振幅100～200μV，持続時間3～4ms，頻度は5～50Hzであり，スピーカー上は機関銃の発射音に似た高い調子の一様な速い連続音を呈するが，長くは続かない（図6.1.7）[7]。このことは筋内神経終末を記録電極が機械的に刺激することで数本の筋線維が発射したためと考えられている。

終板雑音も，最初は不規則な揺れを呈する低電位の高頻度不規則な陰性電位で振幅10～50μV，持続時間1～2msの電位である。その音から，sea shell murmur（貝殻を擦り合わせた音）ともよばれる。通常被検者は痛みを訴えるが，針電極を終板から遠ざけると痛みと電位は消失する。

一方，運動単位に異常を生じた場合には，筋電図上にさまざまな変化が現われるが，中でも安静時における異常波形の検出は，一連の針筋電図検査のうちでも最も大切な部分である。すなわち収縮時の運動単位電位（MUP）は，収縮の状態や針電極の位置により大きく影響され，その所見だけからの診断は難しく，安静時における異常の検出が最も重要である。

正常安静時における電気的静止に対する末梢神経や筋肉

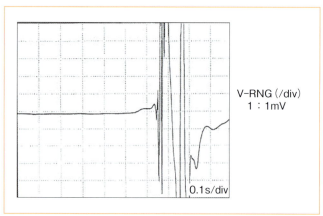

図6.1.5　刺入時電位
その持続時間は，数100ms内外であり，針電極の動きと関係する。針の停止とともに消失し，基線に戻る。
（正門由久，千野直一：神経筋疾患と筋電図（1），臨床脳波，1997より引用）

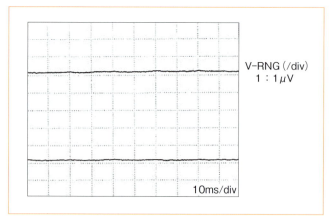

図6.1.6　安静時の針筋電図所見（正常）
筋細胞膜内外に電位の変動はなく，基線に変化は生じない。
（正門由久，千野直一：神経筋疾患と筋電図（1），臨床脳波，1997より引用）

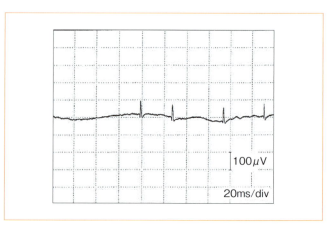

図6.1.7　終板棘波：end-plate spike
振幅100～200μV，持続時間3～4ms，頻度は5～50Hzであり，スピーカー上は機関銃の発射音に似た高い調子の一様な速い連続音を呈し，神経電位とよばれていた。
（正門由久，千野直一：神経筋疾患と筋電図（Ⅱ），臨床脳波，1997より引用）

などの異常に際しては，安静時に自発放電すなわち線維自発電位（fibrillation potential）や陽性鋭波（positive sharp wave；P-wave）が観察される。これらは，脱神経線維に出現しやすく，"脱神経電位（denervation potential）"とよばれることが多いが，筋疾患でも生ずるので"脱神経電位"という用語の使用は好ましくない[7]。

線維自発電位は第一相を陽性とする二～三相性の波で，通常，振幅は20～200μV，持続時間は1.0～5.0msである（図6.1.8）[7]。スピーカーからは，トタン屋根に夕立ちが降るような特徴的な音として聞こえる。陽性鋭波は陽性の鋭い第一相の後に，緩やかな陰性方向への第二相が続く，極めて特徴的な二相性の波で，振幅と持続時間はそれぞれ50～300μV，5～20msほどである（図6.1.9）[7]。スピーカーからは「ポッ，ポッ」と弾むような音が聞こえてくる。

線維自発電位と陽性鋭波のいずれも主に下位運動ニューロンの障害でみられるが，筋疾患でも観察される。その発生機序は，細胞膜電位の不安定性によると考えられているが，陽性鋭波のほうが線維自発電位に比べやや早い時期に出現する。これらの安静時異常電位は，末梢神経損傷において，通常2～3週間経ってから出現するので，筋電図検査の時期については十分な配慮が必要である。このほかに前角細胞疾患などに出現する線維束自発電位（fasciculation potential），筋強直性ジストロフィーでみられるミオトニー放電（myotonic discharge）（図6.1.10）[7]，慢性期神経筋疾患で観察される複合反復放電（complex repetitive discharge）（図6.1.11）[7]，前記の刺入時活動の延長なども安静時の筋電図検査の観察項目として重要である。一方，筋の興奮性が低下した筋萎縮や低カリウム性周期性四肢麻痺の発作期などでは刺入時電位は消失，または減弱する。

● 3. 随意収縮時の筋電図

随意収縮時の筋電図では，(1) 微小収縮時における個々のMUPの評価と，(2) 収縮時における運動単位の動員および干渉波の評価の大きく2つに分けられ，診断の補助とする。

(1) 微小収縮時における個々のMUPの評価

被検筋における単一のMUPを抽出して検査する。その

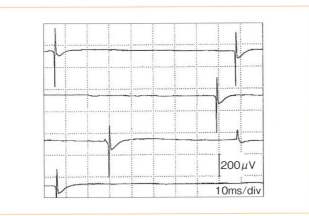

図6.1.8　線維自発電位
第一相を陽性とする二相性の波で，通常，振幅は25～200μV，持続時間は0.5～2.0msである。
（正門由久，千野直一：神経筋疾患と筋電図（Ⅱ），臨床脳波，1997より引用）

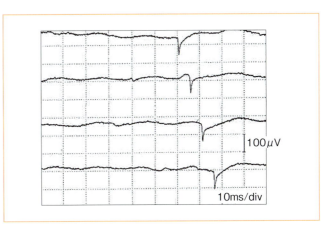

図6.1.9　陽性鋭波
陽性の鋭い第一相の後に，緩やかな陰性方向への第二相が続く，極めて特徴的な2相性の波である。ほぼ一定の頻度で発射する。
（正門由久，千野直一：神経筋疾患と筋電図（Ⅱ），臨床脳波，1997より引用）

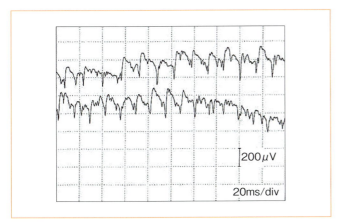

図6.1.10　myotonic discharge
振幅や発射頻度の増減がみられる。ブーンという"いわゆるdive bomber sound"が聞こえる。
（正門由久，千野直一：神経筋疾患と筋電図（Ⅱ），臨床脳波，1997より引用）

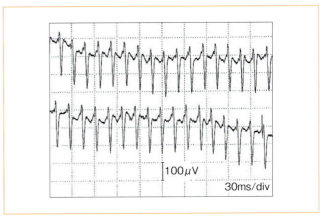

図6.1.11　complex repetitive discharge
複合反復放電は，一群の単一筋線維による放電であり，突然出現し，ほぼ一定の頻度で放電した後に突然消失する。

ためには，出現する電位が基線からの立ち上がりが明瞭で，しかも連続して同じ電位が観察できることである（図6.1.12）[5]。MUPの波形およびパラメーターを図6.1.13に示す[5,8]。

MUPの振幅は，同心針電極の探査電極面から半径0.5mm以内の筋線維数本によって規定される。これに対して持続時間は，半径3mm以内という広いpick up zoneを有しており，その範囲内に含まれる筋線維の本数にほぼ比例する。面積は両者の中間的性質を示している。しかしながら，振幅は針電極の位置によって大きく影響され，一方，より広い範囲の筋線維数を反映する持続時間は針の影響を受けにくいとされる。多相性MUPは，MUPを構成する各筋線維の活動電位の時間的ばらつきによる。個々のMUPの変化についてみると，一般的には，いわゆる神経原性変化では高振幅，持続時間が長く多相性となる（図6.1.14）[7]。いわゆる筋原性変化では持続時間の短いbrief duration, small amplitude, overly-abundant MUP：BSAPを示す（図6.1.15）[7]。しかしこれらは典型的な所見であり，実際には鑑別がつきにくい場合もある。

神経疾患と筋疾患の鑑別において，MUPの単一のパラメーターで最も有用であるとされるのは持続時間である[8]。それは，比較的広い範囲内（約2.5mm）の筋線維数を反映し，神経原性のgroupingと筋原性の筋線維の消失を反映するからである。しかしながら，持続時間については，その測定が実際のところ困難である。つまりMUPの最初と最後を決めるのがsensitivity（gain）の違いや検者の主観に影響されやすいことや，平坦な基線が必要であることなどのさまざまな問題点がある[7,8]。

振幅については，通常，神経原性で大きくなるが，針電極と筋線維の距離に依存するという問題がある。さらに筋線維の壊死再生を伴うmyopathyでは，持続時間も長く，再生に伴い筋線維密度が増大し，肥大線維などによる多相性，variabilityがみられ，高振幅のMUPとなる場合もあり，注意を要する。多相性に関しては，筋原性疾患でも筋線維の大小不同やfiber splittingによって起こることがある。また神経の再生過程でみられる未熟な運動単位は，筋線維数が少なく，低振幅で持続時間の長い多相性電位，いわゆるnascent potentialを示すが，それだけの観察では，

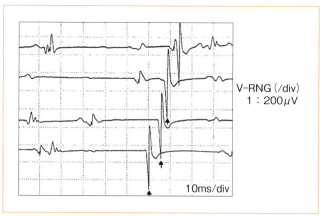

図6.1.12　MUPの実際の記録
矢印のMUPは基線からの立ち上がりが明瞭であり，しかも連続して発射しており，同一のMUPであると考えられる。最上段ではこのMUPにほかのMUPが重なっている。
（正門由久，千野直一：神経筋疾患と筋電図(1)，臨床脳波，1997より引用）

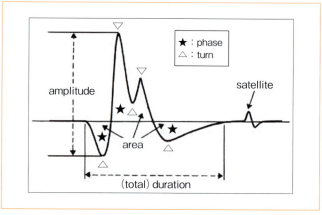

図6.1.13　MUPの諸パラメーター
（正門由久，千野直一：神経筋疾患と筋電図(1)，臨床脳波，1997より引用）

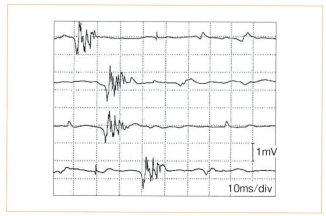

図6.1.14　いわゆるneuropathic MUP
振幅が大きく，持続時間が長く，多相性の"いわゆるneuropathic MUP"である。
（正門由久，千野直一：神経筋疾患と筋電図(Ⅱ)，臨床脳波，1997より引用）

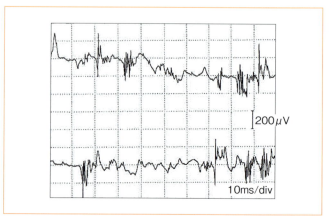

図6.1.15　いわゆるmyopathic MUP
振幅の小さい，持続時間の短い"いわゆる筋原性のMUP"である。多相性MUPもみられる。
（正門由久，千野直一：神経筋疾患と筋電図(Ⅱ)，臨床脳波，1997より引用）

myopathyをも疑わせるMUPである(図6.1.16)[5, 7]。

他のパラメーターも個々のMUPレベルで考えた場合，それほどsensitivityが高くないことが報告されている。したがって，これらのパラメーターのみに注目せず，判断することが重要である[7, 8]。

(2) 運動単位の動員と干渉波 (interference pattern)

筋の収縮力を高めていくと，運動単位が大きさの原則(size principle)に従って，弱収縮では比較的小さなtype Ⅰが発射し，その後強収縮で大きなtype Ⅱが発射する。正常人では，弱収縮時に動員される運動単位は，5〜7pulses per second(pps)の頻度で発射する。筋収縮を強めると，新たに運動単位が動員されると同時に，すでに動員されていた運動単位の発射頻度を上昇させる。この2つの動員と発射頻度の調節機構は同時に働くが，上肢近位筋や下肢筋では運動単位の動員が80％MVC(maximal voluntary contraction；最大収縮)以上まで動員されるものの，発射頻度の上昇は少ない。一方，手内筋は50％MVC以上で動員される運動単位はほとんどないものの，さらに筋張力を上げるのに関係する因子は，発射頻度である[9]。

同心型針電極で記録される波形は，筋張力が上がるにつれ，運動単位の動員と発射頻度の上昇によって影響される。一般に記録される波形は干渉波となり，MUPが重なって記録される。最大収縮時には，正常ではほとんど基線がみえなくなる(図6.1.17)[5]。神経疾患と筋疾患では，運動単位の動員が異なるために観察される干渉波に違いが生じる。つまり神経疾患では，運動単位のいくつかが機能しなくなった状態であり，収縮努力を行う際に活動できる運動単位数が減少しており，最大収縮においても干渉波に至らない。しかしその代償として残存した運動単位が高頻度で発射する(図6.1.18)[7]。

一方筋原性疾患では，個々の運動単位の筋線維数が減少し，残存筋線維も正常ではなく，その筋張力が減少する。それゆえ，弱収縮でも，正常より多く運動単位が動員され，筋力の保持にあたる。針筋電図では，早期に多くのMUPが出現して容易に干渉波となり，early recruitmentとよばれる(図6.1.19)[7]。

神経疾患と筋疾患の筋電図上の急性期から慢性期までの

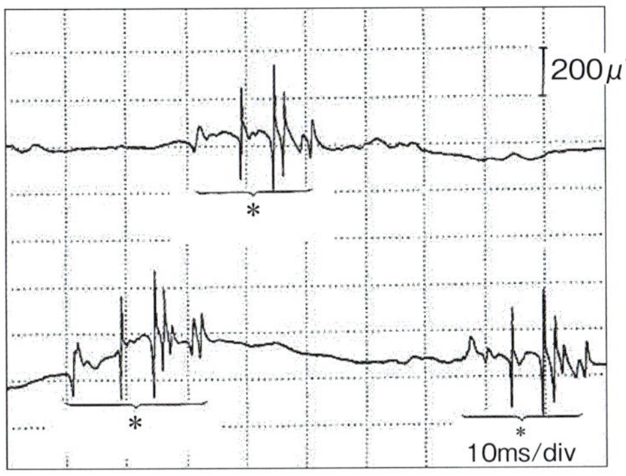

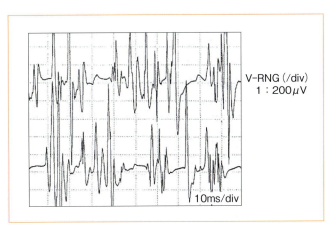

図6.1.16　いわゆるnascent potential
神経再支配の早期にみられる低振幅で持続時間の長い，単線維の発射が集まった多相性のMUPである。図の*が1つのMUPと考えられる。
(正門由久，千野直一：神経筋疾患と筋電図(Ⅱ)，臨床脳波，1997より引用)

図6.1.17　干渉波(正常)
正常では，最大収縮時には多くのMUPが発射し，重なって記録され，基線が見えなくなる。
(正門由久，千野直一：神経筋疾患と筋電図(1)，臨床脳波，1997より引用)

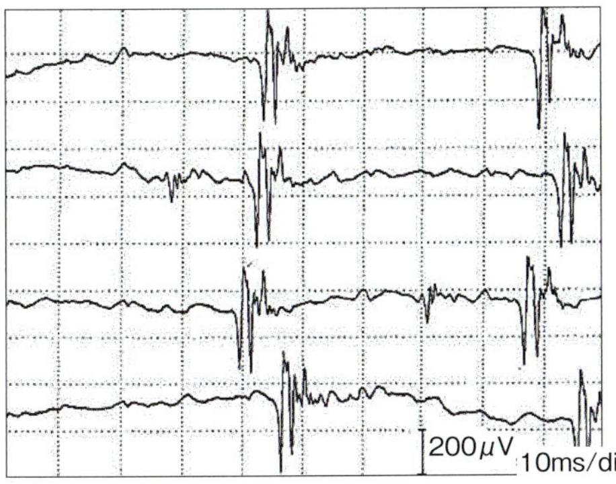

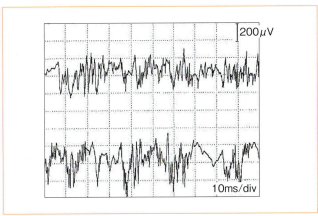

図6.1.18　干渉波(神経原性)
最大収縮時でも動員されるMUPが少なく，それが約20Hzの高頻度で発射している。
(正門由久，千野直一：神経筋疾患と筋電図(Ⅱ)，臨床脳波，1997より引用)

図6.1.19　干渉波(筋原性)
弱収縮でも多数のMUPが発射し，干渉波になっている。
(正門由久，千野直一：神経筋疾患と筋電図(Ⅱ)，臨床脳波，1997より引用)

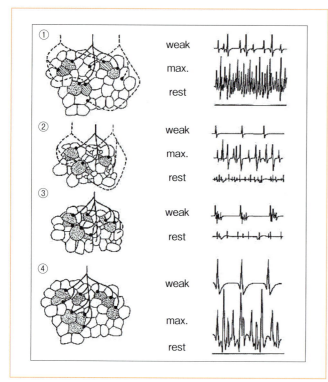

図6.1.20　神経原性変化と筋電図所見の推移
①正常所見：弱収縮では，3つの運動単位が活動している。
②脱神経早期（部分的）：正常の3つの運動単位のうち，1つだけ生き残っている。最大収縮でも運動単位の動員が減少し，干渉波に至らない。安静時電位がみられる。
③神経再支配：残存運動単位からsproutingにより，reinnervationが起こる。最初は側枝の伝導時間も長く，またシナプス伝達も不安定で，この時期のMUPは多相性であり，発射ごとに形を変える。
④神経再支配（完成）：reinnervationが完成し，1つの運動単位が支配する筋線維数は増大し，振幅が大きく，持続時間が長くなる。しかし運動単位の減少により，最大収縮でも干渉波に至らない。安静時電位は消失する。

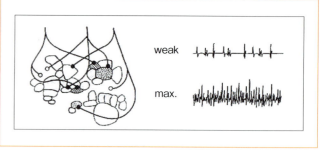

図6.1.21　筋原性変化と筋電図所見の推移
筋線維の炎症，壊死，萎縮などにより，弱収縮でのMUPはいずれも小さく，多相波となる。早期に多くのMUPが出現し，容易に干渉波となる。

所見の推移を図6.1.20，6.1.21に示す[10]。

4. まとめ

針筋電図検査は，針を刺入する検査であり，痛みを伴う。それゆえに目的を明確にする必要があり，神経伝導検査などであらかじめ疾患を鑑別したうえで，さらにその目的を再確認して行うべきである。

［正門由久，髙橋　修］

参考文献

1) 千野直一，正門由久，他：臨床筋電図・電気診断学入門（第3版），千野直一（編），医学書院，東京，1997.
2) 柳沢信夫，柴崎浩：神経生理を学ぶ人のために，医学書院，東京，1990.
3) Gitter AJ, Stolov WC：AAEM minimonograph #16：instrumentation and measurement in electrodiagnostic medicine-Part I. Muscle Nerve；18：799-811, 1995.
4) 正門由久：筋電図検査に必要なME基礎知識，臨床神経生理学 2013；41：180-6.
5) 正門由久，千野直一：神経筋疾患と筋電図（1）臨床電気診断学（1），臨床脳波 1997；39：536-44.
6) 木村淳，幸原伸夫：神経伝導検査と筋電図を学ぶ人のために第2版，医学書院，東京，2010.
7) 正門由久，千野直一：神経筋疾患と筋電図（II）臨床電気診断学（II），臨床脳波 1997；39：603-13.
8) 園生雅弘，Stalberg EV：運動単位電位諸パラメーターの意義と有用性，臨床脳波 1994；36：358-62.
9) 正門由久：運動単位の発射調節，臨床脳波 1993；35：717-23.
10) 園生雅弘：筋電図と筋病理，臨床と病理 1993；11：1256-61.

7章 術中モニタリング

章目次

7.1：術中モニタリングの基礎知識 …………………………………… 202

7.2：術中モニタリングの検査法 …………………………………… 210
 7.2.1　術中モニタリングの検査法総論
 7.2.2　脳神経外科領域
 7.2.3　整形外科領域
 7.2.4　循環器外科領域

SUMMARY

　術中神経生理モニタリングの実施にあたっては，解剖学的知識，疾患概念，手術に関する知識のほか，神経電気生理学的知識の理解が重要となる。本章では，術中にとりわけ重要となる知識について解説する。前提知識となる誘発電位の基礎事項（原理，電場電位，基準値など）については，4章参照のうえ，本章を学習していただきたい。

7.1 | 術中モニタリングの基礎知識

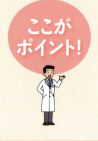

ここがポイント！
- 電気刺激の安全性を規定する因子は，電流と持続時間および提示する電極の面積である。
- きれいな記録を得るためには，電極間のインピーダンスの差を小さくする必要がある。
- アースの重要性を知らないものに，検査をする資格なし。
- 術者，麻酔医，検者の信頼なくしてモニタリングはできない。常に情報交換を。

1. 刺激方法

(1) 定電圧刺激と定電流刺激

①定電圧刺激
インピーダンス（抵抗値）の変動の影響を受けることなく，一定の電圧で刺激を実施する。このため，インピーダンスの変化に伴い電流値は変動することに注意を払う必要がある。刺激部位に血液などが多く，電流のリークがある場合でも組織への刺激電圧は一定となる。

②定電流刺激
インピーダンス（抵抗値）の変動の影響を受けることなく，一定の電流で刺激を実施する。このため，インピーダンスの変化に伴い電圧値は変動することを知っておく必要がある。

刺激電極の位置や固定状況・抵抗が容易に変化する術中モニタリングであっても安定した刺激が実施できるため，現在主流の刺激方法となっている。

神経を直接刺激する場合などにおいては，術野はドライでないため刺激電流が抵抗値の低い髄液に流れてしまい，目的とする神経が十分に刺激されないことがある。そこで，刺激を行う場合は十分に水分を吸引してから刺激する必要がある。

(2) 刺激の提示法

①単相波刺激（図7.1.1.a）
一般的な電気刺激提示パターンである。

②二相波刺激（図7.1.1.b）
連続した二相波刺激により電荷を平衡することにより，組織への損傷を軽減する。また，刺激極性の逆転は刺激時のアーチファクトを打ち消し合い，アーチファクトを軽減する（詳細はP.207の図7.1.8を参照）。覚醒手術の脳皮質刺激に有用である。

③交互刺激（図7.1.1.c）
交互に極性を変えながら刺激を行うことにより電荷を平衡し組織への損傷を軽減する。二相波刺激と同様の機序により加算時にアーチファクトを軽減できるが，加算結果の振幅は1/2になる場合がある（とくに単極刺激の場合）。

④トレイン刺激（図7.1.1.d）
運動誘発電位（motor evoked potential；MEP）の測定で用いられる刺激提示法。短いインターバルで反復刺激することで，脊髄前角細胞のシナプス後電位の時間的加重ができる。

2. 電気刺激のパラメータ

①刺激強度
刺激電流で神経を興奮させるには閾値を超える刺激強度が必要である。この閾値は，①刺激電流値（刺激強度：intensity），②刺激持続時間（duration），③刺激周波数（Hz）によって規定される（図7.1.2）。

②刺激強度の安全性
刺激閾値の電流と通電時間の関係は，刺激電流が弱いと

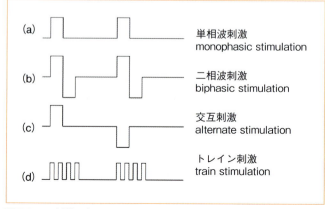

図7.1.1 刺激パターン

通電時間を長くしないと閾値に達せず，強い電流では通電時間は短くても閾値となる。刺激電流に伴う脳皮質への損傷については，脳皮質に通電される刺激一相あたりの電荷密度により左右されるといわれており，電荷密度は，電荷を刺激電極の面積で除した値であり，I×D/A（I：電流値，D：刺激の持続時間，A：刺激電極の面積）より求められる。電荷密度は刺激電極の面積で左右されるので，刺激電極を変更した場合，常に刺激面積に対する配慮が求められる。

③刺激頻度

刺激頻度を上げていくと，加算時間の短縮が得られる。しかし一方で，出現する波形成分の分別が悪くなり判別が難しくなる。また，刺激点に対する負荷も大きくなる。

● 3. 記　録

①基準電極

誘発電位検査では，基準電極をどこに設置するかで目的の波形の成分がみえたりみえなかったりする。これは，頭皮上の記録電極で導出される電位として近接（near-field）および遠隔（far-field）電場電位の2種類があるためである。遠隔電場電位は，頭部以外に基準電極を置くことで描出可能となる。SEPを用いた脊髄のモニタリングではこのSEP遠隔電場電位成分を評価しないとモニタリングの意味をなさない。

②接地電極

接地電極を用いなければ，記録波形を得ることができず，不十分であれば記録波形に商用交流が混入したり，基線の動揺が大きく再現性が得られない。これは，導出電極が接地電極を基準とした電位として処理されるからである。したがって，接地電極の接触抵抗を十分に下げて動かないようにしっかり固定することで，再現性のあるきれいな記録が得られる。

③記録電極

十分にメンテナンスされたものを使用し，静止電圧差や分極によるアーチファクトの混入を避けるために，異なる金属でできた電極を組み合わせて使用することがないように注意する。

● 4. ノイズ対策

(1) 術中モニタリングのフィルタ設定

①High cutフィルタ

外部雑音や内部雑音のうち高周波数成分を抑制する。手術室内では高周波を発する電子機器が多数存在するため，目的とする誘発波形成分に適した設定が必須となる。また遮断周波数をむやみに低くすると，潜時延長，振幅低下を生じる。

②Low cutフィルタ

汗・体動などの低周波数（徐波）成分を抑制する。遮断周波数を高くすると振幅が減少するが，潜時にはほとんど影響がない。遮断周波数を高くすると，基線への復帰が早くなるので，刺激のアーチファクトの対策として適度な使用が有用である。

③Notch（Hum）フィルタ

商用交流を大幅に除去する反面，大きな波形の歪みを生じることがあるので，可能な限り使用を控えるほうがよい。また，図7.1.3に示すように生体信号とまぎらわしい波形を人工的に生じることがある。

(2) 交流障害への対策

微弱な電気活動を記録する術中モニタリングではノイズ対策が極めて重要である。外部雑音のうち最も多いのが交流障害であり，①漏れ電流，②電磁誘導，③静電誘導があり，それぞれ異なる対策が要求される。

①漏れ電流

通常建物の壁や床には人体に感じられないほど微弱な電流が流れており，この電流を漏れ電流という。対策は，漏れ電流を集めインピーダンスの低い方向に流す。具体的に

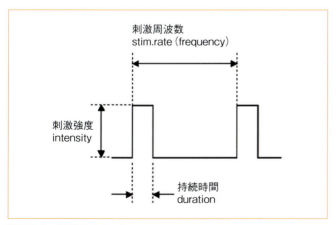

図7.1.2　刺激パラメータ

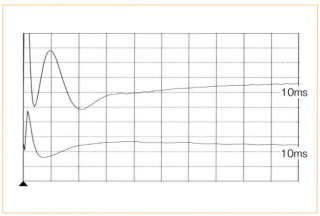

図7.1.3　Humフィルタの影響
上段HUM filter＋，下段−。フィルタの使用により刺激のアーチファクトが変形し，あたかも反応波形のようにみえる。

は機器をアース端子(等電位化システム)に接続する。

②電磁誘導

電気が導体の中を流れると，その周囲に磁力線が生じる。閉回路の開口部を磁力線が通過すると電磁誘導が生じる。この際に誘導電流が発生する。対策は，①磁力線を生じている機器を患者から遠ざけること，②閉回路の開口部となっている電極リード間の面積を減らすためリードを束ねることである。

③静電誘導

帯電した物体(医療機器)を導体(術者)に接近させると，帯電した物体に近い側に，帯電した物体とは逆の極性の電荷が引き寄せられ電流が生じる。対策は，シールドの使用が有効である。

● 5.リジェクト機能

術中モニタリング中には，フィルタ処理によっても除去できない電気メスや超音波手術器および術野操作などによる大きな波形の乱れが生じる。この場合リジェクト・レベルの設定を行い，確実に大きな雑音を加算から除外する必要がある。リジェクト・レベルをきつくすれば波形はきれいになるが，記録時間は長くなり判定に要する時間が長くなる。この特性を理解した適切なリジェクト・レベルの設定が求められる。通常業務時にリジェクト・レベルを低くしても十分な記録が得られるよう，技術の習熟に努めておくとよい。また，リジェクト・レベルの設定時には生波形を必ず確認する習慣をつけることも技術向上につながる。

● 6.電極の種類と特徴について

電極にはいろいろな種類の物があり，使用の用途も特性も異なる。表7.1.1にそれぞれの電極の特性を記す。

● 7.電極設置上の注意点

電極は，新品もしくは，しっかりとメンテナンスされたものを使用する。

皿電極やディスポーザブルのシート電極を使用する場合には，アルコール綿などでしっかり皮脂を除去した後に，皮膚の角質をていねいに擦り接触抵抗を5kΩ以下にする。なお，手掌や足底などの角質の厚い部分では5kΩ以下にこだわらず，可能な範囲内で接触抵抗を下げるようにする。

電極は可能な限り安定した位置に設置し，テープなどを利用してしっかり固定する。

リードは，手術中に踏まれて，電極が外れたり断線してしまうことを避けるため，可能な限り束ねるようにし，手術台の横または裏を這わせるように設置して床につかないようにしておく。

● 8.麻酔の影響

吸入麻酔薬はシナプス伝達を抑制する。このため伝導路にシナプスを多く含む検査ほど吸入麻酔薬の影響を大きく受ける。そこで，通常シナプス伝達を抑制が比較的弱いとされるプロポフォールを用いることが多い。しかし，プロポフォールであっても高濃度で使用すると影響が出てくる。とりわけVEPでは，注意が必要である。また，胸部および胸腹部大動脈手術では，血中濃度上昇してもMEPに影響のないケタミンを用いるのがよいとされている。

● 9.体温や血圧の影響

体温の低下に伴い，神経伝達速度の低下と刺激閾値の上昇をみる。また，血圧低下に伴う血流障害によってもMEPに変化がみられる。このため，モニター中は，体温，

表7.1.1 電極の特性

電極	導出	刺激	長所	短所
皿電極	○	×○	非侵襲的に設置できる 麻酔前から使用可能	設置に時間がかかる 長時間使用で乾燥しやすい
針電極	○	×○ 一部メーカーは刺激可能	安定性がよい すぐに設置できる インピーダンスのばらつきがなくハムノイズの混入が少ない	侵襲性がある 抜けることがある 刺激に使用すると折れることがある
ディスポ 貼りつけ電極	○	×○	安定性がよい すぐに設置できる 麻酔をかける前から使用可能	コストがかかる インピーダンスが高い
コークスクリュー電極	○	×○ 一部メーカーは刺激可能	外れにくい すぐに設置できる	侵襲性がある
頭蓋内電極	○	△	刺激にも記録にも使用可(ただし，米国)	日本では刺激に使用することが許可されていない(事実上，刺激ができないとモニタリングができない)
硬膜外カテーテル電極	○	×○ 一部メーカーは刺激可能	脊髄硬膜外腔への挿入が可能	侵襲性がある
銀球電極	○	×	狭い場所に設置できる	銀球が外れることがある 銀が簡単に溶出するので刺激には絶対使用できない

血圧，心拍数などに常に注意を払っておく必要がある。

● 10. 最新機械に搭載された便利な機能

(1) 中心溝の同定機能
電位Mapping：SEPの振幅Mappingにより中心溝表示する機能。初心者にとっては中心溝の同定は困難な場合があるが，迅速にモニタリングの実施においては，迅速な中心溝の同定が要求される。

(2) 電気刺激誘発効果の改善
マルチトレイン刺激：inter train interval (ITI) を変化させながら，1回の刺激に対して複数のTrain刺激を提示することでMEPの振幅を増強させる機能。

(3) アーチファクト対策
① 二相波刺激
逆相の刺激をミックスして提示することでアーチファクトを抑制する（図7.1.4）。

② step back average
電気メスなどの大きな雑音が混入した場合，記録は判読できなくなってしまう。step back averageの機能を使用すると，雑音の混入前に戻り加算を継続できる（図7.1.5）。

(4) 判定時間短縮
① トレンド表示
潜時・振幅の変化をグラフ表示することで簡単に経時的変化を評価できる。

② moving average機能
平均加算の所要時間を少なくして，評価に要する時間を短縮する。これは，設定加算回数をNとした場合，N/10 (10%) 回加算するごとに加算波形を表示し，加算回数がトータルN回になると，前半の10%を捨てて次の10%を加算してトータルN回の加算を表示するというものである。微小血管減圧術や聴神経腫瘍手術時のABR記録に有効である。

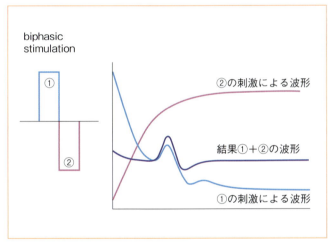

図7.1.4　二相波刺激による刺激アーチファクトの抑制
刺激極性の逆転は刺激時のアーチファクトを打ち消し合い，アーチファクトを軽減する。

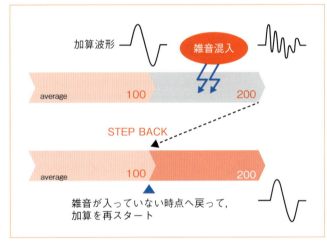

図7.1.5　step back averageの原理

Q 刺激の極性は，大脳皮質錐体路では陽極刺激で，神経刺激では陰極刺激を使います。これはなぜですか？

A 錐体細胞と神経線維では，電流の流れが異なるから。

　大脳皮質を陽極で電気刺激すると，尖端樹状突起を通り，軸索初節部から陰極へ向けて外向きの電流が流れる。このとき軸索基始部の軸索小丘や初節は細胞体や樹状突起より閾値が低く活動電位を発生する。この活動電位が錐体路を下降して運動誘発電位（motor evoked potential；MEP）を生じる（図7.1.6.a）。

　一方，神経線維を電気刺激すると，電流は陽極では細胞膜を内向きに流れ，陰極では細胞膜を外向きに流れる。その結果，陽極では過分極，陰極では脱分極となり，陰極部で活動電位が発生する（図7.1.6.b）。

▶陽極遮断

　神経を刺激する場合には，陰極と陽極の刺激電極を2～3cm離して設置する。これは，陽極下では神経の過分極が起きていて神経伝導を妨げるためである。これを陽極遮断という。

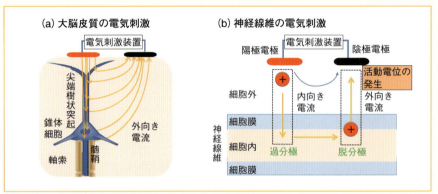

図7.1.6　大脳皮質と神経線維の電気刺激による電流の流れ
（橋本修治：臨床電気神経生理学の基本，診断と治療社，2014を参考に作成）

Q トレイン刺激では，どうして弱い刺激で大きな活動電位を得ることができるのですか？

A 時間的加重により閾値に達しやすくなるから。

　脊髄前角細胞の発火は，全か無かの法則に従って閾値を超える入力刺激があった場合にのみ活動電位を生じる。トレイン刺激では，図7.1.4のようにEPSPの時間的加重が起こる。これにより活性化した脊髄前角細胞の数が増えることにより筋の活動量は増強される。注意すべきは，トレイン刺激では，シナプス（前角細胞）を介さないD-waveは増強されないということである。つまり，D-wave記録時にトレインを使用することは，不必要な侵襲を与えることになる。

▶全か無かの法則

　活動電位は加えられた刺激が限界値（閾値）より弱い場合は全く発生しない。刺激の強度が発火閾値に達すると活動電位が発生するが，その大きさは常に一定であり最大振幅となりそれ以上に刺激を強めても活動電位は大きくならない。このように活動電位の振幅は0（無）か最大（全）の二値しか持たず，このことから全か無かの法則とよばれる。言い換えると，活動電位の強弱は振幅の大きさではなく単位時間の活動電位の数で決まるといえる。

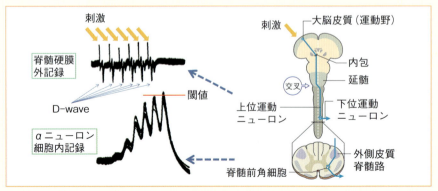

図7.1.7　トレイン刺激による筋収縮の増強の原理
（PHILLIPS CG, PORTER R：Prog Brain Res. 1964；12：222-245 および
病気が見える⑦・脳神経，メディックメディアを参考に作成）

Q 単極刺激と双極刺激どちらがよいですか？

A 一長一短があるので，特性を理解して臨機応変に使い分ける。

臨機応変な使用ということになるであろう。それぞれの特徴については，おおよそ次のようなものである(図7.1.8)。

双極刺激：陽極と陰極の間に限局するごく狭い領域を浅く刺激する。これは，大脳皮質の刺激など選択的に刺激をしたい場合に有効である。

単極刺激：陽極と陰極との距離を十分大きくとると単極刺激となる。この場合刺激は同心円状に広く広がり，より深い部位まで刺激を到達させることができる。下肢のMEPなど刺激点が深い場合や，錐体路のスクリーニングに向いている。一方で深く刺激しすぎると，刺激が白質錐体線維や脳幹を刺激してしまう可能性も出てくるため，強い刺激を単極刺激で提示する場合には，刺激部位の限局性（選択性）に問題が生じてくることを念頭におく必要がある。

▶適切な刺激を行うために知っておくべきポイント

刺激電極の面積を小さくすると荷電密度は高くなるので閾値が低くなる。このことを利用すると，単極刺激で，より深い部位を刺激したい場合には，刺激電極の面積を小さくするとよい。この逆として単極刺激において少しでも刺激の深さを浅くしたい場合には，刺激電極の面積を大きくするとよい。P.202，「刺激強度の安全性」を確認し適切な刺激を行うこと。

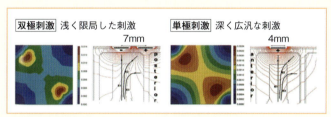

図7.1.8 電気刺激のシミュレーション
刺激強度は，強い部位は暖色（赤）で弱い部位は寒色（青）で示す。
双極刺激では，刺激は狭い範囲内に浅く広がっている。
単極刺激では，刺激は同心円状に広域かつ垂直方向に深く広がっている。
(左図：Electroencephalogr Clin Neurophysiol, 1993, Mar；86(3)：183-92.
右図：Clinical Neurophysiology, Vol. 118, Issue 2, 2007：464-474を参考に作成)

Q アースは保護接地と機能接地がありますがその違いは何ですか？

A 患者を電撃から保護するためと，機器を安定して作動させるため。目的が異なる。

患者を電撃から保護するために設けられたアースが保護接地である。複数の機器を使用する場合には，保護接地端子と壁の接地設備を等電点で結ぶことにより電撃を予防できる。一方，機能接地とは機器を安定して作動させるための接地で，雑音（ノイズ）を軽減させるための接地である。生体信号を増幅するための基準となる電極は，アース電極とよばれているが正しくはシグナルアースもしくはニュートラル電極とよび，入力箱のE端子がこれにあたる。また，雑音除去の目的で患者を電源の接地端子に接続するボディーアースを施すと，漏れ電流の流れる経路ができてしまい電撃の危険が生じるので絶対に行ってはならない(図7.1.9)。

▶ボディーアースとは

ニュートラル電極はボディーアースとよばれることもあったが，このよび方はB型機器において，患者に接続したアース電極を，抵抗を介し電源の接地端子接続することで雑音を低減するいわゆる機能接地としての働きをもたせたことに由来する。現在使われているBF型CF型機器では，患者は電気的に絶縁され，ニュートラル電極は電源の接地端子とは接続されていないのでボディーアースというよび方は不適切である。

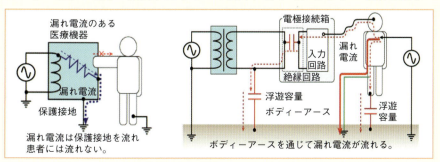

図7.1.9 ボディーアースの誤使用による感電リスク

術中モニタリング実施

トラブルシューティングは手術開始以前から始まっている。機器のセットアップが終了したら、すぐにテスト刺激・テスト記録を必ず実施する。

機器の状態を確認する方法

(1) SEP刺激電極を利用した確認法

SEPの刺激を与え、母指球筋で筋電図が記録できるかを確認する。また、硬膜外刺激電極（D-wave）および経頭蓋刺激電極でSEPを記録する。これによって、電極の不備の確認ができるほか、経頭蓋刺激電極の位置（中心溝の前後）が確認できる。

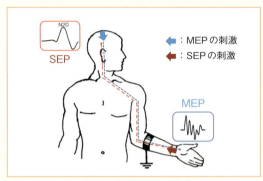

図7.1.10 SEP刺激電極を利用した確認法

(2) 経頭蓋刺激電極を用いた確認法

①経頭蓋刺激を刺激0V（0mA）で刺激する。
　各筋電図記録電極に対する交流障害の大小を確認できる。
②次に実際の刺激を加え筋電図を誘発する。
　アンプや刺激装置が正しく機能しているかを確認する。このとき筋電図の振幅が十分得られる域値を確認するとともに、振幅が小さければ、記録電極や刺激電極の設置位置を変える。

トラブルシューティング

(1) 刺激しても筋肉の収縮がみられない場合

まず、刺激電極が刺激ボックスから刺激点までしっかりつながっているかを確認する。つながっていれば、麻酔科医に麻酔と筋弛緩の状態を確認する。以上の事項に問題がなければ、実際に自分の体を使って刺激が出ているかを確認する。

(2) 誘発筋電図に大きな徐波系のアーチファクトが混入する場合

ベリー・テンドン法を用いると刺激のアーチファクトが大きくなることがある。このような場合には、あえて筋腹とそこから2～3cm離れた部位（腱の代わり）に電極を設置すると刺激のアーチファクトは小さくなる。

(3) 交流障害が多く混入している場合

アースがしっかりとれているかを確認し、アースの接触抵抗をしっかり落とす。使用している電極の接触抵抗を確認し、5kΩ以下に下げる。次に付近の電子機器（とくにモーター）を記録電極や記録アンプから遠ざけるようにする。それでも混入する場合には、生波形をみながら機器（ディスプレイなど）の向きを変えてみる。これでも無理なら、シールドシートを使用するなどの策を講じ最終的には不要な電源は切ってもらう。

▶**トラブルシューティングの手順書**

トラブルシューティングも手順書を準備し、系統的に実施するように心がけておくと、焦ることなく確実なリカバリーを得ることができる。

> **術中モニタリング波形に変化がみられたときの対応**
>
> **(1) 検査技術上の問題の確認**
> 　①刺激電極・記録電極の外れ，断線の確認，②刺激強度は変わっていないか確認，③刺激装置，アンプの故障の確認を行う。
>
> **(2) 手術操作以外の原因を疑う**
> 　①筋弛緩の量，②麻酔深度，③血圧，④体温の変化を麻酔科医に確認する。
> 　これらすべての事項を速やかに実施し，①虚血（塞栓），②錐体路障害，③牽引・圧迫に関して術者に確認後，初めて警告がなされる。
>
> 　ただし，速やかな判断（対応）ができない場合や自分の判断能力を超えていると考えた場合には，臆さず術者と協議すること。

▶**スタッフ間の情報共有**

術中モニタリングで最も大切なことは，手術に関わるスタッフ間の情報の共有である。術者が何を考えているかを検者が理解し，検査法の弱点を術者共有して，互いの信頼関係がしっかりしていないと真のモニタリングは実施できない。

［丸田雄一］

参考文献

1) 川口昌彦，中瀬裕之・編：術中神経モニタリングバイブル，羊土社，東京，2014.
2) 橋本修治：臨床電気神経生理学の基本，診断と治療社，東京，2013.

7.2 術中モニタリングの検査法

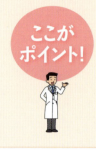

ここがポイント！
- 術中モニタリングでは，日頃行っている神経生理検査について熟知している必要がある。
- ノイズの変化するタイミングを理解する。
- ABR，SEP，VEPなどを利用したモニタリングを理解する。

7.2.1 術中モニタリングの検査法総論

● 1. はじめに

　術中モニタリングを施行するためには，神経生理検査の臨床的意義や波形の構成要素，および機器の測定条件に関して熟知している必要がある。さらに，シールドやアースといった電気的知識も必要であり，手術室内で発生している環境ノイズを抑制できるかどうかは電気的知識がなくては不可能である。術中モニタリングは，通常問題となる被検者由来の筋電図などはほとんどない状況での検査となる。ただし，手術室内にあるさまざまな医療機器からのノイズは甚大である（図7.2.1〜7.2.3）。そして執刀医がメスで切ったり，開創器やさまざまな固定具を用いて術野を確保し，電気メスを当てたり，ドリルで削ったりとノイズの入るタイミングはさまざまであり，状況の変化によりノイズも変化する。そのため，状況を見極めながらモニタリングを完遂するためには執刀医や麻酔医，ならびに手術室スタッフとの緊密な関係構築も必要である（図7.2.4）。

　検査に関するプロフェッショナルとしては，必要なモニタリングとよりよい方法などを執刀医と手術前に打ち合わせをすべきである。また，自分自身の経験不足を埋めるためには，熟練技師からの指導や関係学会が行う専門講習会などに積極的に参加することも必要である。そして正しい知識に裏打ちされたテクニックをもつことで，自信をもってモニタリングを行うことが可能になる。

　通常の検査室で行う検査と周辺環境が大きく異なることを認識し，事前の環境調査も大切である。さらに，モニタリングでは専用の電極や刺激装置などの特有の物品が必要となる場合もあるため，手術前に確認および点検しておく必要がある。

● 2. 事前の電極チェック方法

　電極リード線は使用しているうちに劣化や破損するため，定期的にチェックする必要がある。皿電極表面と電位測定用端子の導通に問題がない（抵抗値が0Ωに近い）ことは当然であるが，シールド電極を利用する場合はシールド用端子と皿電極表面が導通していない（抵抗値が無限大）ことも確認する必要がある。もしシールド端子と皿電極表面で抵抗値が存在する場合にはシールド不良であるため，使用は控える。なお，電極チェックに使用するテスターは計測レンジが自動で変更されるものを使用するとレンジ切り替えの手間を省けるため簡単に計測できる。

　もし電極の状態に不安がある場合には，電極の交換あるいは各種ディスポーザブル電極の利用も考慮する必要がある。

MEMO

ノイズの変化するタイミング
① 手術用顕微鏡の位置を変えたとき
② 開創器の位置を変えたとき
③ 患者体位を変えたとき
④ バイタル監視装置や電気メスの機器の配置を変えたとき
⑤ 輸液ポンプなどを追加したとき　etc.

7.2 | 術中モニタリングの検査法

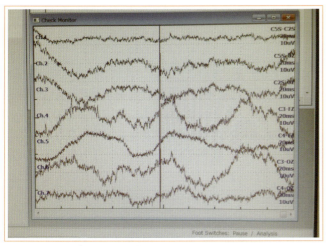

図7.2.1　ノイズの少ない状態

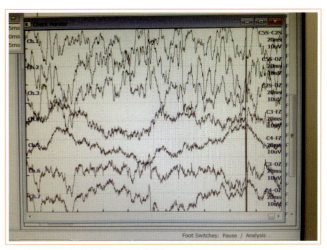

図7.2.2　ノイズが若干増えた状態

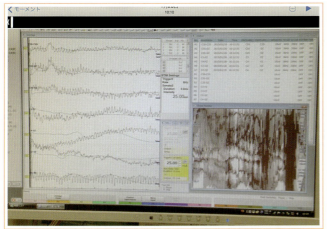

図7.2.3　ノイズ（バイポーラ使用時）

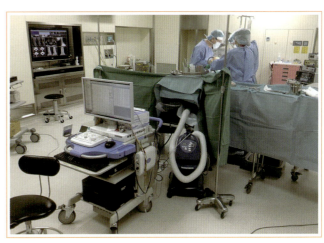

図7.2.4　手術室の様子

7.2.2　脳神経外科領域

● 1. 術中に脳波を利用する場合

てんかん外科などで、てんかん焦点切除時などのスパイク出現の有無を確認する場合などに用いられる。脳腫瘍などが原因でけいれん発作を起こしているような症例においても術後てんかんの予後予測も含め脳波を確認する場合がある。一般的には開頭領域および確認したい領域に応じて2×8や4×5などの脳表電極が使用されるため、使用する電極の種類や電極数を確認し、モンタージュや検査条件などを正確に設定しておくことが必要である。そして脳波は意識状態に影響を受ける検査であり、執刀医やモニタリング担当医、麻酔医との詳細な打ち合わせが必要である。脳表電極の設置は執刀医が術野で行うため、導出している波形が周辺電極と比較して不安定であれば脳表への電極の設置が不良である可能性もあるため、その状態と原因の可能性を適切に伝える必要がある。

● 2. 各種誘発電位を利用するモニタリング

(1) 全般事項

誘発電位は筋電図や脳波と異なり非常に微弱な活動電位を導出する検査である。そのため、混入するノイズを効率よく減らすためにも、導出電極の接触抵抗を法的脳死判定と同様に2kΩ以下に下げることが最も有効な手段である。そして導出電極設置部位から入力箱までの各リード線に混入するノイズをできるだけ同程度とするためにリード線を束ねるように注意する。そして誘発電位の最大の特徴である平均加算の条件を適切に判断し、その状況に応じて、最もノイズの混入が少ない明瞭な電位波形を導出することが成功の鍵となる。

> **MEMO**
>
> 現在販売されている検査機器は入力箱でデジタル化する機種が主なので、入力箱より内部でのノイズ対策はほぼ考慮しなくてよい。ただし、機種よっては機器本体に至る部分でノイズの混入する可能性を秘めているため、突発的なノイズ混入などへの対処が必要となる場合もある。

(2) ABRを利用するモニタリング (図7.2.5)

聴性脳幹反応 (auditory brainstem response；ABR) モニタリングは脳幹周辺の腫瘍性病変におけるモニタリングや神経血管減圧術時の聴覚神経温存を目的にする場合、聴神経腫瘍などの聴覚由来となる病変で用いられる。手術時は開頭される場合が多いことから、教科書的な電極位置（耳朶）を選択することが困難な場合もあり、開頭領域を確認したうえで、ノイズの混入しづらい電極位置を選ぶことが必要となる。さらに容積導体の変化が発生しない部位を選択することが必須である。手術操作により電極間の容積導体に変化があれば、評価が困難になる可能性もある。刺激は検査機器での出力が可能な最大音圧を用いる。

術前にABR検査を実施し、電位波形の状態をチェックしておくことも重要である。一般的なABRモニタリングの目的はⅠからⅤ波の各頂点潜時の遅延と振幅低下を評価することである。電位波形に変化が認められた場合にはどの成分にどのような変化が認められたのかを執刀医へ的確に伝える。（例：開頭直後と比べてⅠ波の潜時が0.4ms程度遅延があり、15%程度の振幅低下もある。ただし、Ⅰ波とⅢ波の頂点間潜時には問題ないなど）

(3) SEPを利用するモニタリング (図7.2.6〜7.2.8)

体性感覚誘発電位 (somatosensory evoked potential；SEP) は末梢の目的神経に電気刺激を与えることで知覚神経路を順行性に伝播し、大脳皮質の体性感覚野に至る経路を評価できる検査である。脊柱管の手術や脳腫瘍、頸動脈の内膜剥離術や頸動脈ステント留置術など広範囲に利用される。さまざまな計測ポイントを利用することによりさらに応用が可能である。

手術時のSEPは術前検査と異なり通常より強い刺激も可能であることから、安定した波形が導出されるまで刺激を強める。SEPを用いて中心溝同定も可能であり、運動野の確認による運動機能の損失回避のためには必要な手法である。モニタリング時の刺激は、一般的なSEP検査と同じであるが、導出電極を脳表へ設置するため、4極程度のストリップ電極や銀ボール電極などを利用する。一次体性感覚

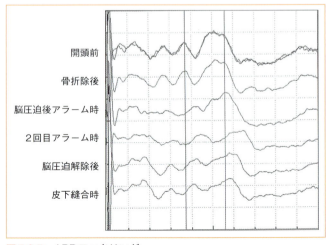

図7.2.5　ABRモニタリング

7.2 | 術中モニタリングの検査法

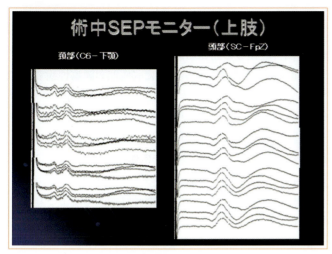

図7.2.6　SEPモニタリング（頸椎前方固定術）

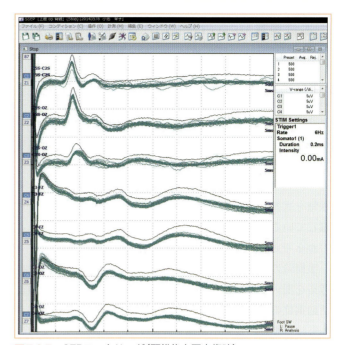

図7.2.7　SEPモニタリング（頸椎後方固定術時）
表示感度：時間軸（横軸）5ms/1div，電位軸（縦軸）5μV/1div

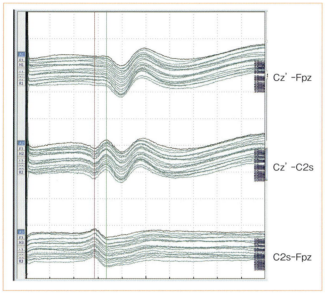

図7.2.8　後脛骨刺激SEP
表示感度：時間軸（横軸）10ms/1div，電位軸（縦軸）5μV/1div
第2頸椎棘突起上皮膚で得られる陰性反応電位は麻酔の影響もほとんど受けないため，モニタリングでは良好な指標として用いる。

野由来といわれるN20の極性反転部位を確認することで中心溝を同定することができる。

　SEPモニタリングを頸動脈の内膜剥離術とステント留置術で用いる場合には，手術操作以外にも患者の血圧低下などでN20潜時の遅延や振幅の低下を認める場合もあるために，波形に変化が認められた場合には執刀医あるいは麻酔医への適切な報告と確認が必要となる。

（4）VEPを利用するモニタリング

　下垂体腫瘍などによる視神経圧迫など，視神経周辺に関する手術時に利用されるモニタリングとなる。ただし，安定したモニタリングをするためにはかなり強く発光できる刺激電極の使用が望ましく，4000カンデラ程度の明るさを確保できるようにする。

● 3. 脳表刺激MEP（motor-nerve evoked potential）を利用するモニタリング

　脳神経外科領域では脳内の運動神経伝導路に病変があるような場合に運動神経へのダメージの有無を確認する場合に利用される。大脳表面にある運動野へ特殊な電極を使用して直接電気刺激を与えて末梢側の運動を確認するモニタリングとなる。末梢の筋肉に動いてもらわなければならないため，必ず麻酔医へ事前に筋弛緩剤の効果が消失している状態を確保してもらうことが必須である。

　脳表刺激の場合には，刺激効果はかなり限られた範囲にしか及ばないために目的とする筋肉が動かず，別な近傍の筋肉が動く場合もある。大腿部や上腕などの筋が動くこともあることから，刺激する領域がどの部位に適応するのかを執刀医と術前に打ち合わせ，導出電極を設置する必要がある。ただし，使用する機器により導出チャンネル数に制限があるため，刺激ポイントに適合した筋肉の選択が必要である。

　刺激のポイントとしては脳の運動野が脱分極するための最小電流量から10％程度強くした電流量を選択すると安定した刺激となる。疾患の状況によっては刺激閾値を計測する場合もある。運動野を正確に同定するための脳表MEPでは実施直前に中心溝同定を行う場合が多いので，SEP導出用の刺激も用意する必要がある。

4. 経頭蓋MEP（Tc-MEP）を利用するモニタリング

最近，非常に増えているモニタリングである．脳表刺激MEP同様に運動神経機能の確認のために利用されるモニタリングで，脳腫瘍の摘出術や脳動脈瘤クリッピング術，脊柱管関連の手術などさまざまな領域の手術において利用されている手法である（図7.2.9）．一般的にはC3，C4の位置へ刺激電極を設置し，刺激の極性を変えることにより刺激側を選択することができる．ただし，独自の方法にて実施している施設もあり，脳内のどの部位が刺激されているのかを考えて工夫している施設も見受けられる．

手術時の刺激電極配置をどのようにするのかは，術者の考えを聞いて考慮することも必要であろう．末梢側での筋活動電位の導出は，一般的に，上肢は短母指外転筋であり，下肢は前脛骨筋に導出電極を設置する．モニタリング時は麻酔医へ依頼して筋弛緩の状態を確認する必要がある．

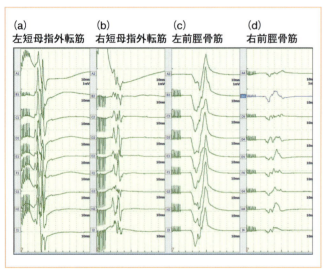

図7.2.9　Tc-MEP
表示感度：横軸 10ms/1div，縦軸 1mV/1div

5. 誘発筋電図を利用するモニタリング

(1) 顔面神経領域の誘発筋電図モニタリング（図7.2.10）

顔面神経を温存する事を目的に脳底部の腫瘍性病変などで用いられるモニタリングである．一般的に刺激はバイポーラを用いて執刀医が顔面神経と思われる部位へバイポーラを当てて刺激し，末梢の支配筋（通常は眼輪筋と鼻筋と口輪筋を用いる）に筋活動電位が導出されるか否かにより顔面神経の位置を確認するためのモニタリングとなる．

脳底部の病変ではしばしば顔面神経が強く圧迫され，神経自体が伸展，扁平化などの変化を示すため，予想外の部位を走行している場合もあるが，顔面神経をみつけることが目的であり，臨機応変な対応も必要とされる．執刀医は神経へのダメージを極力減らしたいため，可能な限り弱い刺激強度を指示することもあるが，部位が外れていれば刺激が難しくなることもあり，必要に応じて指示された刺激強度よりも若干強い刺激を与えることが必要となる場合もある．

正しく神経が刺激された場合には，刺激電流量は1mAでも十分な場合もある．このモニタリングでは，電位波形が導出されない（刺激部位に顔面神経が位置していない）場合には切除可能という判断となるため，技術的問題により導出できなかった場合には神経切断といった事態も発生することもあるため，十分な注意が必要である．術者の刺激用電極の当て方など，術野を観察できる余裕があれば，確認することも必要となる．

(2) 肛門括約筋の誘発筋電図モニタリング（図7.2.11）

肛門括約筋に導出用針電極を刺し，脊髄刺激または腰椎馬尾神経刺激にて活動電位を導出する．二分脊髄症手術時などで利用される．

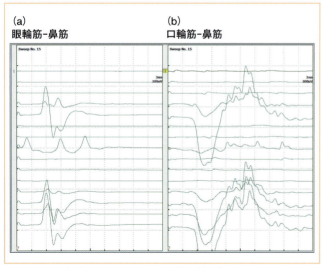

図7.2.10　誘発筋電図モニタリング（顔面神経）
表示感度：横軸 3ms/1div，縦軸 200μV/1div

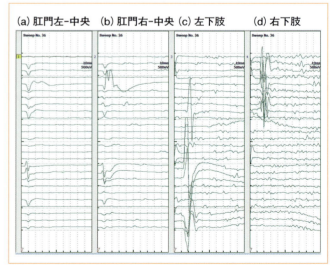

図7.2.11　誘発筋電図モニタリング（肛門括約筋，下肢筋）

(3) 下肢筋電図を利用した誘発筋電図モニタリング
（図7.2.11）

腰椎病変などで用いられる。計測電極は目的とする筋肉へ適切に設置する。

● 6. その他のモニタリング

①三叉神経分岐枝確認：中枢側で刺激した領域がどの分枝から電位が導出されるのかを確認する。導出側はそれぞれの三叉神経領域に針電極を設置する。

②AMR（abnormal muscle response）：顔面神経の異常筋反射の消失の確認を目的とするモニタリング。顔面神経への血管による圧迫で顔面痙攣を起こす疾患に対して，顔面神経血管減圧術を行う際に利用される方法である。

7.2.3　整形外科領域

● 1. はじめに

整形外科では，脊柱管の手術時のモニタリングが主となる。脊髄では脊髄背側が感覚神経の伝導路であり，腹側は運動神経が伝導路であるため，SEPやMEPのモニタリングが多用される。ほかには専用の脊髄用硬膜外電極を用いた脊髄刺激脊髄導出方法を用いる場合もある。疾患の違いや観察したい反応により適切なモニタリングが必要となる。

● 2. 脊髄・脊柱管疾患でのモニタリング

(1) SEPを利用するモニタリング
①頸椎レベルのモニタリング

SEPでは感覚神経路の観察を行う。頸部は7つの頸椎と8対の頸神経が存在し，橈骨神経は頸神経の5，6，7，正中神経は頸神経の6，7，8，尺骨神経は頸神経の7，8と胸髄神経のTh1に分節している。モニタリングに用いる神経が正中神経の場合どの領域から電位導出が可能であるかを考慮してモンタージュを組む必要がある。モニタリングに使用する検査機器のチャンネル数によっては電位導出の部位がかなり限局されるが，8チャンネル以上のチャンネル数が用意されている機種であれば，余裕をもってモンタージュを組むことが可能である。頸髄疾患でのモニタリングでは末梢から脊髄手前までの反応，後根由来のN11，脊髄後角由来のN13，延髄領域の反応といわれるN18，頭皮上でのN20が確認できる誘導が用いられる。ただし，手術中の患者体位や手術部位などで電極位置を考えなければならない。表7.2.1，7.2.2に筆者の所属する施設で使用している導出法を紹介する。

②胸椎・腰椎レベル（下肢神経刺激）のモニタリング

頸椎同様に活動電位の導出が可能な部位で誘導を決めていく必要がある（表7.2.3）。脊髄末端部（L1レベルあたり）や第2頸椎レベル，頭部体性感覚野では導出測定が可能である。ただ脊髄末端部に関しては手術の術野にあたる場合も多く，術前検査においても低電位化している場合も多いため，モニタリングでの導出部位としては使用が困難な場合も多い。

(2) Tc-MEPを利用するモニタリング

脳外科でのモニタリングと同様である。運動路における異常の有無を確認するために用いられる。

ただし，症例によっては術前での神経ダメージが強く，すでに麻痺や筋萎縮などが認められる場合には電位の導出が困難な症例もあり，SEPも併用するなどほかのモニタリングでも対応できるように考慮する必要がある場合も多い。電位の導出が困難な場合には刺激のトレイン数を多くすることが有用な場合も多い。

表7.2.1　患者体位が仰臥位の場合（頸椎前方固定術など）

	関電極（G1）	不関電極（G2）
CH1	C6s	Chi
CH2	Chi	Fpz
CH3	C3'	Fpz
CH4	C4'	Fpz
CH5	C3'	Chi
CH6	C4'	Chi

C6s：第6頸椎棘突起上皮膚，Chi：下顎，Fpz：前額部，
C3'：C3から2cm後方部位，C4'：C4から2cm後方部位

表7.2.2　患者体位が腹臥位の場合（頸椎椎弓形成術など）

	関電極（G1）	不関電極（G2）
CH1	AN	EOP
CH2	EOP	Chi
CH3	C3'	Fpz
CH4	C4'	Fpz
CH5	C3'	Chi
CH6	C4'	Chi

AN：前頸部電極（電極位置は左右鎖骨端の正中に設置），
EOP：外後頭隆起
※筆者の所属する施設ではモニタリングを開始した時点で入力4チャンネルの機器から始めたため，上記のような誘導で現在も継続。

表7.2.3　胸椎・腰椎の電極配置

	関電極（G1）	不関電極（G2）
CH1	Cz'	Fpz
CH2	Cz'	C2s
CH3	C2s	Fpz

Cz'：Czの2cm後方部位，C2s：第2頸椎棘突起上皮膚

7.2.4　循環器外科領域

1. はじめに

心臓におけるバイパス手術などで，脊髄虚血の発生による異常を確認するために用いられる．一般的にはSEPやTc-MEPが用いられる．

2. SEPを利用するモニタリング

感覚神経領域における異常を判断するために用いる．詳細に関してはP.212を参照．

3. Tc-MEPを利用するモニタリング

運動神経のモニタリングを必要とする場合はMEPモニタリングを用いる．詳細はP.213を参照．

> **Q 波形導出困難時の対応は？**
>
> **A 最初にどの誘導が不良であるかを調査する．**
>
> 最初にどの誘導が不良であるかを調査する．周辺機器の影響であれば原因と思われる機器を使用しないように促すことが必要となる場合もある．導出電極由来と思われる場合には適切に処理することが必要となる．原因となる電極の付け替えが簡単に可能な場合であれば，術者へ報告し許可を得た後に作業を行う．もし原因となる電極が清潔部位であり術者や助手の周辺で作業をしなければならない場合には，術者に波形の導出が不良である原因を改善するための作業内容を適切に伝え指示を仰ぐ．原則として，電位波形の導出が困難となる場合には理由があり，対応策がある程度判明していることが必須である．

［小野誠司］

参考文献

1) 亀山茂樹：脳神経外科手術のための電気生理モニタリング，西村書店，東京，1997．
2) 片山容一，山本隆充 編：脳神経外科手術のための神経モニタリングアトラス，医学書院，東京，2003．
3) 佐々木達也，板倉毅，他：「超」入門脳神経外科術中モニタリング，メディカ出版，東京，2011．
4) 川口昌彦，中瀬裕之 編：術中神経モニタリングバイブル，羊土社，東京，2014．

8章 脳死判定

章目次

8.1：遵守する項目 ……………………… 218
   8.1.1 法的脳死判定脳波検査の注意点

8.2：法的脳死判定脳波記録を行うための
     ポイントと検査法 ……………………… 220
   8.2.1 事前準備
   8.2.2 検査のポイント

8.3：脳死判定の報告 ……………………… 227

SUMMARY

臓器移植に伴う法的脳死判定に脳波検査は必要不可欠である。法的脳死判定時の脳波検査は通常の脳波検査とは異なり，遵守しなければならない項目が厳格に定められている。臓器提供施設で脳波検査に従事する臨床検査技師は，法的脳死判定時の脳波検査にいつでも対応できるように準備しておかなければならない。

本章では，法的脳死判定時の脳波検査で遵守しなければならない項目と準備や検査法，注意しなければならないポイントなどを具体的に解説する。さらに，臓器移植後に行われる検証会議において，過去に指摘された事項について述べる。

8.1 遵守する項目

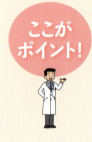

ここがポイント！
- 非医療従事者を含めた他者からみて，「法的脳死」の判定基準を満たしていると認められること。
- 脳死とされうる状態判定の脳波記録時間は，法的脳死判定と同様に「全体で30分以上の連続記録」が必要である。
- 「全体で30分以上の連続記録」とは，実際の脳波記録時間が30分以上という意味であり，必要に応じて記録を停止させてもかまわない。しかし，記録を停止させた時間は含まれないことに注意する。

8.1.1 法的脳死判定脳波検査の注意点

● 1. 脳波検査の基本条件

脳死とされうる状態判定，第1回目法的脳死判定，第2回目法的脳死判定の3回はすべて同じ基準で行う。

● 2. 導出法

少なくとも4誘導の同時記録を単極導出（基準電極導出法）および双極導出法で行う。

● 3. 電極取りつけ

①10-20電極法による電極配置を用いる。
②電極の取りつけ位置は大脳を広くカバーする意味から，例としてFP1，FP2，C3，C4，O1，O2，T3，T4，A1，A2などとし，乳幼児では電極間距離を確保するため，必要に応じて電極数を減らす。
③外傷や手術創がある場合は電極を多少ずらすことはやむを得ない。
④接触抵抗は2kΩ以下にする。

● 4. 心電図および頭部外モニターの同時記録

①心電図記録は必須。
②6〜7cm間隔で手背に置いた電極から電気現象を記録する（手背の小さい乳幼児は除く）。
③呼吸曲線記録が望ましい。可能であれば眼球運動，頸部筋電図も記録する。

● 5. 電極間距離

各電極の電極間距離は7cm以上（乳児では5cm以上）が望ましい。

● 6. 測定時間

全体で30分以上の連続記録を行う。

● 7. 脳波の感度

標準感度10μV/mm（またはこれよりも高い感度）に加え，高感度2.5μV/mm（またはこれよりも高い感度）の記録を脳波検査中に必ず行う。

● 8. フィルタ設定およびサンプリング周波数

①Low cutフィルタ：0.53Hz（時定数0.3秒）とする。
②High cutフィルタ：30Hz以上とする。
③交流遮断フィルタ：必要に応じて使用する。
④サンプリング周波数500Hz以上。

● 9. 検査中の刺激

(1) 呼　名

1回につき，左耳・右耳それぞれ3回ずつ，大声で行う。

(2) 顔面への疼痛刺激

滅菌針，あるいは滅菌した安全ピンなどで顔面皮膚を刺

激する，あるいは眼窩切痕部を強く圧迫する．

● 10. 記入事項

検査中に以下の項目を脳波用紙に記載する．
①検査開始時刻と終了時刻
②設定条件
・感度
・時定数
・紙送り速度
・フィルタ条件
・設定条件を変更した場合はその旨を記載し，校正波形を記録する
③雑音の原因
・筋電図
・血管上の電極による脈波
・振動によるアーチファクト
・人の動きなどによるアーチファクト
・その他

上記以外にも記録中に生じたすべてのイベントを書き残す．また，デジタル脳波計ではイベントを入力する．

● 11. 判定の中止

測定中に明らかな脳波活動が認められた場合は，脳死判定を中止する．

● 12. 脳波記録用紙の添付

脳死判定記録書に脳波の記録用紙を添付すること．

● 13. ペーパーレス脳波計

①別プリンタにより，従来のペン書き記録と同等の精度で記録時の設定条件や記録時刻がわかるように，脳波波形を出力する．
②少なくとも600dpi以上の分解能をもったプリンタが望ましい．
③プリントアウトした脳波記録は脳波測定の連続性がわかるようにする．
④脳波測定時とプリントアウトした波形のモンタージュや設定は同じにする．
⑤ディスプレイ画面上でECI（electrical cerebral inactivity）の判定を行ったとしても，紙に出力して記録する．

● 14. 聴性脳幹反応

聴性脳幹反応を行い，Ⅱ波以降の消失を確認するように努める．

● 15. 判定間隔

第1回目の脳死判定が終了した時点から6歳以上では6時間以上，6歳未満では24時間以上経過した時点で第2回目の脳死判定を開始する．

8.2 法的脳死判定脳波記録を行うためのポイントと検査法

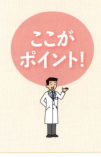

ここがポイント！
- 施設に合ったマニュアルを準備する。
- 検査環境を整えておく。
- 検査中のイベントはすべて記載する。

8.2.1 事前準備

● 1. 法的脳死判定のための資料を熟読する

　法的脳死判定における脳波検査法は，8.1に示したとおり遵守する項目が厳格に定められており，通常の脳波検査と異なる部分が多く，測定条件もかなり厳しい。そのため，法的脳死判定脳波記録を行う前に十分な準備をしておく必要があり，この準備こそが法的脳死判定をスムーズに行うための重要なポイントとなる。

　法的脳死判定にあたり，その手順，注意事項などが記載された「法的脳死判定マニュアル」（2011（平成23）年3月1日発行），「臓器提供施設マニュアル」（2011（平成23）年3月30日発行），「脳死下臓器提供に関する検証資料フォーマット」（2014（平成26）年2月改定）は熟読しておく必要がある。すべて日本臓器移植ネットワークのホームページより入手可能であり，検査室に常備すべきである。

● 2. 法的脳死判定における脳波検査のマニュアルの準備

　法的脳死判定では決められた手順に従い，決して間違いが起きないよう確認しながら検査を行う必要がある。経験豊富な臨床検査技師であっても，通常の脳波検査よりはるかに困難な環境下でアーチファクトの少ない脳波を記録することは，精神的にも技術的にも決して容易ではない。検査手技の間違いをなくし，スムーズに脳波検査を行うためには法的脳死判定時の脳波検査マニュアルを各施設に合った形で自作することが望ましい。マニュアルは必ず複数人で作成し，決して誤りがないよう十分に確認する。

MEMO

チェックシート例の活用
　法的脳死判定マニュアルにもチェックシート例などの記載があり，日本神経生理検査研究会ホームページにも実際に法的脳死判定で使用されたマニュアル例が掲載されているので参考にするとよい（日本神経生理検査研究会ホームページhttp://jsgn.umin.jp/）。

● 3. 法的脳死判定時に必要な機器，備品の確認

　法的脳死判定の脳波検査は，シールドされた検査室のような理想的な環境下で行うことはほとんどない。多くの場合，ICUや救急病棟のような周辺機器が数多く存在する脳波検査に適さない特殊環境下で行われる。

　良好な条件下であれば通常業務と同様の機器，備品で測定可能であるが，種々のアーチファクトが混入し，検査手順も異なる法的脳死判定では使用する備品も異なったものを用意する必要がある。各種マニュアル，頭皮上の電極間隔を計測するための定規や油性ペン，アーチファクトを除去するためのシールド電極やシールドマット，紙やすり，アースコード，アルミホイル，タオル，刺激用の滅菌針，滅菌した安全ピンなど日常的な脳波検査には使用しない備品が必要であり，これらをまとめて1つのバッグに収納し，法的脳死判定セットとして準備しておくと便利である。また，これらの備品は定期的にチェックし，電極の断線や破損，ペーストの劣化，滅菌の期限などに注意し，マニュアルも常に更新しておく。

4. 脳波計の設定

近年ではデジタル脳波計が普及し，電子媒体への記録が可能になった。電子媒体に記録を行った場合でも，できるだけ判定部分を同時にリアルタイムで連続して紙記録しなければならない。脳波計は2μV/mmの高感度記録が可能で，紙記録（インク書き，プリンタによる出力）が可能な14チャンネル以上のデジタル脳波計を使用するとよい。メニュー画面に法的脳死判定の設定を新たに作成し，筋電図や呼吸などのアーチファクト，呼名および痛覚刺激の開始，終了などのマーカーをファンクションキーに割り当て，電子媒体にも瞬時に記録できるようにしておくと便利である。さらに法的脳死判定マニュアルにも記載されているモンタージュ例（表8.2.1）を参考に，あらかじめ使用するモンタージュを作成しておくと間違いも少なく検査がスムーズである。

最近では紙記録装置のないペーパーレス脳波計を使用している施設もみられる。ペーパーレス脳波計を用いて記録した場合でも脳波検査後に必ず紙に出力する必要があり，出力するための条件も決められている。

ペーパーレス脳波計を使用した場合の注意点を以下に記載する[1]。

① 別プリンタで従来のペン書き記録と同等の精度で記録時の設定条件や記録時刻がわかるように脳波波形を出力する。
② 600dpi以上の分解能をもったプリンタを使用する。
③ プリントアウトした脳波記録は脳波測定の連続性がわかるようにする。
④ 脳波測定時とプリントアウトした波形のモンタージュや設定は同じにする。
⑤ ディスプレイ画面上でECIの判定を行ったとしても，紙に出力して記録する。

従来のペン書き記録と同等の精度を確保するためには，2μV/mmでプリントアウトした脳波が原寸大に出力される必要がある。プリントアウト時に脳波波形が縮小されてしまうようであれば，用紙を大きくしてプリントアウトするなどの工夫が必要である。

5. 検査環境の整備

高感度記録を行うためには，測定環境の影響を決して無視することはできない。脳波検査時に検査環境の不備からアーチファクトが混入する可能性は極めて高く，検査を開始する前に測定環境を整備しておくことが重要である。電気的なアーチファクト対策として可能な限り個室で記録することは有効な手段であり，法的脳死判定を行う病室をあらかじめ決めておくと混乱も少ない。個室が確保できない場合はベッドの位置やカーテンの有無によりノイズが混入

表8.2.1 モンタージュ例

モンタージュ例（8チャンネル）

I.		II.		III.		
1.	Fp_1-A_1	1.	Fp_1-C_3	**1.	Fp_1-A_1	
2.	Fp_2-A_2	2.	Fp_2-C_4	2.	Fp_2-A_2	
3.	C_3-A_1	3.	C_3-O_1	3.	C_3-A_1	
4.	C_4-A_2	4.	C_4-O_2	4.	C_4-A_2	
5.	O_1-A_1	5.	FP_1-T_3	5.	O_1-A_1	
6.	O_2-A_2	6.	FP_2-T_4	6.	O_2-A_2	
7.	T_3-A_2*	7.	T_3-O_1	7.	T_3-Cz	
8.	T_4-A_1*	8.	T_4-O_2	8.	Cz-T_4	

モンタージュ例（12チャンネル）

I.		II.		III.		IV.	
1.	Fp_1-A_1	1.	Fp_1-C_3	**1.	Fp_1-A_1	**1.	Fp_1-C_3
2.	Fp_2-A_2	2.	Fp_2-C_4	2.	Fp_2-A_2	2.	Fp_2-C_4
3.	C_3-A_1	3.	C_3-O_1	3.	C_3-A_1	3.	C_3-O_1
4.	C_4-A_2	4.	C_4-O_2	4.	C_4-A_2	4.	C_4-O_2
5.	O_1-A_1	5.	FP_1-T_3	5.	O_1-A_1	5.	FP_1-T_3
6.	O_2-A_2	6.	FP_2-T_4	6.	O_2-A_2	6.	FP_2-T_4
7.	T_3-A_2*	7.	T_3-O_1	7.	T_3-A_2*	7.	T_3-O_1
8.	T_4-A_1*	8.	T_4-O_2	8.	T_4-A_1*	8.	T_4-O_2
9.	A_1-A_2	9.	A_1-C_3	9.	A_1-Cz	9.	T_3-Cz
10.	Fp_1-O_1	10.	C_3-C_4	10.	Cz-A_2	10.	Cz-T_4
11.	Fp_2-O_2	11.	C_4-A_2	11.	Fp_1-O_1	11.	A_1-A_2
12.		12.	T_3-T_4	12.	Fp_2-O_2	12.	

I，III：単極（基準電極）導出を主体。
II，IV：双極導出。
＊ 電極間距離を7cm以上（乳児では5cm以上）保つために反対側耳朶電極へ連結。
＊＊ Cz電極を設置の場合。
IとIIまたはIIIとIVの組み合わせで記録する。
必要に応じて，呼吸曲線，眼球運動，頭部筋電図等を同時記録する。

（法的脳死判定マニュアルより引用）

する場合もあるので，通常の業務で行われるポータブル検査時にノイズが入りやすいかどうか確認し，周辺機器についてもアーチファクトが発生しやすい機器をリストアップしておくとよい。

脳波検査を実施する際は可能な限り周辺機器のコンセントを抜き，どうしてもコンセントを抜くことができない医療機器はベッドからできるだけ距離をとることでかなりのアーチファクトを軽減できる。通常感度記録で空調の風が大きな問題になることは少ないが，法的脳死判定の脳波検査では高感度記録を行うため，風が頭部に直接あたり電極がゆれるとアーチファクトの原因となる場合がある。さらに脳死とされうる状態や法的脳死では，外気温に合わせて体温が変動してしまうため，エアコンの風向きや設定温度にも注意が必要である。また測定環境の整備には担当看護師の協力が不可欠であるため，看護部との連携を密にする必要がある。法的脳死判定時の脳波検査を行うための環境づくりの注意点などをまとめた用紙を看護部に配布しておくことも，検査をスムーズに行ううえで重要であろう。

8.2.2　検査のポイント

● 1. 確実な電極装着

電極装着は脳波検査の最も基礎的かつ最も重要な手技であり，電極装着が正確に行われていない場合は記録される脳波の信頼性は完全に損なわれる。アーチファクトの少ない脳波を測定するためには，電極の接触抵抗を可能な限り同じ抵抗値に揃える必要がある。しかし，接触抵抗を高い抵抗値に揃えることは極めて困難なため，高い接触抵抗で揃えるより，低い抵抗値に揃えるほうが容易である。法的脳死判定の脳波測定においても，電極の接触抵抗を$2k\Omega$以下にすることが望ましいとされている。とはいえ，電極の接触抵抗を$2k\Omega$以下にすることは簡単ではない。とくに手背に装着する頭部外電極を$2k\Omega$以下にすることは，熟練者であってもかなり難しい。必要以上に頭皮や手背を擦過すると出血などのスキントラブルが発生し，家族との面会時に不快な思いをさせてしまう。これらを未然に防ぐためには，日頃行っている脳波測定時から接触抵抗を$2k\Omega$以下にするための「手技と加減」を習得しておく必要がある。この「手技と加減」こそ技術者が習得すべき技術である。

筆者の施設では法的脳死判定の脳波検査前に，看護師に血液や血餅の除去，頭部の洗髪，乾燥をしてもらい，頭皮を清潔に保つことを心がけている。この状態で通常の脳波記録で使用するアルコールガーゼとスキンピュアを使用し，接触抵抗を$2k\Omega$以下に下げることが可能であった。頭部外モニターや小児の場合は，温めたおしぼりで皮膚を擦過すると接触抵抗が下げやすくなり非常に有用である。なお針電極は乳幼児に使用してはならない。成人に使用する場合には接触抵抗を測定してはならないとなっている。

筆者らが使用しているモンタージュは基準電極法：FP1-A1，FP2-A2，C3-A1，C4-A2，O1-A1，O2-A2，双極導出法：T3-Cz，T4-Cz，FP1-C3，FP2-C4，C3-O1，C4-O2の12チャンネルで，手背部の頭部外モニター，および心電図の同時記録も行っている[2,3]。モンタージュを作成する際に，T3-A1，T4-A2は電極間距離7cmを確保できないため使用してはならない。外傷などにより定位置に電極設置ができず，電極位置をずらした場合は電極間距離7cmを確保できなくなることがあるのでとくに注意が必要である。

電極はシールド電極またはできるだけ束ねた通常の電極コードを使用することで，アーチファクトの混入が軽減できる。問題がなければ電極は普段から使い慣れている物を使用するとよいであろう。シールド電極はリード線が短く交流障害などのアーチファクトの軽減に有用であるが，高価である。シールド電極を法的脳死判定で使用するのであれば，普段の検査で使用し，慣れておくことが必要である。

法的脳死判定では1回目の脳死判定が終了し，6歳以上では6時間以上，6歳未満では24時間以上経過した後にもう一度脳波検査を行う。電極の環境を保存するため1回目の脳波測定を行った後，電極を装着したままにしておき2回目の記録を行ってもよいが，そのためにはペーストは長時間の放置に耐えられるものを使用する必要がある。また，待機時間に家族が面会を希望される場合は可能な限り希望を優先し，電極を取り外し整髪すべきである。この場合，電極を間違いなく同じ場所につけることができる技術が要求される。電極装着後には必ず，電極間距離が保たれていること，接触抵抗が$2k\Omega$以下になっていることを確認する。

● 2. 検査直前のアーチファクト対策

電極装着を確実に行い，接触抵抗を$2k\Omega$以下にした場合でも予想外のアーチファクトが混入する場合がある。さらに生体から発生する筋電図などのアーチファクトは，電極装着手技によって取り除くことはできない。筋電図が混入する場合は頭部の向きを変える，タオルを使用してなるべく筋電図の混入しない体位をとるなど，日常業務で行って

いる脳波検査の経験が必要とされる。どうしても筋電図が混入してしまう場合は，時間をおいて検査を行うことも考慮すべきである。筋弛緩剤は判定不可能となるので，使用してはいけない。また，人工呼吸器によるアーチファクトも高頻度に混入するアーチファクトの1つで，人工呼吸による体動が原因であることが多く，頭部と枕の位置を変えるなどの工夫が必要である。人工呼吸器によるアーチファクトが除去できない場合には，人工呼吸のタイミングに合わせマーカーを記入したり，呼吸曲線を同時記録するなどの工夫も必要である。

シールドマットを使用する場合には表面が絶縁されていることを確認し，頭部の下などにシールドマットを敷きアース端子と接続する。現在使用されているほとんどのデジタル脳波計の入力箱はフローティング型[4]になっているため，接続するアース端子はデジタル脳波計のフローティングアースであり，保護接地でない。フローティングアースは電極ボックスのresp端子やE端子など検査機器により異なっているので，取扱説明書の確認やメーカーに問い合わせるなどして，必ず事前に確認しておく。

● 3. 記録手技：脳波記録の実際

法的脳死判定では通常感度記録と高感度記録を合わせて30分以上行うが，どちらが何分以上などの決まりはない。しかし，10μV/mmの通常感度では脳波計の内部雑音3μVp-pのような微小電位を判読することは事実上不可能である。したがって，微小電位を判読するためには2μV/mmの高感度記録が必要であり，高感度記録を主に記録を行うべきと考える。ここで注意すべきは「30分以上の記録」である。この記録時間は，記録を一時停止したときなどの時間は含まない「実際の脳波記録」である。筆者の施設では通常感度記録を10分以上，高感度記録を20分以上として，記録を行っている。記録時間は十分な余裕をもって行うようにする。

デジタル脳波計では紙と同時記録できるハイブリッド式の脳波計を使用したほうが後処理も少なく容易であろう。電極装着後は電極間が7cm以上（乳児では5cm以上）確保できていることを別紙もしくは記録紙に記載する。接触抵抗は図8.2.1のように振幅として表示させることが可能であり，証拠として必ず記録紙に記録する。次に各電極を鉛筆の先端などで触り，混入するアーチファクトを記録する（図8.2.2）。これにより電極の短絡や総合的な脳波計の状態を確認することができる。専用のモンタージュを作成し，紙送り速度を遅くして1ページに記録できれば確認しやすくなる。

デジタル脳波計は，紙や記録媒体に保存する前にモニター上で持続的なアーチファクトの有無を確認し，アーチファクトの混入がない状態で記録を始めるとよい。脳波検査前に医師，臨床検査技師および脳波計の時計を合わせ，校正波形を記録し，記録開始時間，感度，時定数，紙送り速度，各種フィルタの条件を記録紙に記載してから脳波検査を開始する。

呼名刺激は，患者名を「1回の刺激につき，左耳・右耳それぞれ3回ずつ，大声で行う」と脳死判定マニュアルに記載されている。しかし，1回の刺激に対し3回の呼名を行うか，1回の呼名を3回行うかの記載はなく，呼名（○○さん×3）を3回行ったほうが無難である。さらに痛覚刺激は「滅菌針，あるいは滅菌した安全ピン等で顔面皮膚を刺激する，あるいは眼窩切痕部を強く圧迫する」と記載されている。これも，「等」とは何を指しているかの記載がされていない。このため，具体的に指定されている滅菌針，

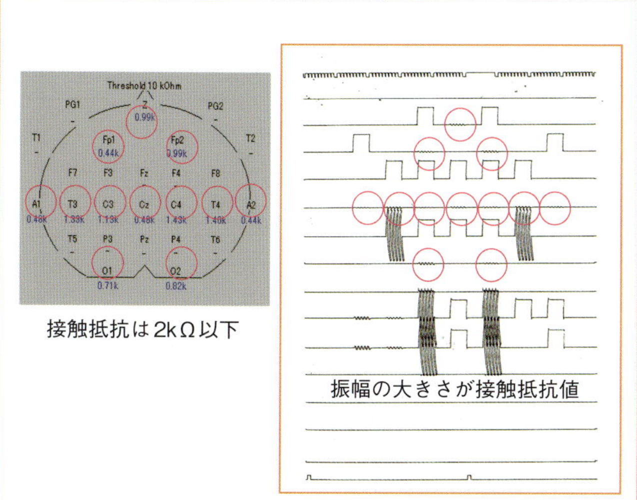

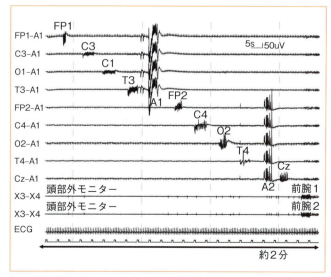

図8.2.1 接触抵抗の記録
（杉山邦男：脳死判定における脳波検査, Medical, Technology, 2011；39(4)を参考に作成）

図8.2.2 脳波測定システムの総合的機能チェック
確認しやすいようにモンタージュ，ペーパースピード，感度等は変更してある
（日本神経生理検査研究会：法的脳死判定の脳波検査Q＆A集より引用）

8章 脳死判定

滅菌した安全ピンまたは眼窩切痕部を強く圧迫する方法を選択するべきであろう。なお，痛覚刺激は針を使用する場合もあるため医師が行うべきであり，2人で刺激と記録を行うことで人の動きによって混入するアーチファクトも軽減できる。通常感度記録終了時に校正波形を再度記録する。次に校正電圧を10μVにし，脳波感度を2μV/mmとして高感度記録の校正波形を記録する。これにより脳波計のペンが振り切れることなく校正波形を記録することができる。この場合も校正電圧を10μVにしたことを必ず記載しておく。高感度記録も通常感度記録時と同様に呼名刺激，痛覚刺激を行い，反応を確認する。記録中に混入したアーチファクトは可能な限り，その場で記録紙に記載し（図8.2.3），電子媒体にもマーカーを入れておく。原因が判明した場合はその原因を取り除き，アーチファクトの混入が少ない脳波を記録する。高感度記録終了時に再度校正波形を記録し，終了時刻，モンタージュを記載して終了とする。

●4. 小児の法的脳死判定

ECI確認の基本条件は6歳未満者の場合は「小児の脳死判定及び臓器提供等に関する調査研究」（平成21年度報告書）に準拠して行うとされている[5]。脳波測定に関しては以下の点で大きく異なっている。
①1歳未満では電極間距離は5cm以上
②12週〜6歳未満では1回目と2回目の法的脳死判定の間隔は24時間以上
③小児では針電極の使用は不可
④6歳未満では手背の電極はなくてもよい
⑤除外される直腸温6歳未満＜35℃，6歳以上＜32℃

1歳未満では電極間隔を5cm以上確保する必要がある。図8.2.4に示すように当院もしくは他施設で小児の頭部と電極間隔を計測した結果[6]，成人と同じモンタージュで5cmの電極間隔を確保することが可能であった。電極間隔の確保について過度に不安になる必要はないと思われるが，何らかの理由で電極位置をずらした場合は注意が必要である。

●5. 聴性脳幹誘発反応

聴性脳幹誘発反応の確認は必須項目ではないが，「聴性脳幹誘発反応の消失を確認するように努めるものとする」とされており，検証時には確実に要求されると考えてよい。刺激は検査機器の最大音圧（135dBSPL，105dBnHLなど）を用い，両側刺激で行う。加算回数は2000回程度と通常の加算回数より多くし，分析時間も20ms程度は必要であろう。複数回確認することも忘れてはならない。さらに記録条件や記録時間なども一緒に添付しておくと，ミスが少なくなる。

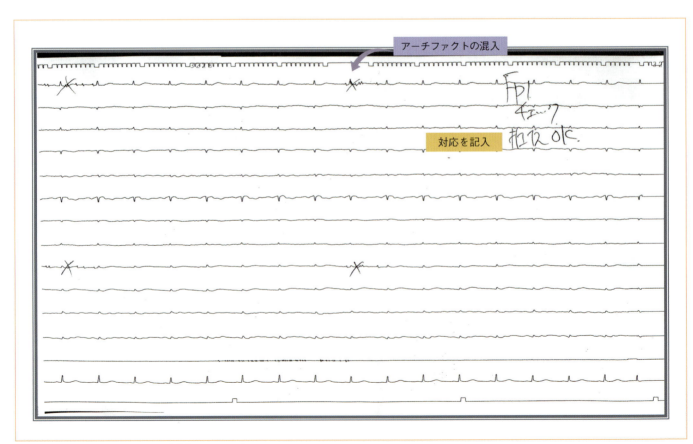

図8.2.3　アーチファクトの混入（感度2μV/mm）

乳児の頭囲と各電極間距離の実測例(cm)
6歳以上と同じモンタージュで5cm以上は確保できるのではないか？

実測例-A

	36w3d	37w0d	37w8d	42w1d	42w2d	43w5d	2month
頭囲	34	33	32	35	35	36	37
nasion-inion	23	21	21	23	23	23.5	
両耳介前点	23	21	24	22.5	23	23	
FP1-A1	7.5	7.5		7.5	8.5	8	9
FP2-A2	7.5	7.5		7.5	8.5	8	9
C3-A1	7.5	7.5		7.5	8.5	8.5	9
C4-A2	7.5	7.5		7.5	8.5	8.5	8
O1-A1	7.5	7		7.5	8.5	8	7
O2-A2	7.5	7		7.5	8.5	8	7
FP1-C3	7	7	6.5	7	7.5	8.5	8
O3-O1	7.5	7.5	6.5	7.5	8	8	7
FP2-C4	7	7		7	7.5	8.5	8
C4-O2	7.5	7.5		7.5	8	8	7
T3-Cz	9	8.5		8	8.5	10	10
Cz-T4	9	8.5		8	8.5	10	10

実測例-B

		FP-C	C-O	O-A	A-Fp	Cz-T	C-A
症例(6ヵ月)	LT	9.0	8.5	8.1	9.8	8.2	9.2
	RT	9.2	8.3	8.0	10.0	8.4	9.1
症例(7ヵ月)	LT	8.4	9.0	10.2	10.0	9.8	9.8
	RT	8.5	9.2	10	10.2	9.9	9.7
症例(1歳)	LT	10.2	10.3	10.1	10.3	12.1	9.3
	RT	10.5	10.1	9.9	10.2	12.3	9.4
症例(2歳)	LT	10.1	10.1	11.5	10.4	12.1	9.5
	RT	10.4	10.2	11.3	10.1	11.9	9.7

帽子メーカー資料-C
頭囲について
乳児：33〜45cm
幼児：45〜50cm
成人：60〜65cm

第3回法的脳死判定における脳波測定研修会テキストより引用

当院の実測値(cm)

	16w2d	23w2d	25w1d
頭囲	39	37	40
nasion-inion	25	21.5	24.5
両耳介前点	27	22	29
FP1-A1	10	9.5	10
FP2-A2	9	9.5	10
C3-A1	8.5	9.5	11
C4-A2	9	9	10.5
O1-A1	8.5	9.5	9
O2-A2	9	8.5	9.5
FP1-C3	8.5	8	9
C3-O1	9	8	10
FP2-C4	8	8	10
C4-O2	8	8	9
T3-Cz	11.5	10	12
Cz-T4	12	10	12

図8.2.4 乳幼児の頭部実測値と電極間距離

6. 関係スタッフとの連携

法的脳死判定では医師，看護師，院内コーディネータ，ネットワークコーディネータが重要な役割を担っている。院内コーディネータ，ネットワークコーディネータがスケジュール管理の中心となり，医師から脳波検査の依頼を受ける。初めての法的脳死判定では各部署とも思い通りのスケジュールでは進まないと考えてよい。当院でも深部体温が低下しすぎてしまい復温に時間がかかったり，電気毛布の使用で脳波にアーチファクトが混入したりと，スタッフ間の連絡がうまく行われなかったことによって生じた事例を経験している。

現在では，脳波担当技師と集中治療室看護師とで脳波検査の特徴や意義，法的脳死判定時の脳波検査のための環境整備についての勉強会を年1回，定期的に開催している。また救命救急センターに回ってくる研修医に対して脳波検査の特徴や注意点などの講習を2カ月に1回の頻度で行っている。臨床検査技師や医師，看護師ともに世代交代が進むことによって，共有する重要な情報や検査技術の伝達が途絶えてしまうことはなんとしても避けたいところである。

7. 法的脳死判定を実行可能な知識，技術をもつ検査技術者の育成

法的脳死判定脳波記録者は必ずしも複数人である必要はないが，可能な限り多くの人数で行うことがよいと考える。お互いにチェックしあうことで間違いのない検査を行うことができる以外に，数少ない法的脳死判定を経験することにより次世代の法的脳死判定を実行可能な知識，技術をもつ検査技術者の育成を行うことができる。あくまで日常の脳波検査の延長上にある法的脳死判定の脳波検査であるが，経験することで精神的および技術的にも余裕をもって臨めるのではないだろうか。

8. 脳死とされうる状態脳波判定と法的脳死判定

法的脳死判定前に行われる脳死とされうる状態の脳波記録では，法的脳死判定時の脳波と同一手順と質が求められる。つまり間違いのない検査手順で脳波計の内部雑音より大きな脳波が記録されない場合に脳死とされうる状態と判

定されることになり，測定環境や検査手順を確認，練習するのであれば脳死とされうる状態脳波判定の前にさらに脳波検査を行っておく必要がある。また聴性脳幹反応も行い，Ⅱ波以降の消失も脳死とされうる状態判定および2回の法的脳死判定において確認しておくべきである。

●9. おわりに

法的脳死判定には脳波検査が必須であり，客観的な検査データを保存できる唯一の検査である。そのため，脳波検査を担当する臨床検査技師は臓器移植が終了した後に脳波検査の不備を指摘されることについて，強い不安をもっていることも事実である。しかし，臓器提供施設に指定されているということは，法的脳死判定の脳波検査が行える環境があり，法的脳死判定の脳波検査を行う知識と技術をもつ臨床検査技師がいるということにほかならない。

法的脳死判定の脳波検査を担当する臨床検査技師は，高い検査技術に裏づけられた間違いのない高い検査精度が求められており，決して脳波活動を認めない脳波を記録することが目的ではない。わずかな脳波活動を検出し，早すぎる脳死判定の開始を防止することもわれわれの役割である。家族にとっては回復を望みつつも法的脳死判定という手段で身内の「死」を受け入れなければならないかもしれない状況である。法的脳死判定の脳波検査を行う臨床検査技師は脳の復活を願いつつ，精度の高い客観的な脳波検査ができるように準備を万全に整えておく必要がある。

[杉山邦男]

参考文献

1) 日本臓器移植ネットワーク：法的脳死判定マニュアル，2011．
2) 杉山邦男：法的脳死判定脳波測定のポイント，都臨技会誌 2013；41(3)．
3) 杉山邦男：脳死判定における脳波検査，Medical Technologuy 2011；39(4)．
4) 橋本修治：脳波記録技術の理論的基礎(1)，臨床脳波 2002/3；44(3)．
5) 日本臓器移植ネットワーク：臓器提供施設の手順書，2010．
6) 日本臓器移植ネットワーク：第3回法的脳死判定における脳波測定研修会テキスト

8.3 脳死判定の報告

ここがポイント！

- あらかじめ，「自施設の脳波検査マニュアル」が「検証資料フォーマット」の報告事項と合致しているかどうか確認しておくこと。
- 検証会議で指摘を受けやすいのは「法的脳死判定」ではなく「脳死とされうる状態」。
- 最も注意すべきは「実際に記録した時間が，連続30分以上であること」。

　脳死下の臓器提供を行った医療機関は，事後に「脳死下臓器提供に関する検証資料フォーマット」（2014（平成26）年2月改定）[1]を作成し，検証会議に提出しなければならない。この「フォーマット」内の脳波検査と聴性脳幹誘発反応の注意事項を表8.3.1，8.3.2に示す。2013（平成25）年5月24日に，「脳死下での臓器提供事例に係る検証会議検証のまとめ」[2]が公表され，150例の検証で指摘された事項を表8.3.3に示す。最も指摘が多かったのは，「脳死とされうる状態の診断時」の脳波検査で「実際に記録した時間が，連続30分以上であること」が守られていない事例が存在したことであった。

　今後，脳死判定脳波検査は，これら検証作業で指摘された点にとくに注意して実施する必要がある。

表8.3.1　検証資料フォーマットにおける脳波検査の報告事項

記録時刻	実際に記録した正味時間	月　日　時　分　〜　月　日　時　分 （　　　　）分 ☐ 連続30分以上である。
導出	注）少なくとも4誘導の同時記録を単極導出（基本電極導出）及び双極導出で行うこと。	
	ⅰ）単極導出	記入欄有り
	ⅱ）双極導出	記入欄有り
	注）導出部位の変更	図示する
記録条件	感度（いずれも必須）	☐ 標準感度（10μV/mm又はそれより高い感度）：（　　　）μV/mm ☐ 高感度（2.5μV/mm又はそれより高い感度）：（　　　）μV/mm
	時定数	☐ 0.3秒
	High cut filter	☐ OFF,　☐ 30Hz以上
	交流遮断用filter	☐ ON,　☐ OFF
	同時記録	☐ 心電図（必須） ☐ その他（　　　　　　　　　　　） ☐ 頭部外モニター（部位：　　　　　　　　　） 例：前腕内側部（電極間距離6〜7cm）
較正電圧曲線の記録	標準感度	単極導出　☐ 記録 双極導出　☐ 記録
	高感度	単極導出　☐ 記録 双極導出　☐ 記録
刺激	標準感度	単極導出　☐ 呼名刺激　及び　☐ 顔面痛み刺激 双極導出　☐ 呼名刺激　及び　☐ 顔面痛み刺激
	高感度	単極導出　☐ 呼名刺激　及び　☐ 顔面痛み刺激 双極導出　☐ 呼名刺激　及び　☐ 顔面痛み刺激
アーチファクト	標準感度	単極導出　☐ 心電図　☐ 筋電図　☐ 静電・電磁誘導 　　　　　☐ その他（　　　　　　） 双極導出　☐ 心電図　☐ 筋電図　☐ 静電・電磁誘導 　　　　　☐ その他（　　　　　　）
	高感度	単極導出　☐ 心電図　☐ 筋電図　☐ 静電・電磁誘導 　　　　　☐ その他（　　　　　　） 双極導出　☐ 心電図　☐ 筋電図　☐ 静電・電磁誘導 　　　　　☐ その他（　　　　　　）
脳波所見	総合判定	☐ 平坦脳波（ECI） ☐ 非平坦脳波 ☐ 判定不能

8章 脳死判定

表8.3.2 検証資料フォーマットにおける聴性脳幹誘発反応の報告事項

□ 施行（以下に内容を記載）	
□ 施行せず	
刺激側	□ 両耳刺激 □ 片耳刺激（□ 左耳刺激　□ 右耳刺激）
刺激音強度	□ 最大音圧刺激（　　　　dB） □ その他（　　　dB）
電極配置	□ Cz-A1 □ Cz-A2
加算回数	（　　　　　　）回
結果	□ Ⅰ波のみ □ Ⅰ～Ⅴ波すべて消失 □ その他（　　　　　）

表8.3.3 150例の検証で指摘された事項

検証資料フォーマットにおける脳波検査の報告事項		150例の検証で指摘された事項		
		脳死とされうる状態の診断時	第1回法的脳死判定	第2回法的脳死判定
実際に記録した正味時間	□ 連続30分以上である。	40.6±24.6分（中央値：35分，最長：193分，最短：6分） 【指摘】 30分未満であった事例のうち，15例について，30分以上記録することが望ましかった。	43.5±12.9分（中央値：41分，最長：104分，最短：30分）	43.5±14.3分（中央値：40分，最長：137分，最短：30分）
導出	ⅰ）単極導出 ⅱ）双極導出	双極導出の記録が施行されていない事例あり。 【指摘】 施行することが望ましかった。	1例で双極導出の記録が欠けていた。	
記録条件	感度 □ 標準感度　□ 高感度	6例/150例で標準感度のみ記録されていた。 【指摘】 高感度でも記録すべきであった。	1例で第1回，第2回とも高感度のみの脳波測定であった。 【指摘】 標準感度での記録も行うべきであった。	
	同時記録 □ 心電図（必須）， □ 頭部外モニター（部位：　　）， □ その他	心電図・頭部外モニターの同時記録が施行されていない事例あり。 【指摘】 施行することが望ましかった。		
刺激	標準感度及び高感度 単極導出　□ 呼名刺激　及び 　　　　　□ 顔面痛み刺激 双極導出　□ 呼名刺激　及び 　　　　　□ 顔面痛み刺激	呼名刺激・顔面痛み刺激時の記録が施行されていない事例あり。 【指摘】施行することが望ましかった。		
アーチファクト	標準感度及び高感度 単極導出　□ 心電図　□ 筋電図 　　　　　□ 静電・電磁誘導 　　　　　□ その他（　　　） 双極導出　□ 心電図　□ 筋電図 　　　　　□ 静電・電磁誘導 　　　　　□ その他（　　　）	【指摘】筋電図や静電電磁誘導によるアーチファクトにより平坦脳波と判定するのが困難な事例も認められた。脳波を測定する環境などに注意を払うことが求められる。		
その他		【指摘】 神経学的所見の確認に引き続いて，脳波を測定することが望ましい旨を指摘した事例が3例あった。脳波の再検査後に神経学的所見を再度確認すべきであった旨を指摘した事例が1例あった。	【指摘】 1例で，法的脳死判定における脳波記録を紛失していた。保管義務が果たされていなかった。	

［唐澤秀治］

📖 参考文献

1) 厚生労働省：脳死下臓器提供に関する検証資料フォーマット（平成26年2月改定）
   www.mhlw.go.jp/file/06-Seisakujouhou.../0000053905.pdf
2) 日本臓器移植ネットワーク：脳死下での臓器提供事例に係る検証会議 検証のまとめ
   www.jotnw.or.jp/datafile/pdf/report.pdf

9章 その他の神経生理検査

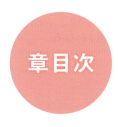

章目次

9.1：脳磁図検査　　230

9.2：光トポグラフィ検査－近赤外線分光法　　234

SUMMARY

　脳磁図検査や光トポグラフィ検査を行っている施設はこれまで少なく，なじみの薄い検査であると思われるが，近年は徐々に増加傾向にあり，検査測定・解析を検査技師が行う施設も増え，今後携わる可能性も出てきた。

　本章では，脳磁図検査の原理や特性，脳波との違いなどの基礎的内容から検査の種類，検査方法，臨床への応用を含め紹介する。また，光トポグラフィ検査の基礎的事項として原理，計測法・解析法，評価に用いる指標について解説し，本検査法の特性の理解を進めるため実際の測定時の注意事項，コツもまとめ，その臨床応用について紹介する。

9.1 脳磁図検査

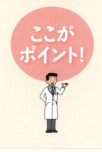

ここがポイント！
- 高い空間分解能と時間分解能により，正確な機能局在やてんかん焦点を検出できる。
- 外科的手術前に機能局在を明確にすることにより，脳機能の侵襲回避への手助けとなる。
- 非侵襲的で安全な検査である。

1. 脳磁図とは

脳からは，神経細胞の電気的活動に伴い地球磁場の10億分の1という極めて小さな磁場が発生している。この微小な磁場を測定する検査が脳磁図（magnetoencephalography；MEG）であり，測定には地磁気などの環境磁場を遮蔽するための専用磁気シールドルームが必要となる（図9.1.1）。また，脳磁計には超伝導量子干渉素子（superconducting quantum interference device；SQUID）磁束計とよばれる超高感度磁気センサーが用いられるが，超電導下での測定を行うためには液体ヘリウムで－269℃まで冷却する必要がある。

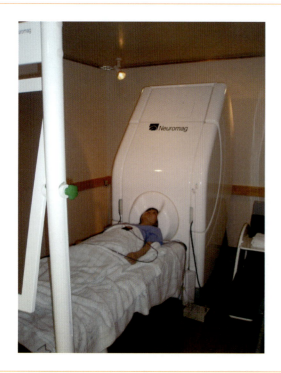

図9.1.1　脳磁図測定機

2. 脳磁図と脳波の比較

脳磁図の検査は，脳波や誘発電位をイメージすると理解しやすい。脳磁図も脳波のように生波形を記録し，発作波を検出する。脳磁図の機能検査では，誘発電位と同様にトリガーから誘発される脳活動の反応を加算平均波形として記録する。しかし，一見同じにみえる波形であるが，発生機序や特異性，結果の臨床応用は大きく異なる。大脳皮質の大錐体細胞で興奮性シナプス後電位が発生すると，細胞内外に電流が流れる。その細胞外電流を記録するのが脳波であり，細胞内電流から発生する磁場を記録するのが脳磁図である。脳波では，頭皮電極に届くすべての電流を記録することができるが，電流は脳，脳脊髄液，頭蓋骨，皮膚などの生体組織により伝導率に歪みが生じるため，広がりをもった電位を記録している。したがって，脳波は解釈が複雑で局在性に乏しい。これに対し脳磁図では，磁場が生体組織の影響を受けない点と，頭皮と平行な電流に対する磁場を検出することが得意であることにより，歪みなく局所で波形導出され，正確に電流源を推定することが可能である。求められた電流源，すなわち，脳機能局在やてんかん焦点は，MRI画像と重ね合わせみることができ，腫瘍やてんかん焦点などの病変部位と脳機能局在の位置関係を手術前に明確にすることが可能となり，手術による機能局在への侵襲回避など，外科的手術に重要な情報を提供することができる。

脳磁図の登場により，脳神経活動を高い空間分解能で脳解剖と結びつけて理解できることが可能となりつつある。時間分解能の高さもほかの診断法に対する電気生理学的診断法の利点である。しかし，脳磁図は頭皮に近い皮質の神経活動の捕捉を得意とし，深部の神経活動は不得意である。また，磁場の方向性により頭皮と垂直な神経活動は捉えにくいため，脳すべての活動を明確に捉えているわけではな

い。大脳皮質におけるてんかんの電気活動は，発生源から局所的に拡大するもの，遠隔部位に伝搬するものとさまざまであり，脳磁図においても単一の神経細胞活動を記録しているものではなく，ある程度広がったグループの電気活動による磁場を観察しているため，脳磁図で得られた局在がてんかんの発生源であるとは断定できない。したがって，外科的手術を選択する場合は，長期ビデオ脳波モニタリングや頭蓋内脳波を用いて発作時の検査所見を得る必要がある。

3. 脳磁図検査の種類と特徴

(1) 自発脳磁場

てんかん患者では，脳波で異常を捉えられない場合でも，脳磁図により異常波が検出されることがある (図9.1.2)。また，異常波の局在診断精度が高いため，発作との関連や外科的摘出が可能な部位なのか否かの検討に利用できる。脳波より空間・時間的分解能が優れているため，発作中や複雑な部位から発生する異常波を容易に分離し三次元の点で検出することができる。

(2) 体性感覚誘発脳磁場
(somatosensory evoked magnetic fields；SEF)

開頭手術や放射線治療で中心溝同定が必要な場合，身体部位別体性感覚機能野の局在同定を行う (図9.1.3)。

(3) 聴覚誘発脳磁場 (auditory evoked magnetic fields；AEF)

開頭手術や放射線治療で聴覚野の同定が必要な場合，両側の刺激で左右聴覚野の反応を明確に分類することができる。

(4) 視覚誘発脳磁場 (visual evoked magnetic fields；VEF)

開頭手術や放射線治療で視覚野の同定が必要な場合，左右後頭葉の視覚野の反応を分類することができる。

(5) 運動関連脳磁場
(movement-related magnetic fields；MRF)

開頭手術や放射線治療で中心溝同定や運動機能局在の同定が必要な場合，運動野の局在を推定し病変部位との位置関係を明らかにする (図9.1.3)。

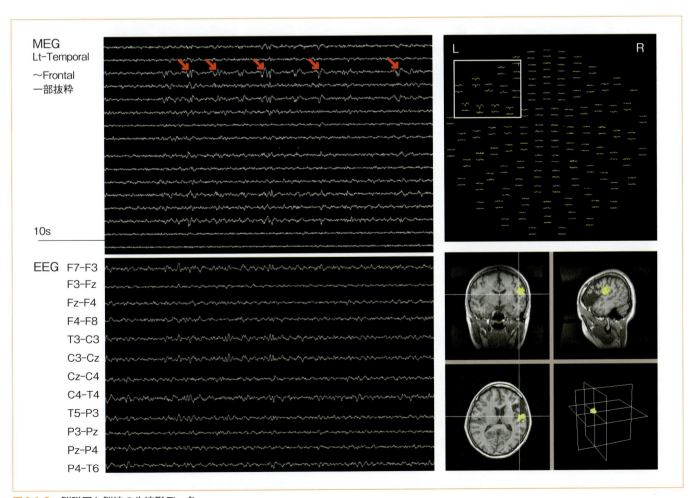

図9.1.2 脳磁図と脳波の生波形データ
脳波と脳磁図の同時記録。脳波では生体組織による歪みや背景脳波に埋没しわかりにくい発作波が脳磁図では明確にわかる。
発作波を一つひとつ解析し求められた発作焦点（黄点）をMRI画像に重ね合わせた。

(6) 言語関連脳磁場
（language-related magnetic fields；LRF）

開頭手術や放射線治療で言語優位半球の同定が必要な場合，絵や文字の視覚的刺激，聴覚的刺激を利用し言語優位半球の同定を行う。

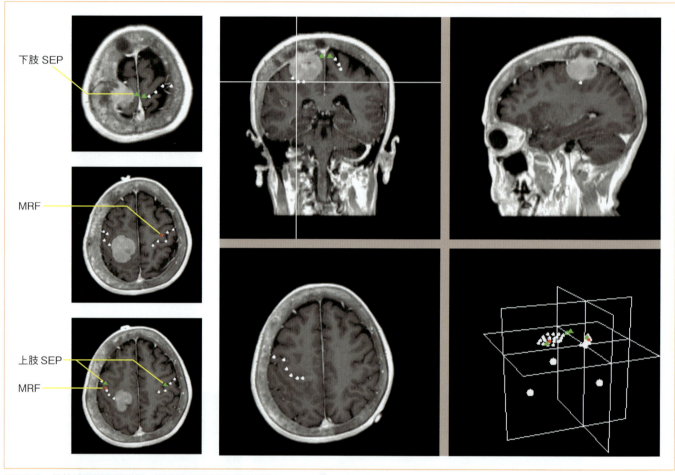

図9.1.3 体性感覚誘発脳磁場，運動関連脳磁場の臨床応用
緑点はSEFより求められた上肢・下肢の感覚野，赤点はMRFより求められた上肢運動野。これらより中心溝が明らかになった。中心溝は腫瘍の直下にあることが確認できる。白点は中心溝をわかりやすくマークしたもので磁場の焦点ではない。

Q 検査を受ける前の注意事項は？

A 検査着に着替えさせるなどし，検査に応じて睡眠や覚醒の準備を整える。

　脳磁図は，非侵襲的な検査で苦痛はほとんどない。磁場を測定するため測定室内の金属持ち込みは禁忌である。アクセサリー，下着のホック，衣服のファスナーなどは測定に支障を与えるため取り外し，検査着に着替えさせる。てんかん焦点検索など自発脳磁場では，脳波も同時に記録し，眠れるような準備が必要である。反対に，運動関連脳磁場や言語関連脳磁場などの機能検査では，眠いと脳反応が悪くなるためしっかり覚醒させ，かつ検査に集中させる必要がある。検査時間は検査の種類によって異なるが，準備・測定に1～2時間必要であり，検査データの解析にも時間を要する。検査結果にはMRI画像が必要なためMRI撮影も行う。

▶参考情報
　MRI撮影はMEG検査の後に行うようにしている。理由は，MRIは金属を磁化するため，頭部に手術など何らかの理由で微量な金属が残存していると，その微量な金属が磁化しMEG測定時にノイズとして影響を与え，検査が行えなくなることがあるためである。

> **Q** 脳磁図はどのような目的で使われ，保険適用は？
>
> **A** 脳の機能障害の鑑別診断に利用され，保険適用も認められている。
>
> 臨床活用の多くは，てんかん波の有無やてんかん焦点の検索，または，脳腫瘍などによる脳の機能障害の鑑別診断に利用され，保険適用も認められている。その他の活用として，脳の認知機能や高次脳機能に関する検査や研究にも使われている。

▶参考情報

脳磁図の認知機能，高次脳機能への応用は研究段階であり，施設によってはすでに脳ドックとして行っているようである。今後の検査方法の確立と普及が期待される。

［田中夏奈］

参考文献

1) 中里信和：臨床検査としての脳磁図（MEG）入門　医学検査；55(10)：1083-1091，2006.
2) 橋本　勲，他：臨床脳磁図検査解析指針　臨床神経生理学；33：69-86，2005.
3) 湯本真人：脳磁図（MEG：Magnetoencephalography）Laboratory and Clinical Practice；31(1)：30-37，2013.
4) 平田雅之：てんかんの脳磁図診断　臨床病理レビュー；151：87-94，2013.
5) 岩崎真樹，他：脳波よりも脳磁図で明瞭に認められるてんかん性棘波　臨床脳波；49(12)：757-761，2007.
6) 田中夏奈：脳磁図　医学検査；60(4)：282-282，2011.
7) 田中夏奈：MEGが有用であったクモ膜嚢胞の一症例　医学検査；55(4)：487-487，2006.
8) 菅野彰剛：図解 神経生理検査の基本手技(1) MR画像連結型ヘルメット型脳磁計による大脳機能マッピング　医学検査；54(9)：1246-1249，2005.
9) 菅野彰剛，他：脳磁図入門　Medical Technology；28(3)：309-315，2000

9.2 | 光トポグラフィ検査—近赤外線分光法

ここがポイント！
- プローブの設置は正確に，浮かないように，また閉めすぎないようにする。
- ベースラインの設定に慣れることが解析上重要である。
- ブロック課題の設定では，安静時の課題と課題後のレストの設定がキーとなる。
- ヘモグロビン変化は何を意味しているのか，考えながら検査を進める。

1. はじめに

波長700〜900nm程度の近赤外光は，生体組織内を主にヘモグロビン（hemoglobin；Hb）による吸収を受けながら反射をくりかえしつつ組織内を拡散する。

一方，脳内で情報処理が行われると脳局所の神経活動によって酸素が消費され時空間的に一致した領域において脳局所血流変化が生じる。この現象を，2波長以上の近赤外光を用いて光吸収特性の違いから酸素化ヘモグロビン（oxy-Hb），脱酸素化ヘモグロビン（deoxy-Hb）およびこれらの和から総ヘモグロビン（total-Hb）の濃度変化を算出し，神経活動の指標とするのが近赤外線分光法（near infrared spectroscopy；NIRS）による脳機能計測の原理である。

NIRSは単チャンネルにおけるヘモグロビン濃度の変化を検出するものであるのに対して，光トポグラフィ検査（optical topography；OT）では，さらに，頭皮上の多点プローブから近赤外光を照射・検出することで脳内局所の脳血流変化をHb濃度変化の勾配として空間的に画像化したデータを得ることが可能となっている（図9.2.1）。

2. 計測モード／解析モードについて

OTの記録モードには，Continuous記録とStim記録がある。Continuous記録は主にモニター時に使用される。一方，Stim記録は課題実行時やイベントに伴う脳血流評価に有効な測定法である。

3. Continuous 記録

Continuous記録は，最大時間分解能100msでの連続記録を可能とする記録法である。脳血流評価法には，PET，SPECTなどがよく用いられるが，いずれも放射線を利用すること，時間分解能に優れないなどの問題点を有する。この点においてOTは，血流のヘモグロビン濃度変化をリアルタイムに評価することが可能であり，かつ唯一の長時間の持続血流モニタリングが可能な評価法である。そこで，てんかん焦点の決定などに応用されている。

4. Stim 計測

課題，刺激を提示しながら行う計測法，もしくはイベントに伴う計測法で，多くは複数回の刺激による反復記録後に，Integral解析が行われる。しばしば，ブロックデザイン課題を用いて記録されるが，課題の設計と課題処理後の安静時間が十分にとれていることが，大切なポイントとなる。

(1) Integral 解析とは
① 課題提示前・中・後区間の平均加算波形を得る。
② 最小二乗法近似でfitting線を引き，課題実施に伴うHb濃度変化を補正する。

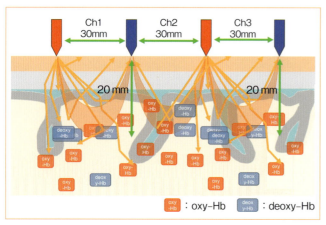

図9.2.1 OT検査の原理
赤色の発光プローブから出力された近赤外光は，脳組織内で吸収・散乱をくりかえしながら脳内を拡散し，青色の受光プローブで検出される。このとき，光の減弱度は組織中の主にヘモグロビンによる吸収に依存して変化する。吸光度は，ヘモグロビン濃度と実効光路長により左右される。

9.2 光トポグラフィ検査—近赤外線分光法

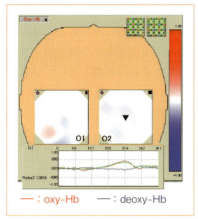

図9.2.2 てんかん患者の発作時oxy-Hbを指標としたOTマッピング
下図グラフのピーク時（▼）での2次元マップ。赤色の領域が血流増加を示している部位で，てんかん焦点を示している。グラフでは，安静状態から発作に移行するにつれてoxy-Hbの増加が認められる。

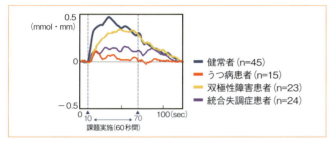

図9.2.4 健常者と各精神疾患患者におけるoxy-Hbの推移のパターン
前頭葉左右上部のoxy-Hbについて，平均値の推移を示した。うつ病は，検査時間全体を通してoxy-Hbの増加が乏しい特徴がある。双極性障害は，課題が開始されてからのoxy-Hbの増加が遅く，後半でピークに達する特色がある。統合失調症は，oxy-Hbが増加するタイミングがずれていて課題終了後に増える傾向にある。
（NIRS波形の臨床判読 先進医療「うつ症状の光トポグラフィー検査」ガイドブック．心の健康に光トポグラフィー検査を応用する会・編，福田正人・監，中山書店，2011を参考に作成）

③データを課題提示前区間，課題実施区間，課題終了後区間に分離して，波形を表示する。

本解析によって，課題実施に伴うHb変化を明瞭に表現できるようになる。

● 5. OTの特徴

リアルタイムに長時間連続測定が可能な，唯一の脳機能イメージング法である。時間分解能においても，100msとほかの脳血流動態を可視化する脳機能イメージングの中では極めて高い。しかし，空間分解能は1～3cm程度と低く，計測対象は主に大脳皮質であり，脳幹などの脳深部計測は困難である。

● 6. OT検査の臨床応用

OT検査は頭部用NIRSの保険収載検査名であり，脳神経外科領域におけるてんかん焦点の推定，無侵襲性言語優位半球の決定，および精神神経科領域におけるうつ症状の鑑別診断補助において保険適用が認められている。

(1) 脳神経外科領域
①脳外科手術前のてんかん焦点の推定
　OTの利点を活かして長時間ビデオOT同時記録による

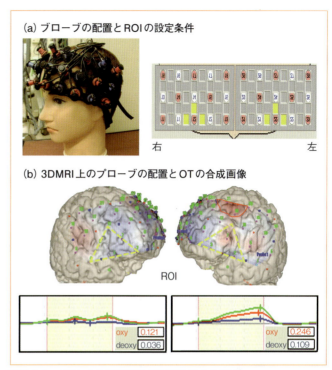

図9.2.3 OTによる無侵襲性言語優位半球決定法
(b)上段に2次元のトポグラフィを下段にIntegral解析結果を示す。黄色点線はROIの場所を示しているが左半球のブローカー野に血流の増加を認める。本例のLIはLI=(0.246−0.121)/(0.246+0.121)=0.125/0.367=0.340。したがって左優位半球ということになる。

てんかん焦点の推定が実施されている[1]（図9.2.2）。
②**無侵襲性言語優位半球の決定**[2,3]

国際10-20法F7，F8を中心とする領域にプローブを配置し，言語流暢課題を提示しながら，stim計測モードで記録する。次に，左右の優位性を評価するために，活動評価に関連する複数のチャンネルデータの平均値を算出するための関心領域ROI（図9.2.3.aの黄色で示す領域）を設定し，ヘモグロビン変化値を計算する。左半球ROIにおける課題遂行時の平均oxy-Hb値をL，右半球ROIにおける平均oxy-Hb値をRとして，言語偏性指数laterality index (LI)を計算し判定する。

$$LI = (L - R)/(L + R)$$

【測定条件】

表示レンジ：0.4～−0.2mM·mm

移動平均：5秒

解析法：Integral解析

(2) 精神神経科領域
①うつ症状の鑑別診断補助

精神疾患の前頭前野機能の賦活反応性について，言語流暢課題を用いて分析する。うつ病や双極性障害，統合失調症を，7～8割の精度で鑑別できる。プローブの配置記録条件については，言語優位半球決定法と同じ。

代表波形を図9.2.4に示す。健常者では，速やかなoxy-Hbの立ち上がりがみられ，速やかにピークに至りその後も持

続するため重心は中盤にみられる。このため，積分値も最も大きい。

うつ病患者では，反応性が乏しいままで推移するため，重心は中盤にみられ積分値は最も小さい。双極性障害では，中等度の立ち上がりで中等度の反応が課題終了後も持続するため，積分値は中等度で重心は終盤にみられる。統合失調症では，反応性が弱いながらも課題中から課題終了後まで持続するため積分値は小さく重心は終盤となっている[4]。

OT検査を実施するにあたってのコツ

OTを上手にとるために，前処理をマスターしよう！

OT検査では，ベースラインを記録者が自由に設定することができる。そこで，イベントもしくはタスクの直前でベースラインを再設定することにより（図9.2.5），イベントもしくはタスクにより変化したヘモグロビンの相対的変化量を明示できる。

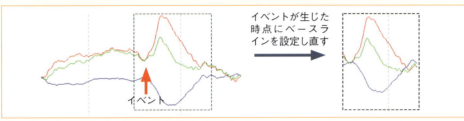

図9.2.5　ベースラインの再設定例
実測ではイベントまでの間に，oxy-Hbとdeoxy-Hbベースラインからの偏位がみられる。イベントの発生に伴う変化をみる場合，イベントの直前でベースラインを再設定することにより，イベントに伴う変化量を明確に示すことができるようになる。

フィルタを上手に使おう！

フィルタリングとは，目的とする周波数成分を取り出し，データを明確化するための処理方法である。OTには，ローパスフィルタ，ハイパスフィルタ，この両方を設定したバンドパスフィルタが準備されている。また，スムージングの機能として，平均移動などが準備されており，適切な設定によりきれいな波形を表現できる（図9.2.6）。

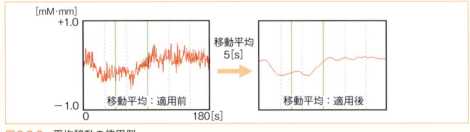

図9.2.6　平均移動の使用例
OT検査は，感度が高いときに心拍変動に伴うヘモグロビン変化まで捉えてしまう。このような場合には，上図のように5秒の移動平均を使用すると波形にスムージング処理が施され計測しやすくなる。

OTで評価に用いる指標

課題やイベントに対する反応性を客観的に評価するために，反応性（初期の傾き），反応量（積分値），その平均値である平均ヘモグロビン変化量，ピーク値，ピーク時間，また正方向の面積が半分となる部位である重心を利用して，重心値，重心時間（刺激開始時から重心に至るまでの時間）などの指標が計測されることがある（図9.2.7）[4]。

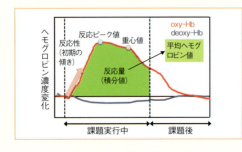

図9.2.7　OTで評価に用いる指標
OT検査で用いられる指標の計測点を示す。反応の活性は反応初期の傾きで評価し，反応の総量は積分値または平均ヘモグロビン変化量で評価できる。反応の持続性は，重心時間で評価ができ，数値化により客観的評価を可能とする。
（NIRS波形の臨床判読　先進医療「うつ症状の光トポグラフィー検査」ガイドブック．心の健康に光トポグラフィー検査を応用する会・編，福田正人・監，中山書店，2011．を参考に作成）

▶測定のコツ

①プローブ装着について
プローブは事前にホルダーにセットしてから頭部に装着すると装着に時間がかからない。

②プローブによる痛み対策
前頭部下部（眉毛の上のあたり）では，プローブの締め付けがきつくなりやすく患者が痛がる。この部分でホルダーにプローブを装着するときは，浅めに挿入する。

③血圧の変動に注意
測定時に血圧の変動がない方が再現性よくとれる。課題を提示して測定する場合には，十分に練習してから計測する。

④首を動かさないように注意
首には脳循環に関連する血管があるので，測定中には首を回転したり傾けたりしないように注意する。

⑤プローブの固定をしっかりと
OTで検出されるヘモグロビン濃度の変化はごく微量であるため，プローブの移動（光路長の変化）がみられたときには，その測定は信頼性が低いことを念頭において検査を進める。

Q OT検査のヘモグロビン変化は何を指していますか？

A OTで得られる脳の信号の意味合いは，まだ不明な点が多い。

しかし，灰田の報告[5]によると，
① 主として毛細血管等の細い血管に由来し，太い血管からの信号は光が吸収されてしまうため含まれない
② total-Hb，oxy-Hbは主として脳の毛細血管床の増加を示す
③ deoxy-Hb低下は脳血流量増加に伴う流速を反映する
と考えられる。

▶OTの安全性
OTは，可視光よりも長い光を用いているため，生体分子の化学的結合エネルギーと比べてその光子エネルギーははるかに低く，直接生体分子の化学結合を分解して害を与えるような方法ではない[6]。

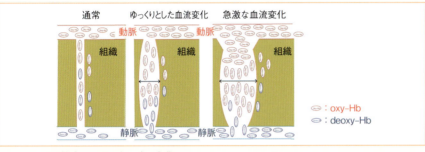

図9.2.8 OT検査のヘモグロビン変化
通常，動脈より供給されるoxy-Hbは組織内で代謝され，deoxy-Hbとして静脈に排出される。OTでとらえられるHbの変化は毛細血管等の細い血管に由来しており，太い血管のHbの変化はとらえられない。ゆっくりとした血流増加では，流入する動脈血により血管床とoxy-Hbの増加を認める。しかし流入する動脈血の流入速度が遅いため，deoxy-Hbの洗い流しは進まない。急激な血流変化では，動脈血の流入速度が速くなり，血管床とoxy-Hbの増加に加えて脳血流量も増加するためdeoxy-Hbの洗い流しが進み，結果としてdeoxy-Hbの低下を認める。

Q OT検査で注意すべきポイントは何ですか？

A OTではヘモグロビン濃度変化を検出する。

通常の血液検査ではtotal-Hb濃度を計測しており，単位はmg/dLで示され，絶対値として計測される。これに対してOTの単位はmM・mmで表される。これは，濃度変化の計算式のうち光路長が実測できないために，光路長に変化がないと仮定して単位時間当たりの変化量は求められるためである。したがって，得られるデータはあくまでも相対的な変化であり，絶対値としての数値ではあり得ない。
① 各チャンネルを直接比較
② 非連続な経時データを直接比較
③ 異なる被検者間の比較
などは，光路長が一定していないため，厳密には測定できないことを知っておかなくてはならない。その対策法は多数報告されているが，本項では割愛する。

▶個人・計測部位による差
光路長因子（differential pathlength factor；DPF，光路長とプローブ間距離比）は，個人間や計測部位間で10～20％の差があるとされている[7]。

［丸田雄一］

参考文献

1) Watanabe E, Nagahori Y, Mayanagi Y. : Focus diagnosis of epilepsy using near-infrared spectroscopy. Epilepsia, 2002 ; 43, Suppl 9 : 50-55.
2) Watanabe E, Maki A, Kawaguchi F, Takashiro K, Yamashita Y, Koizumi H, Mayanagi Y. : Non-invasive assessment of language dominance with near-infrared spectroscopic mapping. Neurosci Lett, 1998 ; Oct 30, 256(1) : 49-52.
3) 丸田雄一，藤井正美，野村貞宏，鈴木倫保，他：言語優位半球光トポグラフィー装置を用いた無侵襲言語優位半球の同定法について～Wada testとの比較～. 臨床神経生理学，2012；40(6)：519-526.
4) NIRS波形の臨床判読　先進医療「うつ症状の光トポグラフィー検査」ガイドブック. 心の健康に光トポグラフィー検査を応用する会・編，福田正人・監，中山書店，2011.

5) 灰田宗孝：脳機能計測における光トポグラフィ信号の意味．MEDIX，2002，vol.36：17-21．
6) 牧敦 光：トポグラフィの点と線―脳，そして人間科学へ―．日立評論，2006，Vol.88，No.05：440-441．
7) Wray S1, Cope M, Delpy DT, Wyatt JS, Reynolds EO. Characterization of the near infrared absorption spectra of cytochrome aa3 and haemoglobin for the non-invasive monitoring of cerebral oxygenation. Biochim Biophys Acta, 1988, Mar 30, 933(1): 184-192.

10章 神経生理検査におけるBME

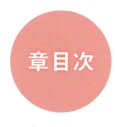
章目次

10.1：神経生理検査のME機器 ……… 240
10.2：医用室・検査環境 ………… 249
10.3：安全対策 ………………… 252

SUMMARY

　神経生理検査は，基本的にME機器を活用して実施する。それを担当する臨床検査技師はME機器の基本的な構造や操作法，使用上の注意などをよく理解し，正しく，かつ，安全に使用できる能力を身につけることが何より大切である。また，最近は検査室での検査以外に，病棟，手術室，ICU等でのポータブル検査も急増している。それぞれの医用室の構造特性を十分に理解しておく必要がある。
　厳格な基準に則って製作されたME機器といえど，所詮はヒトがつくったものである。経年変化で動作がおかしくなることがないとはいえない。極々まれな現象とはいえ，使用ME機器が誤作動を起こした場合には，それをいち早く感知し，的確に対処できるようにするための危機管理を日ごろから心がけておく必要がある。
　本章では，神経生理検査における生体医工学（BME）について，このような視点で各項目を概説する。

10.1 神経生理検査のME機器

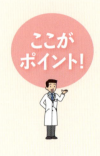

ここがポイント!

- bio-medical engineering (BME) は生体医工学と訳されている。
- 神経生理検査に用いられるME機器の構造と特性を理解する。
- 外部ノイズと内部ノイズを区別し，その対策を理解する。
- SN比を理解する。
- 差動増幅器とCMRRを理解する。
- フローティングアースの意義を理解する。
- AD変換およびDA変換のステップを理解する。
- さまざまなセンサ・トランスジューサの原理，用途，使用上の注意事項などを理解する。
- ME機器の故障率曲線を理解する。
- 単一故障状態の概念を理解する。

1. bio-medical engineering（BME）

MEは以前，医用電子（medical electronics；ME）または医用工学（medical engineering；ME）を意味していた。しかし，近年，本学問分野の進展と諸外国に習って，bio-medical engineering（BME），つまり生体医工学という幅広い学問体系ととらえるように変革，発展した。

2. 神経生理検査に用いられるME機器の概要

神経生理検査に用いられる主たるME機器は脳波計と筋電計・誘発電位測定装置である(図10.1.1)。特筆すべきは，両機器ともパーソナルコンピュータが搭載されている点，生体信号を電極ボックス内でAD変換し，ケーブルを介してパーソナルコンピュータに送り，信号処理する点である。これらは国産機，諸外国から輸入された機器などさまざまな機器が臨床現場で用いられているが，本章では原則として，日本の多くの病院で利用されている日本製（Made in Japan）ME機器についてまとめる。

神経生理検査に用いられるME機器はこのほかにもPSG検査機器，光トポグラフィ（fNIRS）測定装置，MRI装置，MEG記録器，磁気刺激装置などさまざまなものがある。

ちなみに，ME機器の構造や性能は国際規格のIEC（国際電気標準会議）規格または日本の国家規格のJIS（日本工業規格）で規定されている。

MEMO

ME機器内蔵バッテリは環境温度の変化に影響されることがあるため，設置条件を取扱い説明書または添付文書で確認することが大切である。

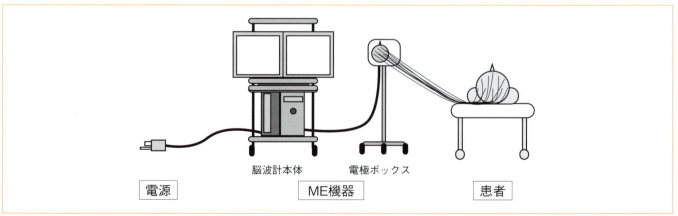

図10.1.1　生体計測装置の基本構成
脳波計または筋電計・誘発電位測定装置の基本的な配置は電源-ME機器-患者とする。脳波計または筋電計・誘発電位測定装置は，いずれもBF形またはCF形装着部をもつME機器で，生体信号を高性能の差動増幅器を介して電極ボックス内でAD変換するため，外部ノイズの影響を受けにくい構造といえる。

3. 生体信号の特徴

脳波，筋電図，心電図ほかの生体信号はそれぞれ異なる電圧および帯域周波数を有している（表10.1.1）。生体信号を記録する場合，これらに合わせた機器設定が必須である。なお，コンセントから供給されている商用交流は，一般に実効値100V，周波数50または60Hzである。

MEMO

ヒトの身体のおよそ60％は水分（イオン水）であり，体積を無視できない不規則な形をした導体で，容積導体（volume conductor）とみなされる。生体信号の発生源から比較的遠い部位でも電位が記録できるのは，容積導体内を電位が容積伝導（volume conduction）するからである。たとえば，心電図が右手と左手のⅠ誘導で記録できるのはこのためである。

4. 外部ノイズと内部ノイズ

目的とする生体信号以外の信号をノイズ（雑音，アーチファクト）とよぶ。ノイズは目的としない生体信号（たとえば，脳波を記録する場合，筋電図や心電図はノイズとなる）のほか，外部環境から増幅器へ不要な電位変動が入る外部ノイズ（外部雑音）と，増幅器のさまざまな素子が発生させる内部ノイズ（内部雑音）に大別される。

環境に起因する外部ノイズは漏洩電流，静電誘導，電磁誘導に大別される。漏洩電流は経年変化に伴い床や壁にわずかな電流が流れ，混入する交流ノイズである。床や壁面からベッドや患者を完全に絶縁することで防止できる。静電誘導は電灯線と身体との間にあたかもコンデンサのように浮遊静電容量が生じるために混入する交流ノイズであり，シールドルームやシールドマットを用いることで防止できる。電磁誘導は導体に電流が流れるとそこに磁界が生じ，磁界中に置かれた導体には電流が発生するという電磁誘導が原因となり混入する交流ノイズである。周辺ME機器，電化製品を遠ざける，不要な機器の電源プラグをコンセントから抜く，電源コードの位置を工夫する，リード線を束ねるなどで防止できる。

医療機器の内部ノイズはフリッカーノイズ，ホワイトノイズ，マイクロフォニックノイズ，ドリフト，熱雑音，ハム雑音，ショット雑音，バースト雑音などがある。

MEMO

入力換算ノイズ（input referred noise）は，内部ノイズがすべて入力部で発生したと仮定して算出する。増幅器内部のSN比の指標である。

5. SN比

記録したい生体信号（signal；S）と目的とする生体信号以外のノイズ（noise；N）の比率をSN比とよぶ。SN比は，通常，デシベル（dB）で表記する。生体信号の電圧をE_S，ノイズの電圧をE_NとするとSN比は次式で表される。

$$SN比 = 20\log_{10}\frac{E_S}{E_N}$$

MEMO

SN比が大きい場合は生体信号と比較しノイズが少ないことを，SN比が小さい場合は生体信号と比較しノイズが多いことを意味する。

6. 増幅器の増幅度と電圧利得（gain）

生体信号のME機器の増幅器は高入力インピーダンス，高感度，低ノイズが要求される。

入力信号E_{IN}に対し，出力信号E_{OUT}が何倍になったかを表す指標は増幅度とよばれ，次式で表される。なお，元来，増幅度は比率であるがため単位はないが，慣用的に倍という単位が用いられることが多い。

$$増幅度 = \frac{E_{out}}{E_{IN}}（倍）$$

電圧の増幅度を常用対数で表したものは電圧利得（ゲイン）とよばれ，次式で表される。単位はデシベル（dB）である。

$$電圧利得 = 20\log_{10}\frac{E_{out}}{E_{IN}}（dB）$$

MEMO

たとえば，ある増幅器に$10\mu V$の電圧信号を入力すると，1V（＝$10^6\mu V$）で出力した場合，増幅度は100,000倍（＝10^5倍），電圧利得は100dBとなる。

7. 差動増幅器

生体信号を増幅するために差動増幅器が用いられる。生体信号は身体内に発生源があるため増幅器に差動信号（逆相信号）として入力される。これに対して身体外に発生源

表10.1.1 生体信号の電圧および帯域周波数

生体電気信号	電圧	帯域周波数
脳波	30～100μV	0.5～60Hz
筋電図	5～15mV	5～2,000Hz
心電図	1mV	0.05～100Hz
商用交流	100V	50 or 60Hz

脳波，筋電図，心電図はそれぞれ別々の電圧特性，周波数特性を有する。これらの生体信号を記録する場合には，それぞれの特性に合致させたME機器の設定が不可欠である。

10章 神経生理検査におけるBME

がある外部ノイズは増幅器に同相信号として入力される。これを利用して，差動信号を大きく増幅し，同相信号を増幅しない（実際には小さく削減する）特性をもった増幅器が差動増幅器である（図10.1.2）。差動増幅器のその特性を表す指標はCMRR（common mode rejection ratio）または弁別比とよばれ，次式で表される。

$$\mathrm{CMRR} = 20\log_{10}\frac{差動信号（生体信号）の増幅度}{同相信号（外部ノイズ）の増幅度}\ (\mathrm{dB})$$
$$= （差動信号の電圧利得）-（同相信号の電圧利得）$$
$$(\mathrm{dB})$$

CMRRは差動増幅器のSN比の指標であり，値が大きいほど性能のよい差動増幅器とみなせる。現在市販されている脳波計，筋電計・誘発電位測定装置のCMRRは100dB以上である。

脳波計，筋電計・誘発電位測定装置の差動増幅器は高入力インピーダンス，低入力バイアス電流，多チャネルに伴う総消費電流の増大を抑えるためCMOSオペアンプ（FETトップ）が用いられている。

なお，FET（電界効果トランジスタ）はJ FETとMOS FETに大別され，CMOSはnチャネルMOS FETとpチャネルMOS FETを組み合わせたものである。

MEMO
脳波計では電極ごとに，また，筋電計・誘発電位測定装置では記録チャンネルごとに差動増幅される。

● 8. 3P電源プラグと3Pコンセント

現在，クラスⅠのME機器には保護接地端子（アース端子）を有する3P電源プラグが実装されている。この3P電源プラグを3Pコンセントに差し込むことで，電源供給とアースを同時に実現している。

医療行為を行うすべての部屋（当然，検査室を含む）は医用室とよばれている。医用室には医用コンセント，いわゆる3Pコンセント（接地極つき2Pコンセント）の設置が義務づけられている。つまり，病院内のどの部屋にも3Pコンセントが常設されている。

なお，3P電源プラグのアース端子の意義は①余剰電流や漏れ電流を大地（地球）に流す感電防止と，②電子機器の基準電位点の確保に大別される。

MEMO
地球（earth）または大地（ground）は無制限の静電容量を有する導体と考えることができる。

● 9. フローティング・アース

アナログの時代，患者にボディアース電極（単にアース）を装着していた。その当時のボディアースと現在のアースは意義が異なる。現在の脳波計と筋電計・誘発電位測定装置では内部で生体信号の入力部は商用交流で稼働する機関部からフローティング（図10.1.3）されている。つまり，生体信号の入力回路部の基準電位としての意義が重要であり，とくにフローティング・アースとよばれる。フローティング・アースは患者と入力回路部の電位を合わせるもので，これを装着していなければ，患者と入力回路部の間に大きな電位差が生まれ，生体信号を記録することができないので，とても大切なものである。

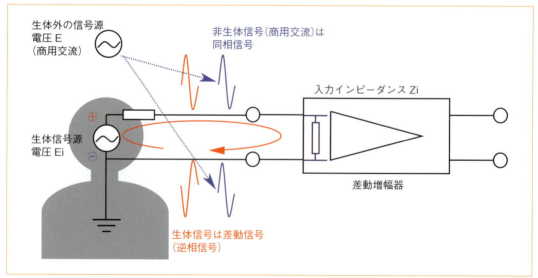

図10.1.2　差動増幅器の概要
差動増幅器は生体信号が差動信号（逆相信号），外部ノイズが同相信号で入力されることを利用して，同相信号を小さく抑え込む機能を付加した増幅器である。差動増幅器のその特性を表す指標がCMRRまたは弁別比である。CMRRが大きい差動増幅器ほど性能のよいものと考えられる。ちなみに，増幅器の入力インピーダンスはできるだけ大きくしなければ，生体信号を記録することができない。

MEMO

国産脳波計のニュートラル電極（Z）は基本的にはフローティング・アースであるが，さらに差動増幅器のCMRRを向上させるために，システムリファレンスから取り込まれた信号をフィルタ処理し，信号帯域を限定して，それを反転させた状態で患者にフィードバックさせる働きをもたせている。

● 10. 帯域幅とフィルタ回路

ノイズの混入を最小限に抑えるために，生体信号のもつ周波数帯域のみを増幅する必要がある。

アナログ時代，生体信号の周波数の下限値を高域通過フィルタ（high pass filter；HPF）の低域遮断周波数と，また，上限値を低域通過フィルタ（low pass filter；HPF）の高域遮断周波数に一致させることにより，それを実現していた。低域遮断周波数と高域遮断周波数の間を帯域幅とよび，低域遮断周波数より低い周波数および高域遮断周波数より高い周波数は信号増幅がされない周波数（実際には小さく減弱させる）として，信号をよく増幅する周波数の選別が行われていた（図10.1.4）。高域通過フィルタ回路および低域通過フィルタ回路はコンデンサと抵抗からなるCR回路が基本として使われていた。

デジタル時代に入り，前述の特性をデジタルフィルタまたは演算によって近似的に再現する仕様になった。帯域幅，低域遮断周波数，高域遮断周波数などの概念の理解はいまも変わらず重要である。

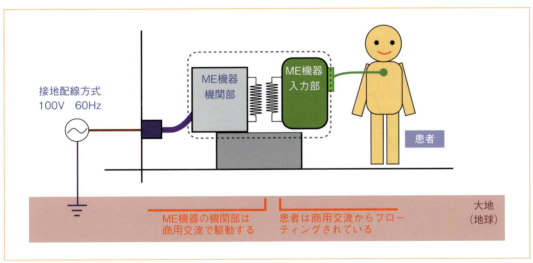

図10.1.3　フローティング
絶縁トランスを介して，商用交流で駆動するME機器の機関部と生体信号が入力される患者側入力部を絶縁分離する方式がフローティングである。これにより，商用交流と患者を物理的に分断することができる。患者に装着するアースをとくにフローティング・アースとよび，主に入力部の電子機器の基準点の確保として機能する。ME機器の機関部は3Pプラグのアース端子で，結果として大地（地球）と接続されることとなる。

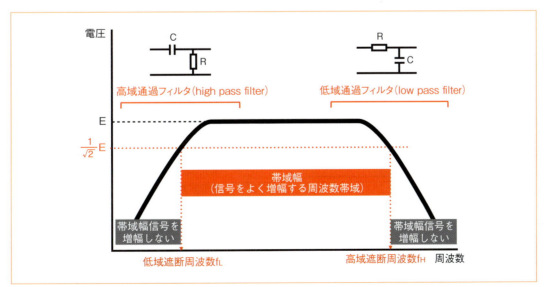

図10.1.4　低域または広域遮断周波数と帯域幅
アナログ時代の脳波計や筋電計・誘発電位測定装置はコンデンサと抵抗からなるCR回路を基本として利用し，低域または高域遮断周波数を設定することで，増幅器に流し込む生体信号の周波数（帯域幅）を制御していた。国産のデジタル脳波計はこの特性に近似させた信号処理を行っている。

脳波計においては，アナログ時代に必須とされていた校正電圧（calibration）を描画して時定数を実測し，増幅器を評価する行為の意義は希薄となったが，校正電圧波形による記録コンディションの確認の意義は今も高い。現在，校正電圧の記録に加え，システムリファレンスの誘導（電極データ，オリジナルデータ；referenceのorgまたは電極選択の0V）の記録が必須となっている。

11. AD変換

AD変換（analog to digital conversion）は連続的に変化するアナログ情報をパーソナルコンピュータなどを使ってデジタル信号処理するために，離散的なデジタル情報に変換する操作である。AD変換において，アナログ信号は標本化（サンプリング），量子化，符号化の3つのステップでデジタル化される（図10.1.5）。脳波計および筋電計・誘発電位測定装置とも，AD変換は電極ボックス内で行われる。デジタル化された生体信号はケーブルを介してパーソナルコンピュータなどの信号処理部に送られ，さまざまなデジタル処理がなされる。

(1) サンプリング定理またはナイキスト定理

サンプリング周波数を決定する場合，エリアシング（折り返し現象）を回避するため，記録したい生体信号の周波数帯域の最高周波数（たとえば，0.5～60Hzの脳波信号であれば最高周波数は60Hz）の2倍以上に設定しなければならない。これをサンプリング定理またはナイキスト定理とよぶ。

(2) アンチエリアシングフィルタ

現実として，生体信号には高周波数の成分が含まれるため，この成分によってエリアシングが発現し，実データに影響を及ぼす危険がある。それを回避するため，AD変換の前に高周波成分を除去する低域通過フィルタ（low pass filter）回路が挿入されている。これがアンチエリアシングフィルタである。

(3) 量子化誤差

AD変換において，時間分解能および振幅分解能が高くなればなるほど，デジタル化の精度が高くなるが，データ量が増大する。また，振幅分解能を向上させる場合，ビット数の制限を受ける。これにより生じるズレが，量子化誤差である。

12. DA変換

デジタル信号を可視化するために，アナログ信号に近似させる操作をDA変換（digital to analog conversion）とよぶ。DA変換は複号化，データ補完の2つのステップで行われる（図10.1.6）。

> **MEMO**
>
> 自然界のあらゆるものが連続して変化するアナログ信号である。アナログ信号をひとたびAD変換を用いて離散的なデジタル信号に変換してしまうと，いくらDA変換でアナログ信号に戻したとしても，それは元々のアナログ信号に近似してはいるが，基本的に似て非なるものであることを意識しておく必要がある。

13. サーマルアレイレコーダ

サーマルアレイレコーダはデジタルレコーダである。サーマルアレイレコーダはデジタル信号をそのまま受け取り，

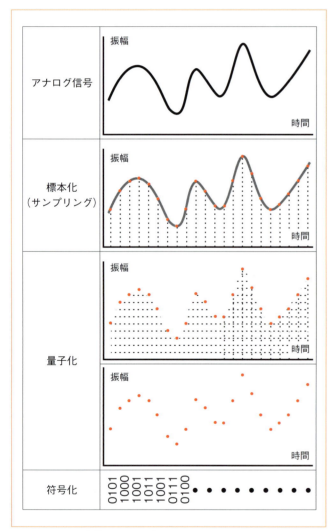

図10.1.5　AD変換のステップ
アナログ信号は時間に沿って連続性をもって変化する信号であり，デジタル信号は時間に沿って離散的（非連続性）に変化する信号である。AD変換ではアナログ信号を標本化，量子化，符号化の3つのステップでデジタル化する。標本化（サンプリング）は通常一定のサンプリング周波数（一定の時間間隔）で行われる。次に量子化ビット数に沿って量子化が行われる。量子化の際に量子化誤差が生じる。最後のステップで，それらが符号化されることでアナログ信号がデジタル情報に変換される。

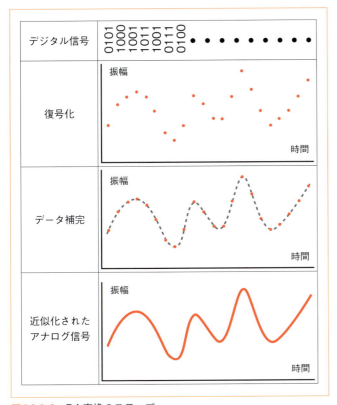

図10.1.6　DA変換のステップ
DA変換ではデジタル信号を復号化，データ補完の2つのステップでアナログ化する。

微小熱発熱素子を発熱させ，感熱記録紙に描出する。応答周波数はDC～数十MHzであり，現在，多くのME機器で利用されている。

MEMO

いまだ一部の脳波計で用いられているインク式レコーダ（ガルバノメータ内蔵）はアナログレコーダであり，応答周波数はDC～100Hz程度である。

14. データ記録メディアと検査データの保存・運用

　DVDは光学ディスクの一種で用途に応じてさまざまな種類が選択できる。記憶容量の目安は片面1層がおよそ4.7GB，片面2層がおよそ8.5GBである。BD（Blu-ray Disc）はDVDの後継となる光学ディスクである。記憶容量の目安は片面1層がおよそ25GB，8層まで拡張可能といわれている。なお，DVDは一部のものを除き傷を研磨すれば再生できるが，BDは保護層が0.1mmと極めて薄いため研磨は禁忌である。

　USBフラッシュドライブは単にUSBメモリともよばれ，パーソナルコンピュータのUSB端子に差し込んでデータの読み書きを行うフラッシュメモリ（半導体）である。

　フラッシュメモリにはSDメモリカード，スマートメディ

ア，コンパクトフラッシュ，メモリスティックなどさまざまな種類がある。

　データ記録メディアによる検査データの保存や運用に際しては，①利用者の責任の明確化，②オーサライズ・ファイル（長期保存用ファイル）の作成，③真正性・見読性・保存の確保，④プライバシーの保護・機密の確保が必須である。通常，医療情報は最低5年間，可能であれば20年間以上の保管が望ましいとされる。また，一部のデバイスでは最大記録回数がメーカーによって規定されているので，使用方法に注意する必要がある。

15. ME機器とネットワーク

　近年，多くの病院で神経生理検査はネットワークを組んで検査データの共有を行っている。このような環境下で最も注意すべき点は，個人情報の保護とコンピュータウィルス対策である。

　個人情報の保護についてはファイアウォールの構築，アクセス権の設定と管理，パスワードの設定と更新が重要である。たとえば，ログイン用のパスワードを毎月変更する，端末から離れる際にはログオフする，一定期間操作しなければ自動的にログオフするようにするなど，ネットワークを利用する個々人がルールを厳守してシステムを運用することが重要である。

　コンピュータウィルス対策については，ウィルスゲートウェイの構築が必須である。実用的には，ネットワーク上のパーソナルコンピュータに安易にウィルス対策ソフトウェアをインストールすると，自動的にそれが動作して，そのパーソナルコンピュータまたは接続されたネットワークの動作が緩慢になる現象がよくみられる。ウィルスをスキャンする場合は，検査が行われていない時間に，マニュアル操作で実施するとよい。サーバや再生端末に対して，最新のセキュリティパッチをいかに当てていくかの工夫や環境づくりが必要である。ME機器のパーソナルコンピュータのOSに各種アップデートを行うと，動作不良になるケースもあるので，ME機器メーカーからの情報に従った運用が必要である。

　USBフラッシュドライブ（USBメモリ）は手軽なだけに使用したい気持ちは十分理解できるが，ウィルスを媒介したり，セキュリティの脆弱性に加担したりと問題も多く，それを使用しないルールづくりも大切と思われる。

　検査データを一括して保存するサーバのハードディスクは壊れることを前提に，システムの構築と運用を行わなくてはならない。ミラーリングを前提としたミラーサーバを立てたり，定期的に外づけハードディスクやDVDなどにバックアップをとるなど，日頃から二重，三重の手当てを行っておくことが大切である。検査データの保管，および

10章　神経生理検査におけるBME

危機に際して安定した電力供給を図るために，無停電電源装置（UPS），バックアップ発電設備の設置は不可欠である。

● 16. センサ・トランスジューサ

現在，神経生理検査においてはさまざまなセンサ・トランスジューサが活用されている。

(1) 電　極

現在市販され，病院で活用されている脳波用皿電極または誘発電位用皿電極のほとんどが銀（Ag）電極である。銀−塩化銀（Ag-AgCl）電極も市販されているが，主流ではない。その理由は，銀電極が銀−塩化銀電極と比べ安価で，かつ，エージング処理を行うことで，銀電極をたやすく銀−塩化銀電極に変えることができためである。銀電極をそのまま使うと分極が発現し，生体信号の記録には極めて不利になる。分極が発現しない不分極電極，つまり，銀−塩化銀電極を生体信号の記録に用いることが大切である。

銀電極をそのまま記録に用いると，電極側に銀イオン（Ag^+）しか有さないため，電極側にプラス（＋），生体側にマイナス（−）を配す電気的二重層が発生する（図10.1.7.a）。この電気的二重層は極めて不安定で，よく壊れる。電気的二重層が一過性に壊れる現象が，いわゆる分極である（図10.1.7.b）。分極が多発すると，生体信号を定常的に記録することができない。

これに対して，銀−塩化銀電極は電極側に銀イオン（Ag^+）と塩素イオン（Cl^-）を有するため，電気的二重層が発生しない（図10.1.8）。電気的二重層が発生しなければ，それが壊れる現象の分極は生じないため，銀−塩化銀電極は不分極電極とよばれる。したがって，脳波や筋電図，誘発電位を記録する場合，分極が発現しない銀−塩化銀電極を利用しなければならない。

銀電極を銀−塩化銀電極に変える操作をエージング処理とよぶ。エージング処理は銀電極を飽和食塩水またはペーストに一昼夜つける方法，または，2つの乾電池を直列接続し，3Vで電気分解する方法などが一般的である。実用的には，たとえば，夕方，皿電極を食塩水につけて，翌朝それを流水で流し，その後水気を切って自然乾燥させて各種検査に用いるとよい。

エージング処理した銀電極の表面には銀−塩化銀被膜が形成される。電極を使い続けていると，被膜が剥がれ，分極がみられるようになる。そのような場合には，再びエージング処理を施さなければならない。

(2) サーミスタ

サーミスタは温度変化に伴い内部抵抗が変化する半導体感温抵抗素子である。医用サーミスタは電子体温計やスワン・ガンツカテーテルなどに利用されており，計測範囲は20〜40℃で，0.1℃の精度で直線性が保証されている。PSG検査で用いられている鼻口用呼吸センサにも内蔵されており，呼気と吸気の温度差から呼吸曲線検出に利用されている。

(3) ストレインゲージ（歪みゲージ）

ストレインゲージは歪みや変位を，ピエゾ抵抗効果を用いて電気抵抗の変化として検出する圧力センサである。半

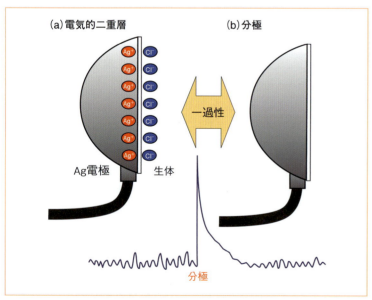

図10.1.7　銀電極の電気的二重層と分極
銀電極を生体に装着すると，電極側にプラスの電荷（イオン），生体側にマイナスの電荷がたまり，電気的二重層を形成する。電気的二重層は不安定でよく壊れる。電気的二重層の崩壊は一過性で，すぐに再び形成する。この電気的二重層の崩壊によって引き起こされるのが，分極とよばれるノイズである。銀電極はエージング処理によって分極が起こらない銀−塩化銀電極に変えた後，生体信号の記録に用いなければならない。

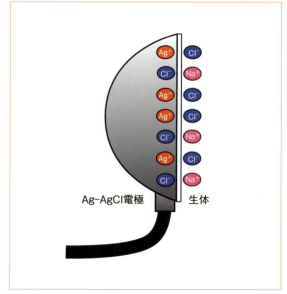

図10.1.8　銀−塩化銀電極（不分極電極）
銀−塩化銀電極は電極側にプラスおよびマイナスの電荷（イオン）を有するため，銀電極のように電気的二重層を形成しない。電気的二重層が形成されなければ，それが崩壊する分極は発現しない。銀−塩化銀電極が不分極電極とよばれるゆえんである。生体信号の記録に際しては銀−塩化銀電極（不分極電極）を用いなければならない。

導体ストレインゲージは血圧トランスジューサなどに利用されている。

(4) 圧電素子（ピエゾ素子）

圧電素子は圧電素材の上下を電極でサンドイッチした構造で，上下方向に力が加わるとその力に比例した電荷が発現する，または，電極に電圧をかけると振動するというピエゾ効果（圧電効果）を利用した圧力センサである。圧電素子は超音波診断装置のプローブ内で，超音波の送受信用センサ・トランスジューサとして利用されている。また，PSG検査で用いられている努力呼吸センサ，体動センサ，いびきセンサの一部に利用されている。

(5) SQUID（超伝導量子干渉素子）

磁場計測にはジョセフソン効果を原理とするSQUID（スクイド）とホール効果を原理とする半導体のホール素子がある。SQUIDは液体ヘリウムで極低温に冷却され超伝導状態で生体磁場，たとえば，脳磁図（MEG）や誘発脳磁界（SEF），心磁図（MCG）などの微小磁場計測に用いられる。脳磁図は磁気シールドルーム（MSR）内で計測される。なお，ホール素子はパーソナルコンピュータのハードディスクやCD-ROMドライブ，DVDドライブなどに利用されている。

(6) 光センサ

光センサには光起電力効果，光導電効果，焦電効果，光電管などさまざまな原理のものがある。光が当たると起電力が生じるという光起電力効果を原理とするフォトダイオードは光トポグラフィ装置（fNIRS）やパルスオキシメータ，サーモグラフィ装置に利用されている。光トポグラフィ装置は波長695nmおよび830nmの2つの近赤外光を頭皮上から照射し，頭蓋内でバナナ状に散乱吸収された光を3cm離れた部位で検出し，酸素化ヘモグロビン（oxy-Hb）濃度，脱酸素化ヘモグロビン（deoxy-Hb）濃度，総ヘモグロビン（total-Hb）濃度の相対変化を計測できる装置である。光トポグラフィ装置の光検出部には高感度のフォトダイオードが使われている。

なお，光電子倍増管（フォトマル）は放射線検出の目的でシンチレーション・カウンタに利用されている。

17. 電源投入から機器稼働までの時間

脳波計，筋電計・誘発電位測定装置ほか，神経生理検査に用いられるME機器のほとんどが電源投入後5分程度で利用可能となる。一般に，電源を入れて，OSが立ち上がって測定プログラムを起動させるなどの操作をしているうちに多くの場合5分は経過するので，現実的には電源投入後，すぐに使えると考えて差し支えない。ただし，光トポグラフィ装置など電源投入後レーザ光が安定する時間，およそ60分程度を必要とする機器もあるので，取扱い説明書をよく読み，適切に使用するよう心がけることが大切である。

18. 故障率曲線（バスタブカーブ）

ME機器の故障率と時間の関係を表す指標が故障率曲線であり，その形状からバスタブカーブ（バスタブ曲線）とよばれる（図10.1.9）。初期故障期間は初期不良の発生率が高い時期で，通常，無償保証期間にあてられる。初期不良が除外された後は，ごくまれにしか故障が発生しない安定期に入る。この時期を偶発故障期間とよぶ。耐用年数を過ぎるとME機器を構成する部品などに摩耗や劣化が生じ，故障が起きやすくなる。この時期を摩耗故障期間とよび，実質的には機器更新を考えるきっかけとなる時期である。

一般に，ME機器の耐用年数は5年程度（国産脳波形・誘発電位測定装置は6年間。ただし，パーソナルコンピュータは4年間）といわれる。しかし，耐用年数を超過したからといってME機器が使えなくなるわけではない。つまり，たとえば使用から5年を目処にME機器を更新する病院はほとんどない。ME機器は，厳格な安全規格にもとづいてつくられているため，通常，安定して使用できる期間が長く，故障することが少ない。ME機器の寿命を永らえるためには，適正な使用と標準的な保守管理，定期点検などが大切である。

19. 単一故障状態

厳格な安全規格に則ってつくられているME機器は，一般家電製品と異なり，複数の故障が同時多発的に出現する

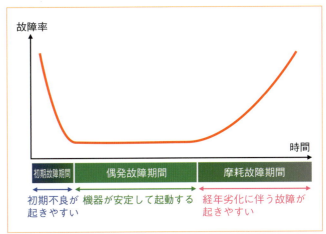

図10.1.9　故障率曲線（バスタブカーブ）
故障率曲線は使用時間に対する故障率の増減の変化をグラフ化したものである。故障率曲線の形がお風呂に似ているため，バスタブカーブとよばれる。一般にME機器を使い始めた期間，また，ある程度月日を重ねると故障率が大きくなる。

ことは極めてまれで，ただ1つの故障を想定すればよい。これが単一故障状態の考え方である。ME機器の安全性を評価する場合には，個々の単一故障状態に対する安全対策が想定されている。JIS T0601-1：2012によると，①保護手段に対する要求事項に適合する絶縁のいずれか1つの短絡，②沿面距離または空間距離のいずれか1つの短絡，③絶縁，空間距離または沿面距離と並列に接続している高信頼性部品以外の部品の短絡および開路，④保護接地線または内部保護接地接続のいずれかの開路，⑤電源導線のいずれか1本の断線，⑥分離した外装をもつME機器の部分間の電源を供給する線のいずれかの断線，⑦部品の意図しない移動，⑧危険状態に結びつく導線およびコネクタの偶然の外れによる破損が単一故障状態である[1]。

● 20. ME機器を適正に利用した精度の高い検査診断

　臨床診断に役立つ精度の高い検査診断を行うために，まず大切なことは，適正な規格に則り設計されたME機器を使用することである。次に，ME機器の取り扱い方法，留意点を十分に理解し，それを適切に行わなくてはならない。加えて，日，週，月間ごとのME機器の保守管理を適切に実施し，記録を残すこと，また，ME機器を使用する環境を整備することも重要である。

　神経生理検査に際して，検査の目的，測定原理，ME機器の使用法，ME機器使用上の注意事項などがあやふやなまま，臨床検査を実施することは絶対にあってはならない。

📖 参考文献

1) JIS T0601-1：2014
2) 所司睦文：臨床脳波検査スキルアップ，金原出版，東京，2012.
3) 金川幸紀，他：クリニカルエンジニアリング，臨床工学ジャーナル 2014；24(6)．
4) 日本生体医工学会ME技術教育委員会：MEの基礎知識と安全管理改訂第6版，南江堂，東京，2014.
5) 嶋津秀昭，他：臨床検査学講座 医用工学概論，医歯薬出版，東京，2005.
6) 松浦雅人，他：臨床神経生理検査の実際，新興医学出版社，東京，2007.

10.2 医用室・検査環境

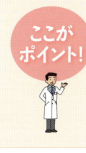

ここがポイント!
- 医用室が備えるべき諸条件を理解する。
- 等電位化システム（EPRシステム），非接地配線方式（フローティング電源）の意義を理解する。
- 非常電源の種類と適用を理解する。
- 医用室のグレードと備えるべき設備を理解する。

1. 医用室

診察や検査，治療，監視ほか，医療行為を行うすべての部屋を医用室とよぶ。したがって，診察室，一般病棟のほか，手術室，ICU（集中治療室），CCU（冠動脈疾患集中治療室），NICU（新生児特定集中治療室），心臓カテーテル室，人工透析室，救急処置室，分娩室，生理検査室，検体検査室，X線検査室ほかは，すべて医用室である。医用室ごとに3Pコンセント（保護接地），医用接地センタおよび医用接地端子が設置されている。なお，3Pコンセントの接地端子と医用接地センタ，医用接地端子の間の抵抗は0.1Ω以下と規定されている。

MEMO

病院で3P-2P変換プラグを使用してはならない。ME機器の3P電源プラグを医用コンセント（3Pコンセント）に，直接，差し込んで使用しなければならない。病棟などで検査する場合にME機器の電源を2Pコンセントで取ってはならない。

交流電源（alternating current；AC），発電機（generator circuit；GC），直流電源（direct current；DC）

2. 等電位化システム（EPRシステム）

患者を取り囲むME機器や金属製品の金属露出部を0.1Ω以下のアース線（追加保護接地線）で医用接地センタに，いわゆる1点アースし，各ME機器および金属製品間の電位差を10mV以下に抑える方式が等電位化システムである。

等電位化システムを用いることで，患者を取り囲む機器の電位差が10mV以下になるので，ヒトの身体の抵抗を$1k\Omega$と仮定すると，身体に流れる電流を$10\mu A$以下に抑えることができる。等電位化システムはミクロショック（心臓直撃の電撃）対策として機能する。

3. 非接地配線方式（フローティング電源）

一般家庭へ配電される商用交流は接地配線方式である。家庭用のコンセントでは，家電の漏電時（故障時）に使用者の安全を守る目的で100Vを供給する2極のうち片方が接地（アース）されている方式である。接地配線方式では地絡事故（≒漏電事故）により，ブレーカーまたはヒューズが飛んで，電源が途絶する。つまり，地絡事故が起きると，その電源に接続された機器が停止し，作動しなくなる。

たとえば，生命維持装置を使う手術室やICU，CCUなど重症者が常駐する医用室において，ブレーカーまたはヒューズが飛んで，電源が途絶するようなことが起こってはならない。電源供給が停止しない方式が非接地配線方式（フローティング電源）である。非接地配線方式を敷設した医用室においては，絶縁が悪いME機器が接続されて地絡事故が起こっても，地絡電流はほとんど流れず，電源は供給され続ける。非接地配線方式漏れ電流は0.1mA以下と規定されており，マクロショック（経皮的電撃）の電撃防止対策としては有効だが，ミクロショックの電撃防止対策としては機能しない。そのため，非接地配線方式の二次側にアイソレーションモニタ（絶縁監視装置）を設置し，絶縁が悪いME機器が接続されるのを監視する必要がある。

MEMO

地絡事故とは100V電源側がアース側とショートしてしまう事故である。電路の一線地絡時にも電源を供給できる方式が非接地配線方式である。

4. 非常電源

手術室の照明や生命維持装置など，電源の供給が途絶すると患者に重大な支障を来す可能性が大きなME機器を使用する医用室には，その目的に応じて非常電源を設置しなければならない。

非常電源には一般非常電源，特別非常電源，瞬時特別非常電源というグレードがある (表10.2.1)。一般非常電源および特別非常電源は自家発電機により，瞬時特別非常電源はバッテリで非常電源を供給する。瞬時特別非常電源の稼働時間が10分以上となっているのは，停電後10分以内に自家発電器が安定稼働するという前提で，適宜，それに切り替えるためである。

医用室内でも電力会社から供給されている商用交流のみを供給する3Pコンセント（保護接地）および2Pコンセントの色は白と規定されている。非常電源はグレードにかかわらずコンセントの色は，通常，赤である (図10.2.1)。このほか，人工呼吸器のような電源途絶が生死にかかわるME機器用の瞬時特別非常電源のコンセントの色は赤色のほか，緑色が用いられる場合がある。

MEMO

非常電源を必要とする重要なME機器または病院設備は，医療用冷蔵庫，冷凍庫，ふ卵器，滅菌器，ナースコールなどの通信装置，警報装置，医療ガス供給設備，X線フィルム自動現像装置，自動化学分析装置，エレベータ，給排水ポンプ，換気装置などがある。非常電源は医用室以外の電気設備にも共用できる。

5. 無停電電源装置 (uninterruptible power supply; UPS)

近年，ME機器のほとんどにパーソナルコンピュータが搭載されているため，停電に伴って瞬時特別非常電源が0.5秒以内に確立したとしても，ME機器の電源が落ちてしまう危険がある。これを回避するために，無停電電源装置 (UPS) の併用が必要な場合もある。

6. カテゴリAの医用室

最もグレードの高い医用室である。手術室，ICU，CCU，NICU，心臓カテーテル室がこれにあたる。3Pコンセント（保護接地），等電位化システム，非接地配線方式，一般非常電源・特別非常電源どちらか一方または両方，瞬時特別非常電源を設置しなければならない。

表10.2.1 非常電源の種類

種類	立ち上がり時間（電圧確率時間）	連続運転可能な最小時間	電源設備	コンセント表面色	用途・適応
一般非常電源	40秒以内	10時間以上	自家発電	赤	人工呼吸器 保育器 照明ほか
特別非常電源	10秒以内	10時間以上	自家発電	赤	生命維持装置 照明設備
瞬時特別非常電源	0.5秒以内	10分以上	バッテリ	赤（緑）	手術灯ほか

非常電源は一般非常電源，特別非常電源，瞬時特別非常電源の3種類に分類される。

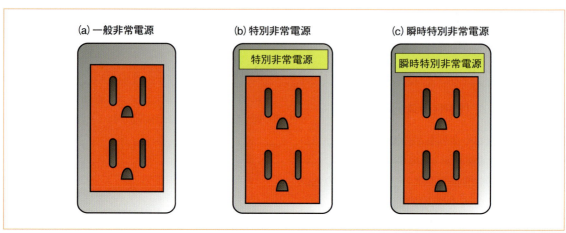

図10.2.1 非常電源の種類
一般に非常電源のコンセントの色は赤である。近年，人工呼吸器のような電源途絶が生死にかかわるME機器用の瞬時特別非常電源のコンセントは赤色のほか，緑色が使われる場合がある。

7. カテゴリBの医用室

2番目にグレードの高い医用室である。GCU/SCU/RCU/MFICU/HCU（準集中治療室），リカバリー室（回復室），救急処置室，人工透析室（重症者対応），内視鏡室がこれにあたる。3Pコンセント（保護接地），等電位化システム，一般非常電源・特別非常電源どちらか一方または両方を設置しなければならない。ただし，非接地配線方式，瞬時特別非常電源は必要に応じて設置すればよい。

8. カテゴリCの医用室

3番目にグレードの高い医用室である。LDR（陣痛・分娩・回復）室，分娩室，未熟児室，観察室，病室，ESWL室（結石破砕室），RI・PET室（核医学検査室），温熱治療室（ハイパーサーミア），超音波治療室，放射線治療室，MRI室（磁気共鳴画像診断室），X線検査室，理学療法室，人工透析室（一般），診察室，CT室（コンピュータ断層撮影室），検査室，処置室がこれにあたる。3Pコンセント（保護接地），一般非常電源・特別非常電源どちらか一方または両方を設置しなければならない。ただし，非接地配線方式，等電位化システム，瞬時特別非常電源は必要に応じて設置すればよい。

9. カテゴリDの医用室

最もグレードの低い医用室である。L病室，診察室，検査室，処置室がこれにあたる。3Pコンセント（保護接地）を設置しなければならない。非接地配線方式，等電位化システム，一般非常電源・特別非常電源どちらか一方または両方，瞬時特別非常電源は必要に応じて設置すればよい。

参考文献

1) JIS T0601-1：2014
2) 日本生体医工学会ME技術教育委員会：MEの基礎知識と安全管理改訂第6版，南江堂，東京，2014.
3) 嶋津秀昭，他：臨床検査学講座 医用工学概論，医歯薬出版，東京，2005.
4) 松浦雅人，他：臨床神経生理検査の実際，新興医学出版社，東京，2007.

10.3 安全対策

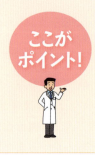

ここがポイント！

- 電撃（感電）の発生原因を理解し，防止策を策定する。
- マクロショックとミクロショックを区別して理解する。
- ME機器のクラス分類および形別分類を理解する。
- 漏れ電流の種類とその許容値を理解する。
- 電磁的両立性（EMC）の意義を理解し，それに関連する各種ノイズを理解する。

1. 電撃（感電）

ヒトの身体のおよそ60%がイオン水（Na^+，Cl^-，HCO_3^-ほかのイオンを含む）であるため容積導体（volume conductor）とよばれ，基本的に電流が流れやすい構造といえる。しかし，身体内の臓器または組織によって導電率は異なる。血液は電流を流しやすく，次いで骨格筋，肝臓，脂肪の順で（電気）抵抗が大きくなっていく。身体の中で最も抵抗が大きいのは骨である。

ヒトが電気を感じることを感電とよび，生命に危険な電流が流れることを電撃とよぶ。臨床検査において，患者に対しても，記録者に対しても，電撃（感電）は絶対に起こってはならない事象である。

機器が故障して洩れ電流が生じた場合でも，洩れ電流が必ずヒトに流れるわけではない。洩れ電流とヒトの間が，あたかも閉鎖回路を呈したときのみ，電撃が起こる。これは電池に豆電球をつないだ回路と考え方は同じである（図10.3.1）。

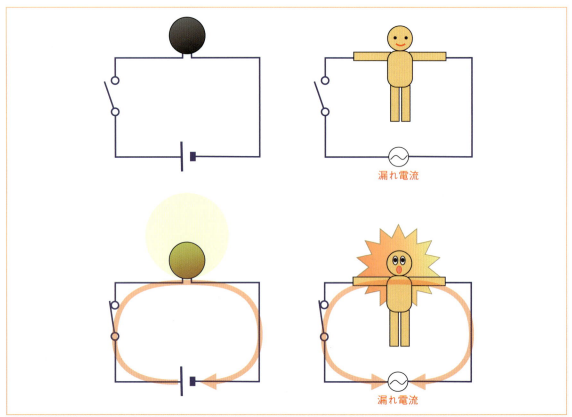

図10.3.1 電撃（感電）の概要
電撃（感電）はさまざまな原因によって発現した漏れ電流がヒトの身体に流れ，結果，身体が障害される現象である。電池と豆電球の関係と同じく，漏れ電流源と人体が閉鎖回路となった場合に電流が流れる。ちなみに身体が水に濡れている場合など電流は流れやすくなる。

2. マクロショック（経皮的電撃）と ミクロショック（心臓直撃の電撃）

マクロショックは皮膚を介して電撃された場合で，日常的にも経験する可能性がある（図10.3.2.a）。ヒトの身体に経皮的に100mAの電流が流れると，心室細動（心室のけいれん）が起こる。ちなみに，最小感知電流（電気を感じはじめる電流値）は1mA，許容電流（一般にヒトが我慢できる最大電流値）は5mA，離脱電流（持続的な筋収縮により自力で電流源から離れられなくなる電流値）は10mAとされる[1]。

これに対して，ミクロショックは身体の中に留置された心臓カテーテルなどから直接心臓へ電撃された場合で，その多くは病院など限定された環境で起こる（図10.3.2.b）。ヒトの身体内で直接心臓に0.1mA（100μA）の電流が流れると，心室細動（心室のけいれん）が起こる。

3. 交流の周波数と電撃閾値

周波数が50～100Hz付近の交流の電撃閾値が最も低い。つまり，商用交流は電撃または感電しやすい交流である。

これに対して，交流の周波数が1kHzを超えると，周波数に比例して電撃閾値が増大する。つまり，電撃が起こりにくくなる。これは細胞膜のイオンチャネルの応答に関連する現象と考えられる。なお，この特性を積極的に利用しているのが電気メスである。電気メスは数百mA以上の電流を流し切開や凝固を行うため，通常，数百kHz以上の高い周波数の交流を使用している。

MEMO

ヒトの皮膚インピーダンスはおよそ数～数十kΩで，身体内のインピーダンスはそれより低くおよそ1kΩ程度である。

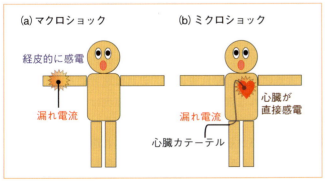

図10.3.2 マクロショックとミクロショック
マクロショックは経皮的に電撃を受けた場合であり，日常的生活を送っている場合でも経験する可能性がある。皮膚抵抗は発汗によって大きく変化する。これに対して，ミクロショックは身体の中に留置した心臓カテーテルなどから直接心臓が電撃を受けた場合であり，これは病院内など限定された環境で起こる可能性がある。

4. ME機器のクラス分類

電撃に対する保護様式の別によってME機器はクラスⅠのME機器，クラスⅡのME機器，内部電源ME機器に大別される[2～5]。これらは日本のJIS規格（JIS-T0601）またはIEC規格とよばれる電気・電子技術分野の国際規格（IEC 60601）で規定されている。

MEMO

ME機器の基本的な絶縁手段は基礎絶縁である。基礎絶縁はヒトが容易に電撃を受けないように，また，ME機器の漏れ電流を抑えるために，ME機器の電源とヒトが触れる可能性のあるME機器の導電性部が完全に絶縁されていることを意味する。

(1) クラスⅠのME機器

クラスⅠのME機器は保護手段が基礎絶縁，追加保護手段が保護接地，すなわち3P電源プラグをもつME機器である。たとえば，何らかの事由で基礎絶縁が機能せず，無視できない漏れ電流が生じた場合においても，その漏れ電流を3P電源プラグのアース端子に流し出すことができる。

視点を変えると，3P電源プラグを有するME機器はクラスⅠのME機器であり，神経生理検査で用いる脳波計，筋電図・誘発電位測定装置はもちろん，心電計，超音波診断装置，オージオメータ，眼底写真撮影装置ほか，臨床検査全般で使用する多くのME機器がクラスⅠのME機器である。図10.3.3.aにクラスⅠのME機器の図記号を示す。

(2) クラスⅡのME機器

クラスⅡのME機器は保護手段が基礎絶縁，追加保護手段が補強絶縁または二重絶縁されたME機器である。クラスⅡのME機器は一般家電製品と同じ，2P電源プラグを有する。MRIやCTなど医用室に据置形の大型ME機器，または，一般医療機器として医療機器届出番号を有しているが，薬局や電気店，スーパーマーケットなどで販売されている血圧計，睡眠計などがクラスⅡのME機器である。図10.3.3.bにクラスⅡのME機器の図記号を示す。

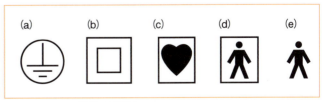

図10.3.3 ME機器の図記号
(a) クラスⅠのME機器の図記号
(b) クラスⅡのME機器の図記号
(c) CF形装着部をもつME機器の図記号
(d) BF形装着部をもつME機器の図記号
(e) B形装着部をもつME機器の図記号

10章 神経生理検査におけるBME

(3) 内部電源ME機器

内部電源ME機器は保護手段が基礎絶縁，内部に内部電源，つまりバッテリーや電池を使用する機器である。ただし，注意すべき点は，内部電源ME機器を外部電源に接続し充電する場合にはクラスⅠのME機器またはクラスⅡのME機器に準ずる機能が必要になる。

> **MEMO**
> クラス0I機器は2P電源コンセントで機器本体に保護接地端子が付属する。たとえば，洗濯機，電子レンジなどの家電製品である。クラス0I機器はME機器ではない。

● 5. 形別分類
（形別装着部をもつME機器の分類）

生理機能検査にかかわるME機器において，患者とME機器が物理的に接触する部位が装着部である。装着部の別により，患者漏れ電流の許容値が規定されている[2〜4]。

(1) CF形装着部をもつME機器

CF形装着部をもつME機器における保護様式はフローティング（P.243，図10.1.3）であり，患者漏れ電流の正常許容値10μAでミクロショック（図10.3.2.a）を防止できるため，心臓カテーテル検査においても電気的に安全に利用できるME機器である。たとえば，心電計や脳波計の一部がCF形装着部をもつME機器である。図10.3.3.cにCF形装着部をもつME機器の図記号を示す。

(2) BF形装着部をもつME機器

BF形装着部をもつME機器における保護様式はフローティング（P.243，図10.1.3）であり，患者漏れ電流の正常許容値100μAでマクロショック（図10.3.2.b）を防止できる。心臓カテーテル検査では利用不可だが，それ以外の条件で電気的に安全に利用できるME機器である。たとえば，心電計や脳波計の一部，筋電図・誘発電位測定装置，超音波診断装置ほかがBF形装着部をもつME機器である。図10.3.3.dにBF形装着部をもつME機器の図記号を示す。

(3) B形装着部をもつME機器

B形装着部をもつME機器における保護様式はなく，患者漏れ電流の正常許容値100μAでマクロショック（図10.3.2.a）を防止できる。心臓カテーテル検査では利用不可だが，それ以外の条件で電気的に安全に利用できるME機器である。図10.3.3.eにB形装着部をもつME機器の図記号を示す。

● 6. クラス分類と形別分類

一般に，脳波計や筋電図・誘発電位測定装置，心電計ほかはクラスⅠのME機器で，かつ，CF形またはBF形装着部をもつME機器である。超音波診断装置や経皮的ガス分圧測定装置ほかはクラスⅠのME機器で，かつ，BF形装着部をもつME機器である。オージオメータ，スパイロメータ，眼底カメラ，オートクレーブほかはクラスⅠのME機器で，かつ，BF形装着部をもつME機器である。自動血圧計，一酸化炭素ガス分析装置ほかはクラスⅡのME機器で，かつ，B形装着部をもつME機器である。

> **MEMO**
> 神経生理検査で用いるME機器のほとんどはBF形またはCF形装着部をもつME機器である。

● 7. 漏れ電流の種類

漏れ電流は接地漏れ電流，接触電流，患者漏れ電流，特別な試験条件下の患者漏れ電流などに大別される[2〜4]。

(1) 接地漏れ電流

接地漏れ電流は3P電源プラグのアース線（保護接地線）を流れる電流である。接地漏れ電流は交流のみの規定である。正常状態での許容値は5mA，単一故障状態での許容値は10mAである。

(2) 接触電流

接触電流はME機器の外装に触れた記録者や患者を通り抜けて大地に流れる漏れ電流で，これは一般に臨床検査技師や医師などの記録者にとって，とても危険な漏れ電流である。接触電流は交流のみの規定である。正常状態での許容値は100μA（＝0.1mA），単一故障状態での許容値は500μA（＝0.5mA）である。

(3) 患者漏れ電流

患者漏れ電流はME機器の装着部を介して患者を通り抜けて大地に流れる漏れ電流で，これは患者にとって，とても危険な漏れ電流である。患者漏れ電流は交流と直流が規定されている。

①患者接合部から大地へ流れる患者漏れ電流

交流では，B形またはBF形装着部をもつME機器の正常状態での許容値は100μA（＝0.1mA），単一故障状態での許容値は500μA（＝0.5mA）で，CF形装着部をもつME機器の正常状態での許容値は10μA，単一故障状態での許容値は50μAである。また，直流では，B形，BF形，CF

形装着部をもつME機器を問わず，正常状態での許容値は10μA，単一故障状態での許容値は50μAである。

②接続した同一形装着部の合計患者漏れ電流

交流では，B形またはBF形装着部をもつME機器の正常状態での許容値は500μA（＝0.5mA），単一故障状態での許容値は1,000μA（＝1mA）で，CF形装着部をもつME機器の正常状態での許容値は50μA，単一故障状態での許容値は100μAである。また，直流では，B形，BF形，CF形装着部をもつME機器を問わず，正常状態での許容値は50μA，単一故障状態での許容値は100μAである。

③SIP（信号入力部）/SOP（信号出力部）の外部電圧に起因する患者漏れ電流

交流では，B形またはBF形装着部をもつME機器の正常状態での許容値は100μA，単一故障状態での許容値は500μAで，CF形装着部をもつME機器の正常状態での許容値は10μA，単一故障状態での許容値は50μAである。また，直流では，B形，BF形，CF形装着部をもつME機器を問わず，正常状態での許容値は10μA，単一故障状態での許容値は50μAである。

④SIP（信号入力部）/SOP（信号出力部）の外部電圧に起因する合計患者漏れ電流

交流では，B形またはBF形装着部をもつME機器の正常状態での許容値は500μA，単一故障状態での許容値は1,000μAで，CF形装着部をもつME機器の正常状態での許容値は50μA，単一故障状態での許容値は100μAである。また，直流では，B形，BF形，CF形装着部をもつME機器を問わず，正常状態での許容値は50μA，単一故障状態での許容値は100μAである。

(4) 特別な試験条件下の患者漏れ電流

特別な試験条件下の患者漏れ電流は交流のみの規定である。

①F形装着部（BF形装着部またはCF形装着部）への外部電圧に起因する患者漏れ電流

BF形装着部をもつME機器の許容値は5,000μA（＝5mA），CF形装着部をもつME機器の許容値は50μA（＝0.05mA）である。

②F形装着部への外部電圧に起因する合計患者漏れ電流

BF形装着部をもつME機器の許容値は5,000μA（＝5mA），CF形装着部をもつME機器の許容値は100μA（＝0.1mA）である。

③保護接地していない金属部分の外部電圧に起因する患者漏れ電流

B形およびBF形装着部をもつME機器の許容値は500μA（＝0.5mA）である。

④保護接地していない金属部分の外部電圧に起因する合計患者漏れ電流

B形およびBF形装着部をもつME機器の許容値は1,000μA（＝1mA）である。

8. 患者測定電流

患者測定電流は患者に装着した2つの電極間に流れる生理学的効果を意図しない電流である。患者測定電流は交流と直流が規定されている。

交流では，B形またはBF形装着部をもつME機器の正常状態での許容値は100μA（＝0.1mA），単一故障状態での許容値は500μA（＝0.5mA）で，CF形装着部をもつME機器の正常状態での許容値は10μA，単一故障状態での許容値は50μAである。また，直流では，B形，BF形，CF形装着部をもつME機器を問わず，正常状態での許容値は10μA，単一故障状態での許容値は50μAである。

MEMO

患者測定電流はインピーダンス・プレチスモグラフや増幅器のバイアス電流（直流）など。

9. ME機器の表示光

ME機器において赤色のランプ（表示光）は危険の警告または記録者に対する即時対処の要求を，また，黄色のランプは注意の警告または記録者に対する対処の要求を，緑色のランプは準備完了（スタンバイOK）を意味させるように規定されている。赤，黄，緑の色以外の表示ランプは，前述以外の意味で使用しなければならない。

MEMO

ドットマトリックス，またはその他の文字・数字の表示などは表示色の規定外である。

10. 電磁的両立性

電磁的両立性（electromagnetic compatibility；EMC）は電気電子機器が備えるべき性能で，ある機器からほかの機器やシステム，ヒトの身体に電磁妨害（electromagnetic Interference：EMI）を与えず，かつ，ほかの機器やシステムからの影響を感受しない電磁感受性（electromagnetic susceptibility；EMS）または電磁妨害の排除能力（immunity）を有することを意味する（図10.3.4）。

手術室やICUなど電磁的環境の悪い医用室で検査を実施

10章　神経生理検査におけるBME

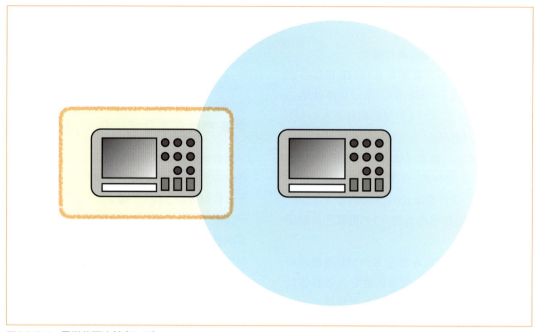

図10.3.4　電磁的両立性(EMC)
電磁的両立性(EMC)は対象となる機器から発現した電磁波が周辺のほかの機器に影響を与えず，かつ，周辺のほかの機器が発した電磁波の影響を受けずに動作する耐性の指標である。

する場合には，電磁的両立性を実現するために電磁的不干渉性および電磁的耐性を兼ね備えたME機器が必要になる。

(1) 電磁妨害を引き起こすノイズ

伝導ノイズ(conducted emission noise)はノイズが電源やケーブル，信号線などを伝導した結果，発現するノイズである。

放射ノイズ(radiated emission noise)はインバータや電源で発生したノイズが空気中を伝搬した結果，発現するノイズである。誘導ノイズはME機器に伝導ノイズが乗っているケーブルや信号線が近接した結果，電磁誘導または静電誘導が誘導され発現するノイズである。

ちなみにクロック周波数ノイズは，コンピュータを搭載したME機器のとくにデジタル回路基板から発生する高周波または高調波成分を有するノイズであり，これらがほかのME機器のコンピュータを誤作動させる原因となるノイズである。ちなみに，超音波画像に重積する雨降り様ノイズがこの例であり，この対策として有効なのがACラインフィルタ(EMIフィルタ)である。

(2) 生体機能代行装置

ヒトの身体の生命維持に不可欠な臓器や組織に不具合が生じたときに，その機能を代行させるME機器であり，これらにおいても電磁的両立性(EMC)は大切な指標となる。生体機能代行装置の代表的なものは心臓ペースメーカ，人工内耳，人工弁，人工関節，人工血管などである。このほか，脳動脈瘤のクリップ，冠動脈疾患に用いるステントなども生体内に留置される場合がある。

［岡山安幸，所司睦文］

参考文献

1) 若松秀俊，本間 達：医用工学—医療技術者のための電気・電子工学—，共立出版，東京，2003．
2) JIS T0601-1：2014
3) 金川幸紀，他：クリニカルエンジニアリング 臨床工学ジャーナル 2014；24(6)．
4) 日本生体医工学会ME技術教育委員会：MEの基礎知識と安全管理改訂第6版，南江堂，東京，2014．
5) 嶋津秀昭，他：臨床検査学講座 医用工学概論，医歯薬出版，東京，2005．

査読者一覧

阿部　記代士　札幌医科大学附属病院　検査部
岡本　年生　川崎医科大学附属病院　中央検査部
上ノ宮　彰　昭和大学病院　臨床病理検査室
菅野　彰剛　東北大学加齢医学研究所　脳機能開発研究分野
山寺　幸雄　太田綜合病院附属太田西ノ内病院　生理検査科

［五十音順，所属は2015年8月現在］

索 引

● 英数字

10-20電極法……41
14 & 6Hz陽性棘波……87
2L-INT法……176, 187
2点識別覚……35
6Hz棘徐波複合……87

accessory deep peroneal nerve……184
AD変換……244
analog to digital conversion……244
anterior horn cell……9, 194
apnea hypopnea index (AHI)……96
arousal index (ArI)……101
attended PSG……108
auditory evoked magnetic fields (AEF)……231

bancaud現象……48
Bell Magendie law……30
benign childhood epilepsy with centro-temporal spikes (BECTS)……85
bio-medical engineering (BME)……240
blood brain barrier (BBB)……4
brainstem auditory evoked potential (BAEP)……118

carpal tunnel syndrome (CTS)……187
central motor conduction time (CMCT)……147
childhood absence epilepsy (CAE)……83
circadian rhythm……28
circle of Willis……20
common mode rejection ratio (CMRR)……242
complex repetitive discharge……197
composite autonomic scoring scale (CASS)……145
compound muscle action potential (CMAP)……152
contingent negative variation (CNV)……137
Continuous記録……234
Creutzfeldt-Jakob (C-J) 病……90
critical frequency of photic driving (CFPD)……130

DA変換……244
diabetic polyneuropathy (DPN)……189
digital to analog conversion……244

electrical silence……196
electro-dermal activity (EDA)……145
electromagnetic compatibility (EMC)……255
electroretinogram (ERG)……130
end-plate noise……196
end-plate spike……196
ERP解析……135

fasciculation potential……196
fibrillation potential……197
fight and flight response……16

galvanic skin response (GSR)……141

hyperventilation syndrome (HVS)……51
hypnogram……29
hypothalamus……22

indeterminate sleep……58
insertional activity……196
intermediate sleep……58
interneuron……4
interpeak latency……117
inter-stimulus interval (ISI)……137
ischemic penumbra……117
isometric contraction……10
isotonic contraction……10

juvenile myoclonic epilepsy (JME)……83

K-complex……50, 70, 97
K複合波……50, 70, 97

language-related magnetic fields (LRF)……232
lazy activity……50
Leber遺伝性視神経症……132
Lennox-Gastaut syndrome (LGS)……85

low voltage irregular pattern (LVI)……58
lower cut-off frequency (LCF)……142

magnetoencephalography (MEG)……230
maintenance of wakefulness test (MWT)……110
Martin-Gruber吻合……168
ME機器のクラス分類……253
ME機器の図記号……253
motor endplate……194
motor nerve conduction study (MCS)……167
motor nerve fiber……194
motor unit potential (MUP)……194
motor unit (MU)……194
movement-related magnetic fields (MRF)……231
MSLT報告書……111
multiple sleep latency test (MSLT)……110

naviculare……181
nerve conduction study (NCS)……150
neuroglia……3
neuron……2

obstructive sleep apnea syndrome (OSAS)……98
optical topography (OT)……234

P300……136
Papez circuit……25
PAP機器……98
peak latency……117
periodic limb movements disorder (PLMD)……106
photic driving……48
polysomnography (PSG)……96
positive occipital sharp transient of sleep (POSTs)……68, 87
positive sharp wave (P-wave)……197
postarousal hypersynchrony……70
pseudo petit mal……87
PSG波形……108

索引

PSG 報告書……107
QSART……145

REM 睡眠期……73
respiratory effort-related arousal（RERA）……103

sea shell murmur……196
sensory nerve action potential（SNAP）……152
sensory nerve conduction study（SCS）……167
size principle……11
slow eye movement（SEM）……52
SN 比……241
somatosensory evoked magnetic fields（SEF）……231
sound pressure level（SPL）……119
spindle……50, 97
stage N1……100
stage N2……100
stage N3……100
stage R……100
stage W……99
steady-state 型パターン VEP……130
steady-state 型フラッシュ VEP……130
step back average……205
STIM 計測……234
subclinical rhythmic electroencephalographic discharge of adults（SREDA）……77
superconducting quantum interference device（SQUID）……230, 247
superficial peroneal nerve……184
sympathetic skin response（SSR）……141

tarsal tunnel syndrome……182
temporal lobe epilepsy（TLE）……85
thalamus……22
transient 型パターン VEP……129
transient 型フラッシュ VEP……130

uninterruptible power supply（UPS）……250

Valsalva 法……145
visual evoked magnetic fields（VEF）……231
waxing & waning……39
yakovlev circuit……25

α 波……39
β 波……39
δ 波……40
θ 波……40
μ 律動……50

● あ
アキレス腱反射……31
アクチン……10
アシュネル反射……23
アセチルコリン作動性神経……141
圧電素子……247
アミロイドニューロパチー……143
アルコール性ニューロパチー……143
アンチエリアシングフィルタ……244

位相の相殺現象……159
いびきセンサ……98
医用室……249
インチング法……162, 175

ウィケット棘波……77
ウィリス動脈輪……20
ウェーバーの法則……35
ウエスト症候群……83
ウェルニッケ脳症……26
運動関連脳磁場……231
運動神経線維……194
運動神経伝導検査……167
運動単位……194
運動単位電位……194

鋭波……40
エクリン腺……141
遠位性軸索変性……161
遠隔電場電位……116
延髄……23

オドボール課題……136

● か
介在ニューロン……4
概日リズム……28
外受容器性感覚……124
外側前腕皮神経……178
開閉眼賦活法……48
蝸牛神経核……118
覚醒維持検査……110
覚醒後過同期……70
学童前期……64
角膜網膜電位……36
過呼吸賦活法……49
加算平均法……115, 159
活動電位……5, 151
カッパ律動……76
カレントスプレッド……155
感覚神経伝導検査……167
眼瞼振戦……53

環指比較法……188
患者測定電流……255
患者漏れ電流……254
肝性脳症……89
汗腺疾患……143

基準電極導出法……44
拮抗筋……11
希突起膠細胞……3
逆行性健忘症……26
逆行法記録……159
球後視神経炎……132
強直間代発作……83
局在性脳損傷……93
棘波……40
近位電場電位……116
筋弛緩剤……12, 223

屈曲反射……31
クロイツフェルト・ヤコブ病……90

軽睡眠期……72
血液脳関門……4
欠神発作……83
言語関連脳磁場……232
原始反射……32

交互刺激……202
抗重力筋……11
後頭結節……41
後頭部三角波……65
高頻度振動換気人工呼吸器……56
高齢者脳波判定……80
交連線維……19
呼吸努力関連覚醒反応……103
呼吸努力信号……98
故障率曲線……247
固有受容器性感覚……124
コルサコフ症候群……26

● さ
サーマルアレイレコーダ……244
サーミスタ……246
サイズ原理……11
漣波期……72
差動増幅器……241
詐病……132
漸増漸減現象……39
酸素負債……12
酸素飽和度……98

シーケンス……106
視覚誘発脳磁場……231
時間的分散……132, 159
刺激間間隔……137

索引

視床下部……22
シナプス……3
刺入時活動……196
自発脳磁場……231
若年ミオクロニーてんかん……83
尺骨神経……15
尺骨神経背側枝刺激……171
周期性四肢運動障害……106
周期性の異常波……92
終板棘波……196
終板雑音……196
手根管症候群……187
シュワン細胞……3,150
順行法記録……159
松果体……22
上行性脳幹網様体賦活系……29
舟状骨……181
小児欠神てんかん……83
小脳失調……28
小脳テント……18, 27
初期皮質電位……127
除脳硬直……24
自律神経過反射……17
心因性視力障害……132
心因性非てんかん発作……85
神経膠細胞……3
神経興奮伝導の3原則……7
神経細胞……2
神経終板……194
神経叢……30
神経破格……168
深睡眠期……73
新生児の睡眠段階……57
新生児のモンタージュ……57
診断目的PSG……98,102
伸張反射……31

錐体外路……9
錐体路……9
随伴陰性電位……137
水平眼球運動……52
睡眠時後頭部陽性鋭トランジェント
　……68,87
睡眠時低換気……103
睡眠賦活法……50
睡眠変数……107
ストレインゲージ……246

静覚醒……58
静止膜電位……5,151
静睡眠……58
正中神経……15
静電誘導……204
脊髄疾患……143
接触抵抗……43

接触抵抗……43
接触電流……254
接地漏れ電流……254
線維自発電位……197
線維束自発電位……196
遷延性意識障害……23
前角細胞……194
全か無かの法則……6,151
前骨間神経伝導検査……169
前頭前野……19
浅腓骨神経……184
前方部徐波律動……77

双極刺激……207
双極導出法……44
双極針電極……195
総合的自律神経機能評価法……143
増幅度……241
足根管症候群……182
側頭部徐波……76
側頭葉てんかん……85

● た

第1背側骨間筋導出……172
対光反射……24
体性感覚経路……13
体性感覚誘発脳磁場……231
対側支配の原則……15
タイトレーションPSG……108
大脳鎌……18
大脳基底核……19
大脳疾患……143
怠慢活動……50
他覚的聴力検査……121
脱髄……161
脱同期……39
脱分極……5,151
脱力発作……83
単一故障状態……247
単極刺激……207
単収縮……10
短潜時成分……114
単相波刺激……202

チェーン・ストークス呼吸……105
中間睡眠……58
中心・側頭部に棘波をもつ良性小児てんかん……85
中枢運動神経伝導時間……147
中大脳動脈……21
中長潜時成分……114
中等度睡眠期……72
中脳……23
聴覚誘発脳磁場……231
頂点間潜時……117

頂点潜時……117
超伝導量子干渉素子……230,247
跳躍伝導……6,150

低換気……103
啼泣……58
低血糖……48
低呼吸イベント……102
低酸素……47
低体温療法……122
定電圧刺激……202
定電流刺激……202
定量的軸索反射性発汗試験……145
デジタル・スムージング……138
デジタル脳波計……45
電圧利得……241
電位Mapping……205
てんかん重積状態……82
てんかんの診断……81
てんかんの分類……82
電気的静止……196
電気的二重層……246
電極装着方法……42
電極由来のアーチファクト……54
電撃……252
電撃閾値……253
電磁的両立性……255
電磁誘導……204

動・REM睡眠……57
動覚醒……58
等尺性収縮……10
同芯針電極……195
闘争・逃走反応……16
頭頂鋭波……72,97
等張性収縮……10
等電位化システム……204,249
糖尿病性ニューロパチー……143
突発波……49
トレイン刺激……202

● な

内臓感覚……17
内側前腕皮神経……178
内包……19
二相波刺激……202

乳児期……64
入眠期……72
入眠期過同期……65
尿毒症性ニューロパチー……143

熱産生……12
熱性けいれん時にみられる非定型棘徐波
　……87

索引

脳幹機能の把握……121
脳幹反射……23
脳死とされうる状態……218
脳のカラム構造……4
脳波スケール……61
脳波報告書……75

● は

バスタブカーブ……247
発汗によるアーチファクト……54
発生源導出法……45
パペッツ回路……25
バビンスキー反射……32
反復睡眠潜時検査……110

ピエゾ素子……247
光筋原性反応……51
光駆動反応……48
光刺激賦活法……48
光突発反応……51
皮質脊髄路……9
ヒステリー性障害……132
非接地配線方式……249
皮膚電気活動……145
皮膚電気反射……141
ヒプノグラム……29
皮膚分節……30
びまん性脳損傷……93
ビルドアップ……49

複合筋活動電位……152
複合神経活動電位……152
複合反復放電……197
副深腓骨神経……184
輻輳反射……24
フローティング・アース……242
ブロードマンの脳地図……20
分極……246

平均電位基準法……44
平衡型頭部外基準電極法……45
閉塞性睡眠時無呼吸症候群……98
閉塞性低呼吸……103
ペーパーレス脳波計……219
ヘモグロビン濃度変化……237
ベル・マジャンディの法則……30
変性疾患……143

方形回内筋導出……169
紡錘波……50
法的脳死判定マニュアル……220
母指法……176
ボディーアース……207
ポテンシャルスプレッド……155

● ま

マクロショック……253
マリオットの盲点……33
マルチトレイン刺激……205

ミオクロニー発作……83
ミオシン……10
ミクロショック……253
脈波……52

無呼吸イベント……102
無呼吸低呼吸指数……96
無侵襲性言語優位半球……235
無髄神経……3
無停電電源装置……250

網膜電図……130,134
漏れ電流……203

● や

ヤコブレフ回路……25

有髄神経……3

幼児期……64
陽性鋭波……197

● ら

ランヴィエ絞輪……3,150
リジェクト機能……204
リビルドアップ……49
量子化誤差……244
臨界融合頻度……130

レノックス・ガストー症候群……85
連合線維……19

● わ

ワーラー変性……161
腕神経叢……167

JAMT技術教本シリーズ
神経生理検査技術教本
定価　本体4,600円（税別）

2015年 8月31日	発　行
2017年10月10日	第2刷発行
2019年 6月15日	第3刷発行
2021年 4月15日	第4刷発行
2023年 4月30日	第5刷発行
2025年 4月20日	第6刷発行

監　修　　一般社団法人　日本臨床衛生検査技師会

発行人　　武田　信

発行所　　株式会社　じほう
　　　　　　　101-8421　東京都千代田区神田猿楽町1-5-15（猿楽町SSビル）
　　　　　　　振替　00190-0-900481
　　　　　　　＜大阪支局＞
　　　　　　　541-0044　大阪市中央区伏見町2-1-1（三井住友銀行高麗橋ビル）
　　　　　　　お問い合わせ　https://www.jiho.co.jp/contact/

©一般社団法人　日本臨床衛生検査技師会, 2015

Printed in Japan　　　　組版　（株）サンビジネス　　印刷　シナノ印刷（株）

本書の複写にかかる複製，上映，譲渡，公衆送信（送信可能化を含む）の各権利は株式会社じほうが管理の委託を受けています。

JCOPY ＜出版者著作権管理機構 委託出版物＞

本書の無断複製は著作権法上での例外を除き禁じられています。
複製される場合は，そのつど事前に，出版者著作権管理機構（電話 03-5244-5088，FAX 03-5244-5089，e-mail：info@jcopy.or.jp）の許諾を得てください。

万一落丁，乱丁の場合は，お取替えいたします。
ISBN 978-4-8407-4753-0